문예신서
235

의학적 추론
인지-사회학적 접근

아롱 V. 시쿠렐
피에르 부르디외와 이브 윈킨 발췌
파스칼 조셉과 크리스티앙 클레르 영문판 번역

서민원 옮김

東文選

의학적 추론

이 책은 피에르 부르디외가 지휘하는 '리버' 컬렉션의 일환으로 출판되었으며, 영문판을 파스칼 조셉과 크리스티앙 클레르가 프랑스어로 옮겼다.

Aaron V. Cicourel
Le raisonnement médical

© Les Éditions de Seuil, 2002

This edition was published by arrangement
with Les Éditions de Seuil, Paris
through Korea Copyright Center, Seoul

차 례

서 문 ——————————————————————— 7

■ 서 론
  1. 언화 행위 모델 ————————————————— 32
  2. 의료 환경과 의사-환자 간의 의사소통 ——————— 39
  3. 방법상의 문제 ————————————————— 45

■ I 담론 문제로서의 요청
  1. 서론 —————————————————————— 53
  2. 설문과 의사소통 규범 —————————————— 54
  3. 요청이 전제하는 이상적인 언어 조건 ——————— 57
  4. 면담의 속성 ——————————————————— 63
  5. 전문 의학에서의 요청: 몇몇 단면들 ———————— 66
  6. 실천적 문제 ——————————————————— 70

■ II 언어와 의학적 의사소통에서의 믿음의 구조
  1. 서론 —————————————————————— 75
  2. 의사의 진료 기록과 문진 기록 —————————— 78
  3. 결론 —————————————————————— 97

■ III 추론과 진단: 의학에서 임상적 담론과 이해의 역할
  1. 이 글에서 다루려 하는 전문가 체계란 무엇인가? —— 105
  2. 면담과 의료 차트에서 이용자의 감정 ——————— 110
  3. 연구의 틀 ———————————————————— 113
  4. 의료 현장에서 감정(鑑定)의 층위의 협상 ————— 115

Ⅳ 의사소통 상황의 얽힘: 의료 면담의 예
   1. 서론 ──────────────────────────── 135
   2. 일상의 반복되는 대화 ─────────────────── 140
   3. 연구의 틀과 참여자의 유형 ──────────────── 145
   4. [예 1]의 의사소통으로 돌아와서 ─────────────── 147
   5. 민속기록학적 세목이 적합할 수 있도록 하는 동인은? ──── 148
   6. 민속기록학적 상황의 확장 ──────────────── 152
   7. 결론 ──────────────────────────── 159

Ⅴ 의료 팀의 진단에서 전파된 지식의 통합 과정
   1. 서론 ──────────────────────────── 167
   2. 배분된 인식과 사회 담론 ─────────────────── 169
   3. 의료 결정의 제도적 상황 ─────────────────── 171
   4. 병리학과 권위의 내재적 조직 ──────────────── 173
   5. 대학병원 실험실의 위계질서와 협력 ──────────── 176
   6. 의료 진단의 조직적 양상 ─────────────────── 179
   7. 미생물학 실험실에서 행해지는 일반적인 대화 ──────── 182
   8. 결론 ──────────────────────────── 195

Ⅵ 전문의와 초보자 사이의 진단적 추론의 차이를 변별해 내기 위한 자원으로서의 의학적 언어 사건
   1. 서론 ──────────────────────────── 201
   2. 의학적 사회화 과정의 양상들 ──────────────── 204
   3. 방법론적 문제 ────────────────────────── 207
   4. 류머티즘 병동의 2명의 초보자와 1명의 전문가 ───────── 214
   5. 보다 경험 있는 초보자 ─────────────────── 226
   6. 결론 ──────────────────────────── 234

아롱 시쿠렐의 주요 저서 및 도문 ─────────────── 238
참고 문헌 ─────────────────────────── 247
역자 후기 ─────────────────────────── 259
색　인 ───────────────────────────── 261

서문

아롱 시쿠렐은 단신으로 사회학이라는 학문의 가장 까다롭고 엄정하며 금욕주의적이고 때로는 두미건조하기까지 한 특성을 대표하며, 바로 그러한 성향 때문에 사회학 이론 분야에서 거의 독보적인 위치를 차지하고 있기도 하다. 그러니까 그는 미국뿐 아니라 전세계에 그와 생각을 함께하는 학자들에게 있어 이 분야에서 매우 핵심적인 위치에 있으면서도 후방에서 고립된 주변적 인물이라는 독특한 입장을 견지하는 학자이다. 1950년대 미국에서 사회학이 한창 중앙 집권적 정통론의 수립이라는 야망을 펼칠 때도 그는 가장자리를 지켰는데, 이는 분명히 영원한 학자로 남고 싶다는 그의 염원을 대변하는 것이리라.

　오늘날 그의 사회학적 궤도를 대변하는 반성적 사회학 연구 방법에 꼭 필요했을 이론적이거나 기술적인 무장의 집적 시기인 그의 학창 시절을 짚고 넘어가는 것은 그 필연성 때문에라도 결코 회고적인 환상에 불과하지는 않을 것이다. 산업예술학교와 지역전문대학에서 수학한 후 결코 순탄하지마는 않은 경로를 거쳐 그는 로스앤젤레스 소재 캘리포니아주립대학(UCLA)에 입학한다. 학비를 조달하기 위해 전일 고용으로 일(우체부, 우편물 분리일, 레스토랑 지배인 등)하면서 1951년 급기야 경험심리학 학사 학위를 취득한다. 군 복무(1951-1953)를 마치고 사회학/인류학과 석사학위 취득을 목적으로 캘리포니아주립대학으로 돌아오는데, 특히 이 기간 동안 통계학 지식을 충분히 습득한다. 1955년 파슨스[1]와 소로킨[2]의 제자였던 로빈 윌리엄스의 지도하에 박사학위를 받기 위해 코넬대학으로 적을 옮긴다. 박사학위 논문 주제는 노인들의 자기 동일성 상실의 문제였고, 그후 《거리 모퉁이 사회》의 저자인 윌리엄 F. 화이트[3]와 함께 제3세대 클럽에 합류하였다.[4] 그는 이 클럽에 참여하여 관찰 작업을 하는 동시에 수학·언어학 그리고 인류학 연구를 게을리 하지 않았다. 또한 비트겐슈타인[5]의 제자였던 노먼 맬컴의 강좌나 존 롤스의 정의론[6] 강좌를 수강하기도 하였으며, 1957년 의과대학에서 포스트 닥터 절차를 밟기 위해 캘리포니아주립대학으로 돌아온다. 이곳에서 헤럴드 가펑클을 만나 함께 연구하는 한편 공저 작업을 도모한다.[7]

1957-1958년에 노스웨스턴대학에 **석좌조교**의 자격으로 **초대받은** 그는 도널드 T. 캠벨과 심리학과의 지식 처리 절차 세미나를 지휘하면서 촘스키[8]의 진가를 발견하고, 비트겐슈타인·라일 그리고 오스틴에 대한 그의 지식을 넓힌다. 이 시기에 그는 당시의 연구 절차에서 직면할 수 있는 모든 전제를 불식시키고, 기존 사회학 연구에 사용되는 수학 이론이 야기

---

1) 파슨스, 탈코트(Parsons, Talcott; 콜로라도주 스프링스 1902.12.13-1979.5.8). 미국의 이론사회학자. 애머스트대학에서 생물학을 전공하였다. 후에 사회과학, 특히 제도파(制度派)경제학으로 전향, 1924-1925년 런던경제대학에서 L. T.호브하우스와 M.긴즈버그에게서 사회학을 배우고, 인류학자 B. K.말리노프스키의 영향을 받았다. 1925-1926년에는 독일에서 M.베버에 대한 연구에 몰두하여 학위를 취득하고, 1927년부터 하버드대학에서 강의를 시작하여, 1944년 사회학과 주임교수가 되었고, 1946년부터 10년간 사회관계학과장을 지냈다. A.마셜·E.뒤르켐·V.파레토·S.프로이트 등을 연구하였다. 현학적이긴 하나 사회 행동의 일반 이론을 전개하였는데, 특히 F.퇴니에스의 게마인샤프트와 게젤샤프트의 대립 개념 분석으로부터 출발한 패턴 변수(pattern variables)를 중심으로 한 사회체계론은 유명하다.

그의 공적은 유럽의 사회과학을 광범위하게 흡수하여 미국에 도입시킨 데 있으나, 범위가 지나치게 넓고 사회변동론이 결여되어 있는 점이 큰 약점이다. 저서에 《사회적 행위의 구조 *The Structure of Social Action*》(1937)·《사회 체계 *The Social System*》(1951) 등이 있다. 〔역주〕

2) 소로킨, 피티림 알렉산드로비치(Sorokin, Pitirim Alexandrovich; 투리아 1889.1.21-1968.2.10). 러시아 출신 미국의 사회학자. 페테르부르크대학을 졸업하고 모교의 교수가 되어 철학·심리학·윤리학·사학·법학의 연구를 거쳐 범죄학에서 사회학으로 방향을 전환, 1917년 모교 최초의 사회학 교수가 되었다. 학생 시절부터 정치에 관심을 가져 A. F.케렌스키 내각의 각료, 러시아 공화 국회의 및 헌법 회의 위원을 역임하였다.

10월 혁명 후 케렌스키파라고 하여 사형 선고가 내려졌으나, 구명 운동으로 1923년 국외 추방령에 의해 미국으로 건너가 1930년에 귀화하였다. 1924년 미네소타대학에서 교편을 잡고, 1930년 하버드대학에 사회학부를 창설하는 등 미국 사회학계의 거두가 되었다. 그의 사회학은 종합사회학으로 농촌사회학, 특히 러시아 혁명의 체험에 의한 사회문화변동론에서 그 본령을 볼 수 있다.

주요 저서에 《사회 이동 Social Mobility》(1927)·《사회적·문화적 동학(動學) Social and Cultural Dynamics》(4권, 1937-1941)·《혁명의 사회학 Sociology of Revolution》(1925), 종합사회학의 구상을 구체화한 것으로 《사회·문화 및 퍼스널리티 Society, Culture and Personality》(1947) 등이 있다.

그의 사회 이동 개념의 골자는 수평적·수직적인 두 개의 방향 또는 형(型)이다. 우선 수평적 이동이란 사람들이 사회적 상하 관계로 보아 동일 수준에 있는 사회적 위치 사이를 이동하는 것이다. 예를 들면 가문이 대등한 양가에서 맺어지는 혼인은 신부(또는 신랑)의 수평적 이동이다. 이에 대하여 수직적 이동이란 상하로 다른 사회적 위치, 즉 사회 계층간의 이동으로 상승과 하강의 두 방향으로 나눌 수 있다. 예를 들어서 노동자가 자본가가 되었다면 그것은 상승이고 반대는 하강이다. 이러한 개인적 상승·하강 외에 새로운 집단의 형성이나 현존하는 집단의 분해, 또는 집단 전체로서의 상승·하강과 같은 형상도 수직적 이동에 포함된다. 사회적 이동은 전근대 사회보다 근대 사회에서, 촌락 사회보다는 도시 사회에서 보다 현저하게 나타난다. 〔역주〕

3) 윌리엄 풋 화이트(William Foote Whyte)의 《거리 모퉁이 사회 The Social Structure of an Italian Slum》(Chicago: The University of Chicago Press, 1941)는 이탈리아 슬럼 청소년 갱단들의 문화적 절차와 사례 연구이다. 〔역주〕

4) 고프먼의 간곡한 권유에도 불구하고 시쿠렐은 이 연구의 출판을 거절해 왔다. 지나치게 비관적이라는 것이 이유였는데, 그의 이력서에서도 제목을 찾아볼 수 없다.

5) 비트겐슈타인 루트비히 요제프 요한(Wittgenstein, Ludwig Josef Johann, 오스트리아 빈 1889.4.26-1951.4.29). 오스트리아 출생의 영국 철학자. 1920년대에는 오스트리아학파에 많은 영향을 주었다. 그 무렵의 사상은 논리적 원자론(原子論)에 속하는 것이었으며, B. 러셀과의 상호 영향에 따라 형성된 것이었다. 그후 점차 인공 언어(人工言語)에 의한 철학적 분석 방법에 대해 의문을 갖게 되었으며, 1939년 영국 케임브리지대학 교수로 있으면서 일상 언어(日常言語) 분석에서 철학의 의의를 발견하게 되었다.

그의 생존시 출판된 저작은 1921년에 간행된 《논리철학(論理哲學) 논고》뿐이지만, 구두 논의(口頭論議)로 영국의 분석철학계(分析哲學界)에 끼친 영향이 크다. 최근에 《철학적 탐구 Philosophische Untersuchungen》(1953) 등 많은 유고(遺稿)가 출판되었다. 〔역주〕

하는 결과를 비판하였다. 1960년에는 캘리포니아주립대학 리버사이드 분교 사회학부에 임용되었고, 1963년에는 J. I. 키츄즈와 공저로 《교육 의사

---

6) 정의론은 미국의 철학자 존 롤스의 사회윤리학 이론으로 현대 영미철학에서 상당한 영향력을 가지고 있는 사회철학·도덕철학 관점에서 자유 경제 사회에 복지주의를 접합시키려는 시도를 가진다. 롤스는 사회 제도의 제1덕목이 정의라는 사실을 확인하면서 그의 이론을 전개한다.

롤스는 정의의 개념을 한 사회 제도 안에서 모든 개인이 완전하게 평등할 수는 없다는 사실에 기초하여 사용하고 있다. 따라서 그의 정의론은 사회 구성원간의 이익의 충돌과 갈등을 제도적 원리를 통해 해결하는 절차를 확립하는 것이다. 이러한 과제를 해결하기 위해 롤스는 근대의 사회계약론을 새롭게 변형한다. 그는 이 원칙들이 사회의 제도적 구성에 적용되는 절차를 논의한다. 여기서 구성되는 제도는 입헌민주주의의 제도들이다. 롤스는 이와 관련하여 자유와 법과 분배 등에 대해 논의한 뒤 자유의 원칙이 헌법에 의해 보장되고, 차등의 원칙은 입법을 통해 실현된다는 결론을 도출한다. 또한 이러한 법에 대한 복종의 의무와 정의의 원칙들이 반영되지 않는 법에 대한 불복종의 권리에 대해 논증한다. 롤스는 최대 다수의 최대 행복이라는 공리주의의 원리는 정의의 문제를 해결할 수 없고, 노예와 같은 소수 집단이나 개인의 희생에 대해서도 실질적인 대안을 줄 수 없기 때문에 사회의 안정성을 지키기에 적합하지 않다고 생각했다. 그래서 그는 칸트의 의무론적 윤리 이론을 받아들여 자유주의 안에서 정의의 실현 가능성을 확인하고자 했다. 이러한 그의 노력은 복지주의 또는 수정자본주의와 같은 전향적인 자유주의 질서를 모색하는 새로운 사회 관계에 대한 이론이라 할 수 있다. 〔역주〕

7) 이 책은 끝내 빛을 보지 못하게 되는데, 그것은 가펑클과 시쿠렐이 목차를 두고 불협화음을 벌였기 때문이다.

8) 촘스키 아브람 노엄(Chomsky, Avram Noam 펜실베니아 필라델피아 1928.12.7-). 미국의 언어학자, 변형생성문법(變形生成文法) 이론의 창시자. 언어학 혁신의 아버지로 불린다. 중세언어학 연구가인 아버지 W.촘스키의 아들로, 펜실베니아대학에서 구조언어학을 배웠다. 1951년에 학위를 받고 하버드대학에 초청되어 그곳에서 독자적인 변형생성이론(變形生成理論)을 형성하였다.

1955년부터 매사추세츠공과대학의 언어학과 교수로 있으며, 《언어학 이론의 논리적 구조》(1955) 《통사적 구조 Syntactic Structures》(1957) 《통사론의 여러 측면 Aspects of the Theory of Syntax》(1965) 《영어의 음 구조 The Sound Pattern of English》(1968, Morris Hall과 공저) 등에 의하여 생성문법 이론을 체계적으로 발전시켰다. 언어구조학의 기반이 되어 있는 경험주의를 넘어서 데카르트나 훔볼트에게서 그 발단을 찾아내려고 한 그 이론의 철학적 배경은 《데카르트파 언어학 Cartesian Linguistics》(1966)에 상세히 논급하고 있다. 주요 저서에 《생성문법 이론의 여러 문제 Topics in the Theory of Generative Grammar》(1966) 《언어와 정신 Languages and Mind》(1968) 등이 있다. 〔역주〕

결정자》를, 1964년에는 기존의 독단적 '방법 논리'에 대한 가차없는 비판을 담은《사회학과 사회인지학 측정방법론》을 낸다. 또한 오늘날까지도 직업사회학 분야에서 그의 저서 중 최고의 걸작이라 자타가 인정하는《청소년 형사법을 다루는 사회 기관》의 저술을 위해 연구에 착수하기도 하였다. 이 책에서는 특히 그의 통계학적 지식이 돋보일 뿐 아니라 그의 기존의 범죄 연구에 대한 비판이 두드러진다. 로스앤젤레스의 서민 동네에서 청소년기를 보낸 그의 경험으로 미루어 보아 기존에 나와 있던 연구들은 그의 깊은 비판 성향을 자극하기에 충분한 것이었다. 어린 시절부터 카탈루냐 방언[9]을 배워 왔던 그는 50년대부터 라틴 아메리카에 관심을 기울이며, 1974년《아르헨티나의 부(富)에 대한 연구 이론과 방법》을 발간한다.[10]

산타바바라 캘리포니아주립대학의 교수(1966-1970)가 된 후 데이비드

---

9) 카탈루냐 방언. 영어로는 카탈로니아(Catalonia)라고 한다. 면적 3만 1392㎢. 인구 약 614만 8천(1998). 북쪽은 피레네 산맥이 프랑스와 경계가 되며, 동쪽과 남쪽은 지중해에 면하고, 서쪽은 에브로 강 유역의 아라곤 지방과 발렌시아 지방에 접한다. 바르셀로나 · 헤로나 · 레리다 · 타라고나의 4주(州)를 포함한다.

15세기에 동로마 제국의 멸망으로 무역의 쇠퇴와 아라곤 · 카스티야 합병에 의한 국가 통일로 지위가 저하되었으나 독자적인 언어를 가지는 선진 산업 지대로서 끊임없이 자치 · 독립을 요구하였다. 1640-1659년 대규모 반란에 이은 에스파냐 계승 전쟁에 편승한 반란(1705-1714)에 실패한 후에는 의회와 정치적 자유를 상실하였다. 그러나 19세기 후반에 이르면서 카탈루냐 지방은 노동 운동과 자치 · 독립 운동의 중심지가 되었고, 20세기에 이르러 1932-1934년, 1936년에 자치권을 획득하였으나 프랑코 정권이 확립된 후에는 다시 자치권을 상실하고 카탈루냐어의 공식 사용도 금지되었다. 〔역주〕

10) 1960년부터 1966년 사이 그는 캘리포니아주립대학 버클리 분교(UCB)에서 법과 사회학 연구센터의 필립 셀즈닉의 월간 강좌에 참여하였다. 이곳에서 몇 명의 동료(어빙 고프먼 · 에드윈 르메르 · 콘하우저 · 다비드 마차 · 쉘던 메신저 · 제롬 슈콜즈닉)와 박사들(하비 삭스 · 에마누엘 슈글로프 · 데이비드 슈드노우)을 만난다. 또한 버클리 캘리포니아대학의 수잔 어빙 트립 · 존 굼페르츠 · 델 하임스 · 댄 슬로빈 등 기술(記述)인류학의 창립자들로 이루어진 화요 클럽에도 참여하였다. 멤버들 중 유독 시쿠렐만이 당시 새롭게 등장하던 세 갈래 분야 그러니까 의사소통 문화기술학, 기술방법론, 그리고 의사소통 분석의 중심에 서서 서로를 잇는 가교 역할을 해낼 수 있었다. 이로써 활동 언어는 점차 시쿠렐의 이론적이고 경험적인 관심의 주요 대상이 되기 시작한다.

프리맥과 접촉하면서 주로 유인원(그 유명한 암침팬지 사라와 함께 캠퍼스를 거니는 그를 만나 볼 수 있을 것이다)의 언어 습득에 지대한 관심을 보인다. 뿐만 아니라 어린이의 언어 습득과 귀머거리나 벙어리의 수화에 관심을 가져 70년대에 이 분야에 대한 책을 여러 권 발간한다.

1970년 비로소 캘리포니아 주립대학 샌디에이고 분교에 정착한 그는 연구의 폭을 라틴 아메리카와 유럽으로 넓혀 여러 저서를 내는데, 그 중에서 가장 유명한 책은 1973년에 간행된 《인지사회학. 사회적 상호 과정에 있어서 언어와 의미》[11]이다.

70년대 초반부터 대학병원에서 연구를 시작한 그는 이후 인턴 서비스 병동·암 병동·감염 병동·류머티즘 병동과 소아과 병동 등 다양한 의료 분야에서 지칠 줄 모르고 연구를 계속하고 있다. 때에 따라서는 흰 가운을 입는 것도 마다 않고 의학 윤리가 허락하는 극한에까지 자신을 밀어붙이며 적극적인 관찰자의 역할을 지켜 왔다. 사회학부와 동시에 의학부의 교수로서 그는 의과대학에서 진찰시의 의사의 행동에 대한 강의를 하고 있으며, 교육위원회나 학교행정위원회의 다양한 책임을 맡고 있다. 게다가 현재에도 '시신기증위원회' 등 수많은 위원회의 위원으로 활동하고 있기도 하다.

당시 움트기 시작했던 인지과학의 이론 연마에 많은 시간을 할애했을 뿐 아니라[12] 그 작업에 가장 적극적이던 다른 학자들과 잦은 모임을 갖기도 했다. 당시 그 학자들 중 대부분은 캘리포니아 주립대학 샌디에이고 분교에서 자신들만의 소모임을 가졌다.[13] 그는 또한 1970년 도널드 노먼이 창립한 정보처리센터의 주춧돌이 될 인지과학부와 그 박사과정 프로그램을 정착시키는 일에 적극적으로 참여하였으며, 7년간 데이비드 러멀하트의 세미나를 청강하였다. 이같은 다양한 그의 활동으로 미루어 보아 아롱 시쿠렐이 동시에 '인지과학, 소아과, 그리고 사회학과 (과목명이 굳이 ㄱㄴ

---

11) 프랑스에서는 1979년 《인지사회학》이라는 제목으로 P.U.F.에서 번역 출간되었다.

순서로 배열되어 있지 않지만) 교수인 것은 그다지 새삼스러울 것이 없다.

오늘날 의료 현장(두 군데의 치과병원과 샌디에이고의 두 곳의 종합 병원)에서 '인지의 포화' 현상을 연구하고 있는 아롱 시쿠렐은 동시에 유럽에서 에스파냐와 모로코의 유대인 공동체인 세파르디[14]의 역사를 연구한다. 이 연구 작업을 위해 그는 바르셀로나와 말라가 또는 다른 지역들에서 설문조사를 하거나 파리 이스라엘대학 연합도서관에서 자료들을 샅샅이 뒤지기도 한다. 이 모든 것으로 비추어 보아 아롱 시쿠렐이 역사학 · 인지과학 · 소아과 그리고 사회학 교수로 불릴 날도 이제 얼마 안 남았다.

그의 지인들은 아롱 시쿠렐의 거의 극단에 가까운 금욕주의적 생활 방

---

12) 70년대초 시쿠렐이 '인지사회학'에 대해 말을 꺼내기 시작했을 당시 인지과학이라는 것은 아직 그 초안이 잡히지 않은 상태에서 막연히 용어만 사용이 되고 있었다.(비교. Z. W. 필리샤인, 《컴퓨터 조작과 인지: 인지과학의 수립을 위해》, 1964) 뿐만 아니라 '인지심리학'(비교. U. 나이서, 《인지심리학》, 1967)과 '인지인류학'(비교. S. 타일러, 《인지인류학》, 1969). 이 새로운 프로그램들은 당시까지 지배적이었던 행동주의적 관점(특히 스키너로 대표되던)에 대한 강한 반항의 물결이라고 볼 수 있겠다. 그와 동시에 당시로서는 거의 블랙박스처럼 여겨지던 경향을 탐구하려는 움직임, 풀어 말하면 인류학자 A. 월리스가 운전하면서 관찰하였던 방법이나 '인공 지능,' 즉 인간의 뇌와 컴퓨터의 유사성을 연구하는 조류들을 그 예로 들 수 있다. 능력이라는 개념은 언어학(촘스키)과 인류학('의사소통 능력' 하임스)뿐 아니라 시쿠렐의 '상호 작용 능력'으로 대표되는 사회학 분야에서도 대두된다. 이렇듯 시쿠렐은 지난 세기말 약 15년 동안 사회과학 분야 물갈이의 심장부에 서게 되었다.

13) 도널드 노먼 · 데이비드 러멀하트 · 조지 & 맨들러 · 마이클 콜 · 로이 당드레이드.

14) 세파르디(Sephardi)는 중세 유대인들이 이베리아 반도를 가리켜 사용했던 이름이다. 따라서 세파르디 유대인들은 1492년 페르디난트 국왕과 이사벨라 여왕에 의해 추방되기 전까지 스페인과 포르투갈에 살던 유대인들의 후손을 말한다. 이들 또한 라디노(Ladino) 또는 유대-스페인어라고 불리는 독특한 언어를 사용한다. 이 말은 히브리어와 터키어의 요소를 포함하는 카스티야 스페인의 방언이다.

모로코에 사는 소수의 유대인들은 그 혈통이 로마 시대에까지 거슬러 올라가는 사람들도 있다. 이들은 내륙 지방에 들어가 산악 지방 마을이나 심지어 사막에서도 살고 있다. 그들의 언어는 히브리어 · 아랍어와 다양한 베르베르 방언들을 섞어 놓은 혼합어이다. [역주]

식, 다시 말해 가차없이 짜여진 식단과 하루도 거르지 않고 계속되는 조깅으로 대표되는 일상 생활, 이론뿐 아니라 경험 분야에서도 거의 끝장을 보고 마는 엄격한 학문적인 자세가 서로 닮아 있다는 것에 하나같이 입을 모은다. 가장 극단적인 성찰의 엄정함으로 손수 구축한 **실제적인 데이터** ("**내가 내부에 있었다**") 이외에는 그 어느것도 전적으로 신뢰하지 않으며 '문학적 재능'을 가진 사회학자들의 유려한 표현 방식에도, 이론적 방패나 정통적인 민속방법론[15]의 보란 듯 급진적인 입장에도 한치 양보를 하지 않는다.[16] 이런 의미에서 시쿠렐과 가펑클의 대립 관계는 (적어도 프랑스) 학계에서 서로 매우 다른 사회학 영역으로부터 초빙을 받는다는 사실이 단적으로 증명한다. 그러니까 시쿠렐이 직장에서의 언어 사용 문제를 연구하는 사회학자군들로 이루어진 '언어와 직업' 팀으로부터 초대받는다면 가펑클은 경험적인 관찰 같은 것의 방해를 받지 않고, 텍스트와 담론에 대한 순수하고 완벽한 연구를 표방하는 그 근원상 철학적이거나 신학적인 연구 그룹들의 초대 대상이다.

아롱 시쿠렐이 사회학 분야에서 갖는 위상을 이해하려면 한편으로는 민속방법론이 태동한 사회적이고 지성적인 역사 속에서, 다른 한편으로는 의학사회학의 역사 속에서 그의 위상을 재구성해 볼 필요가 있다. 이에 앞서 헤럴드 가펑클이 사회학 분야에서 갖는 역할을 상기시켜 보자. 그는 슈츠·후설·메를로 퐁티 등을 다시 읽기(매우 자유로운 방식으로) 시작하면

---

15) 민속방법론(Ethnométhodologie): 현상학 이론의 한 분야로 실증주의적 사회학 연구에 반발하여 생긴 움직임이다. 그러니까 객관적 사회 현실보다는 주관적 상태에서 사회 현실을 수용하려는 경향이다. 〔역주〕

16) 민속방법론 분야에서 이 이론의 정통 수호분자들 때문에 아롱 시쿠렐은 부당한 대접을 받아 왔다. 그러니까 그의 이력서가 증명하듯이 미국 사회학 잡지로부터 오랫동안 배척을 받아온 끝에 1981년에 이르러서야 그의 글이 이들 잡지에 실리게 된다. 제목은 〈사회적 상호 작용의 일상적인 이해에 있어서 인지-언어학적 개념의 역할〉로 미국의 저명한 사회학 잡지인《연간 사회학 리뷰》지에 실렸다.

서 파슨스의 사회와 사회과학에 대한 관점과 반대 입장에 서게 된다. 이같은 그의 입장은 비록 같은 시기 다른 종류의 프로그램들에서도 구상되었지만, 로스앤젤레스와 버클리 분교를 중심으로 거의 은밀한 방식으로 떠돌던 몇몇 필사본으로 실현되어 그는 이것을 '민속방법론 프로그램'[17]이라 명명한다. 또 다른 인물로는 아주 소수의 입문자들을 제외하고는 거의 알려지지 않았던 에드워드 로즈로 그는 콜로라도대학에서 '단음절 언어'의 탄생을 토대로 한 '민속 연구'(ethno-inquiries)에 정진하였다.[18] 한편 어빙 고프먼은 1960대 초반부터 얼마 후 1974년이 이르러 그 분석 틀이 잡힐 자료들을 집성하였다. 이것은 《실험 구축에 대한 에세이》라는 책으로 구체화되고, 이 책에서 그는 제임스·슈츠 그리고 베이트슨을 상기시키며 그 나름의 민속방법론의 한 축을 제안하였을 뿐 아니라 신문 잡지에서 수집한 수많은 일화들을 자료로 풍부한 개념 자료를 구축했지만 그것들의 효용성은 의심스런 것이었다. 그러니까 가펑클의 입장은 그의 성공적인 사회학적 전언이 거두어들인 성공과 밀접한 관련이 있는 사회학과 대치되는 입장(고발을 통한 '이론적 테러리즘')에 있다면, 아롱 시쿠렐은 '인지사회학'을 주창함에 있어 자신이 표방하는 이론적 양상과 기술적 입장을 실제로도 강하게 부합시킨다. 가펑클을 노골적으로 비판하지는 않지만 그는 민속방법론이 그 내부의 문제 의식에만 너무 사로잡힌 채 폐쇄되어 있다는 사실을 지적한다. 나름대로 의사-소통의 문화기술학과 언어 습득의 심리학, 그리고 인지인류학에 관심을 가지고 있던 그는 자신의 고유한 연구에 위의 새로운 분야로부터 도용한 개념들을 주입하는 한편 민속방법론의 문제였던 고립성으로부터 그것을 끌어내려 노력한다. 그의 이같은 입장은 《인지심

---

[17] H. 가펑클, 〈민속방법론 프로그램〉, in M. 드 포르넬, A. 오지언, L. 케레(감수)의 《민속방법론. 진보사회학》. 파리, 라 데쿠베르트, 2001, p.31-55.

[18] 비교. W. 샤록과 R. 왓슨. 〈하비 삭스와의 대화에 대한 에드워드 로즈와의 대화: 민속 연구에 대한 분석적 관찰 몇 개〉, 《민속방법론 연구 노트》, nº 1, 1993년, 6월호, p.41-53.

리학》의 서두에 잘 나타나 있다. "나는 현상학과 민속방법론적인 이념을 분절시킨 후 그 개념들을 언어의 습득과 이용, 기억과 관심, 또 정보의 처리와 관련된 사항들과 연결시키기 위해 '해석 과정'의 개념을 이용하였다."[19]

그러나 시쿠렐을 가핑클과 비교했을 때 가장 크게 비교되는 점은 민속방법론 연구 프로젝트의 정의보다 그들의 자료 논문에서 드러난다. 한때 철학자였던 가핑클에게 실험 자료는 부차적인 것으로, 개념화 절차를 전진시키기 위한 도구로 사용될 뿐이다. 그러나 시쿠렐과 세상과의 관계는 좀더 구체적이고 물리적이며 현실적인 것이어서, 그로서는 강력한 개인적 경험에 의지하지 않고 어떤 이론을 발설한다는 것은 용납할 수 없는 일이다. 자기가 연구하는 것을 직접 보고 만지고 느끼지 않으면 안 되는 것이다. 그렇다고 해서 그가 현대 또는 고전문화기술학자와 같은 방법으로 자료를 이해하고 있다는 것은 아니다. 그러니까 시쿠렐에게 경험 이야기나 '나' 또는 정서 같은 것을 기대할 수 없고, 그가 **결국** 지극히 엄정하게 제안하는 과학 담론은 그 문체에 있어서 자연과학 텍스트만큼이나 건조하다. 이것은 그가 그 엄정함에 있어 자연과학과 어깨를 견주려 하고, 자연과학적 터전 위에서 진보하려 한다는 것을 보여 준다.

물론 지금껏 그를 고프먼과 비교하려는 시도들이 많았던 만큼 같은 맥락에서 그 둘의 차이점도 쉽게 찾아볼 수 있다. 비록 최종 연구서에서 그 같은 사실들을 드러내지는 않지만 그들 모두 자신과 타인에게 매우 탄탄한 문화기술학적 기초를 요구한다는 공통점을 가지고 있기는 하다. 그런데 고프먼이 그의 사상이나 문체에서 유려함을 표방한다면 시쿠렐의 그것들은 상당히 무미건조하다. 때로는 이용하는 한도를 넘어 남용하기까지 하는 그의 해박한 문학적 소양으로 가핑클은 사회과학 분야의 독자들

---

19) 아롱 시쿠렐, 〈서론〉, 《인지사회학》, 파리, PUF, 1979, p.7.(약간의 수정을 곁들인 번역)

뿐 아니라 '광범한 식자층을 독자'로 확보하는 반면, 시쿠렐은 애당초 학자 공동체로부터 나올 생각은 하지 않는다. 그의 목적은 독자들의 반응보다 실험 결과에 보다 신경을 곤두세우는 실험실의 연구원 같은 자세로 과학을 진보시키는 데 있다.

이러한 맥락에서 삭스 · 슈글로프 또 몇몇 학자들의 연구로 구체화된 의사소통 분석(conversation analysis, 또는 CA라고도 부른다)에 대해 그는 비판적인 입장을 견지한다. 그런데 1960년대 버클리 분교에서 그가 가펑클과 반대 입장에 있던 삭스를 옹호한 바 있었을 뿐 아니라 의사소통 분석의 초기 연구를 고무하기조차 하였다는 사실을 알면 그의 입장에 의아하지 않을 수 없다. 사실 대화 분석 연구가 시작되고 몇 년이 지나(1974) 시쿠렐은 삭스 · 슈글로프 · 제퍼슨의 프로그램이 제자리걸음을 하고 있다고 단정짓게 되었다. 그가 보기에 그들의 연구는 이미 연구된 대화의 상황적 요소들을 고찰할 것을 외면한 까닭에 새로운 것은 하나도 개발하지 못하는 고착 상태에 빠져 있었다. 이 책에서 다루고 있는 텍스트뿐 아니라 그의 많은 글 속에서 아롱 시쿠렐은 의사소통 분석 그룹이 독단적 담론을 옹호하기 위해 대화 상황과 참여자의 역할을 지워 버렸다고 비난한다. 또한 그들이 너무도 빈번히 친구들끼리의 다정한 대화 같은 자료체에만 집착한 나머지 복합적 단체 생활(예를 들면 병원 같은)의 한가운데서 벌어지는 얽히고설킨 의사소통 절차는 다루지 않고 있는 것에도 반대한다. 게다가 그들이 유일한 형식의 분석만을 허용하는 개념 기재들('인접쌍' '말 차례 규칙' '주제화 현상'[20] 등)에 치중하여 실제 의사소통이 벌어지고 있는 상황의 조직적 역동성을 안중에 두고 있지 않다는 것도 비난한다. 이같은 연구 방식에 대항하여 그는 한층 깊이를 더한 문화기술학적 연구를 계속할 필연성

---

[20] 말 차례 규칙(tour de la parole, (turn-taking rule)), 인접쌍(paire adjacente, (adjacency pair))은 화용론의 체계, 관습, 정보 기능 제약 중 체계 제약에 속한다. 이는 언어의 보편적인 특성에 관련된 의사소통의 기본 체계에 작용하는 제약이다. [역주]

을 역설하였다. 그렇게 함으로써 문화기술학적 연구 효과를 분석된 교환 요소들에 부여할 수 있고, 때로 유일하게 담론간의 함의(implication)의 표면으로 끌어올릴 능력을 가진 부분적인 정보를 통해 기록 자료를 분석할 수 있으며(의사소통 분석론의 전문가들은 '구성원의 능력'을 지나치게 믿고 있었다), 마지막으로 특히 직업 세계를 연구할 때 언표를 상황 문맥 속에 자리매김하는 풍부한 자원이 되는 특수 지식의 기반들(서적·강의 등)에 도움을 청해야 한다고 믿었다.

의사소통분석론을 무조건 거부하던 '거시-사회학자들'[21]과는 달리 아롱 시쿠렐은 그것이 밀폐되어 있던 지역으로부터 밝은 세상으로 끌어내려 하였다. 그의 텍스트들 각각은 복합적 기관(법정·학교·병원 등)에서 벌어지는 의사 교환을 분석하고 있지만 의사소통분석론자들의 방식과는 전혀 다른 방식을 도용한다. 즉 텍스트의 분석은 벌어진 상황에 대한 이해에 기여하고, 이러한 상황적인 요소들을 개척하는 것은 텍스트의 분석에 기여한다. 그에 따르면 이렇게 해서 사회학적 분석의 '미시'와 '거시'의 층위가 통합된다는 것인데, 다시 말해서 사회학자는 경험적으로 상호 작용 속의 구조들간의 영향을 포착할 수 있다는 것이다. 사회학적 구조를 표방하는 거시적-사회학자들과 의사소통의 구조를 다루는 미시적-사회학자들의 입장에 다 같이 반대하는 그는, 그에 대한 대안으로 다음의 프로그램을 내놓는다. "복합적인 미시-상황들 속에서 취해지는 결정 과정의 연구는 중요하다. 왜냐하면 그것이 모의실험 상황이나 근본적이고 조직적인 객관적 실현 절차에서 없어서는 안 될 판례적 해결책들을 모색하는 동시

---

21) 거시 사회학과 미시 사회학. 사회학의 탐구 대상은 개인 주변의 미시적인 것과 사회적 현상을 바라보는 거시적인 것을 포괄한다. 즉 가정 생활, 건강, 문화 생활, 종교 생활, 범죄 및 일탈 등과 보다 큰 집단을 대상으로 하는 불평등, 계층, 산업, 노동, 공동체, 조직, 도시, 환경, 사회복지, 국가 등에 이르기까지 폭넓다. 또한 거시적인 사회 변동을 대상으로 하는 현상으로는 산업화, 정보 사회, 고령화, 인구 증가, 민주화, 통일, 역사 및 발전 등이 있다. 〔역주〕

에 거시적-구조의 구축에 기여할 수 있기 때문이다."[22] 그런데 거시-구조들을 '밝히는' 것은 미시-사건들뿐만이 아니다. 복합 기관들(학교·병원·행정 기관 등)의 목표를 하루하루 구체적으로 실현시킨다는 의미에서 미시-사건들이 거시-구조들을 구축한다고 할 수 있다. 그는 다양한 기관에서 이루어지는 다소 형식적인 의사 교환 행위를 아주 가까이에서 관찰하면서 비로소 일상적인 사회가 어떻게 굴러가는지를 고찰할 방식을 발견한다. 그가 의사소통분석론자들을 비난한 것도 그들이 이와 같은 근본적으로 사회학적인 조망을 잃고 방황했기 때문이다.

민속방법론도, 또 의사소통분석론과도 거리를 두면서 시쿠렐은 의학사회학부터도 한 발짝 물러선다. 비록 극히 드물게나마 이를테면 안셀름 스트라우스[23]·엘리엇 프라이드슨[24] 또는 르네 폭스[25]의 작업을 참고로 하고 있지만 말이다. 그의 연구 작업은 의학사회학자들의 연구와 동떨어진 것으로, 인지이론가들이나 의사들의 작업에 직결된다. 병원에서 일하는 그의 동료 사회학자들의 경우와는 반대로 그는 이러저러한 의학적 문제(예를 들어 병원에서의 죽음, 스트레스나 시간 관리 같은 주제들)를 다룬 논문은 지금껏 출판한 일이 없다. 병원에서 일어나는 상호 작용에 대한 기록 몇 개를 본문에서 읽게 되겠지만, 그렇다고 해서 이 대화 기록을 통해 우리가 대화의 주체인 의사와 환자 이상의 것을 알 것이라 생각해서는 오산이

---

22) A. 시쿠렐, 〈미시-거시 분석 통합 노트〉, in K. 크노르 세티나와 A. 시쿠렐(감수), 《사회학 이론과 방법론의 경향. 미시와 거시 사회학의 통합을 위해》, 보스턴, 루트리지와 케건 폴, 1981, p.67: 알랭 아카르도와 프란시스 샤토 레노 공역.

23) 안셀름 스트라우스(Anselm Strauss). 미국 캘리포니아대학 사회행동학과 명예교수이다. 저서로 *The Discovery of Grounded Theory*(1967), *Qualitative Analysis for Social Scientists*(1987), *Awareness of Dying*(1965), *The Social Organization of Medical Work*(1985), *Unending Work and Care*(1988)가 있다. 〔역주〕

24) 엘리엇 프라이드슨. 사회학자. 1970년 최초로 의료 전문직의 믿음성과 권위에 도전하는 사회학적 비판을 담은 책 *Profession of Medicine: A Study of the Sociology of Applied Knowledge*, Harper & Row(1970)을 낸다. 제2차 세계대전 이후 특색 접근이 전문직에 대한 연구에 있어서 가장 지배적인 이론 틀이라고 주장하였다. 〔역주〕

다. 그가 우선적으로 관심을 갖는 것은 진단과 치료상의 결정으로 인도하는 의학적 추론 절차이다. 이 문제는 지금껏 의학사회학 분야에서 거의 다루어지지 않았지만, 실제로 인지학자들[26]과 의사들이 가장 관심을 가진 부분이다.

이제 학문 분야에서 시쿠렐이 차지하는 위치를 요약해 보도록 하자. 그는 병원에서 흰 가운을 입고 연구하는 매우 드문 언어사회학자들 중에 하나이고, 체계적으로 의사소통의 교환을 기록하고 녹음하는 매우 드문 의학사회학자들 중의 하나라고 할 수 있을 것이다. 그는 또한 의과대학에서 월급을 받는 매우 드문 (미국의) 사회학자들 중 하나이기도 하다. 보다 개념적인 면에서 그의 연구를 살펴볼 때 우리는 생성주의언어학의 영향을 받던 1970년대로부터 1980년대와 1990년대에 접어들어 점차적으로 인지과학의 영향이 부각되고 있음을 알 수 있다. 어떤 개념의 영향을 받았건 시쿠렐은 사회학의 고전적인 한계를 극복하고 앞으로 전진하려 노력하였으며, 사회화 절차와 정신화 절차 사이의 분절 연구에 나서는 것을 매우 거북하게 느껴 왔다.

---

25) 르네 폭스(Renée Fox)는 현대의 병원이 막스 베버가 그려낸 관료제의 특성을 공유하고 있으면서도 몇 가지 기본적인 점에서 베버적인 도식과 다르다고 주장했다. 그는 병원의 전문 인력들은 행정적 관할하에 종속되지만, 그들은 그들의 일을 1차적으로 전문적 능력의 기술적·도덕적 기준에 기초하여 정의하고, 평가하고, 통제함으로써 상당한 자율성을 유지하고 발휘한다고 보았다. 이렇듯 병원은 그 사이에 일정한 내재적 긴장 및 잠재적 갈등이 존재하는 행정적·전문적 권위의 이중적 권력 기반 위에 기능한다고 보았다. 이러한 연구 결과는 전문가 조직이 현대 복합 조직(complex organization)의 공통된 특징을 공유하고 있으면서도 동시에 그와 배치되는 특성을 갖고 있다는 점을 시사해 주고 있다. 이는 조직 구성원의 전문화 절차가 조직의 구조화 절차와 상호 배치되며, 관료제화가 전문직 종사자들의 자율성을 억제하는 경향이 있다는 홀의 주장을 뒷받침해 주고 있다. 〔역주〕

26) 비교. A. 시쿠렐, 〈의학적 추론 모델과 직장의 사무 정보 처리 절차에 이용되는 데이터〉,《인텔렉티카. 인지연구협회 잡지》, n° 30, 2000, p.115-149.

이 책은 1990년대 중반 프랑스 사회학자 그룹이 연구 목적으로 시작한 최초의 공동 번역 작업의 열매이다. 번역된 텍스트를 수정하고 조화시키는 작업에 필요한 시간이 모자랐던 까닭에, 우리는 아롱 시쿠렐의 동의하에 시작할 때의 계획을 축소시켜 이 미국 사회학 저서의 한 부분만을 소개하기로 결정했다. 그 내용은 그가 지난 20년간 특히 전력을 다하여 연구한 부분인 의료 분야와 의료 분야에서 행해지는 결정 방식에 대한 것이다.

이 책의 내용은 선별된 여섯 개의 텍스트로 구성되어 있다. 우선 아롱 시쿠렐이 관여하는 의료 '현장'의 다양성을 보여 주는데 인턴 병동과 암 병동(이 책의 제I장과 제II장), 류머티즘 병동(제III장과 제VI장), 전염 병동(제IV장과 제V장) 마지막으로 소아과 병동으로 이루어져 있다.[27] 이 책은 또한 텍스트가 씌어진 연도에 따라 의도적으로 순서를 배치(하나의 텍스트가 예외이기는 하지만. 첫 글은 두번째 글보다 나중에 집필되었다)하여 사상의 진보 절차를 보여 준다.[28] 마지막으로, 그리고 특히 미시와 거시사회학 사이에 분명히 중간자적 사회학이 존재하리라는 사실을 끊임없이 증명하고자 하는 주장의 통일성과 일관성을 보여 줄 것이다. 의료 현장에서 이같은 중간자적 입장은 의사와 환자 간의(또 다른 의료 현장의 또 다른 행위자들간) 면담 기록에 대한 면밀한 분석을 통해 이루어진다. 물론 그 방법은 삭스·슈글로프, 그리고 제퍼슨(1974)의 형식적 대화분석론으로 분석될 성질의 것이 아니다. 이 방법에 따르면 의사 교환은 언제나 대화 유포자의 역할과 위상으로 환원되고, 그것들 자체는 특수한 지역적 정보 제공자들이 제공한 정보를 통해 특수한 병원 조직 속에서 다시 고찰된다. 이러

---

27) 비교. A. 시쿠렐, 〈사회 인지와 전문성의 단계. 소아과 진료센터에서 나타나는 문제의 해결〉, in I. 조셉과 G. 자노(감수), 《대중을 상대로 하는 직업. 관리인의 능력과 이용객의 공간》, 파리, CNRS 출판사, 1995, p.19-39.

28) 제IV장('의사소통 상황의 얽힘')은 1992년, 그러니까 제V장('진찰절차에서 얻을 수 있는 정보의 통합')보다 2년 앞서 출판되었다는 사실을 즈지해야 할 것이다. 그러나 제IV장의 초판본은 1987년에 출판되었다.(시쿠렐 1987a, 시쿠렐 1987b)

한 조건하에서만 우리는 의사가 어떤 식으로 환자에게 언어학적으로 권력을 행사하는지(제Ⅰ장), 환자아 어떻게 대중적인 믿음에 기대어 때에 따라 암으로부터 전염병에 이르기까지 그들의 아픔을 설명하는지(제Ⅱ장), 젊은 의사는 어떻게 진단을 위한 추론을 하고 전문가 체계는 어떻게 그를 거의 도울 수 없는지(제Ⅲ장), 하나의 진단이 어떻게 공식적으로, 또 비공식적으로 다양한 정보의 영향을 받아 이루어지는지(제Ⅳ장), 의료팀 한가운데에서 어떤 식으로 협력이 이루어지는지(제Ⅴ장), 경험 많은 의사가 어떻게 '초보 의사,' 즉 전문가 과정을 밟고 있는중인 젊은 의사의 진단을 평가하는지(제Ⅵ장)를 이해할 수 있을 것이다. 비록 그 조직 체계의 틀이 미국식이며, 그들의 '레지던트'와 '전문의'로 이루어졌다고 할지라도 이 독서가 주는 전언은 무엇보다도 의학 자체, 하루하루 사회적인 문제를 해결하려 노력하는 사회적 행위자들의 상호 작용에 다름 아닌 것이다.

우선 그의 초기 연구 작업이 정통론과 갖는 방법에서, 또 그가 단호하지만 잡음 없이 그로부터 떨어져 나온, **한창 유행하는** 이단성과의 관계에서 볼 때 그는 이중적인 이단자이다. 그러나 무엇보다도 아롱 시쿠렐은 사회학 분야에서 유일한 위치를 점하고 있다. 또한 그가 타인에게뿐 아니라 자신에게 요구하는 극단적인 엄정함은 세상에의 유혹에 매우 심하게 노출되어 있는 이 분야에서 아주 소중히 여겨지는 기본 도리를 상기시킨다. 그러나 그의 학문에의 기여가 '모범적인 선구자'의 조용한 양상과는 거리가 먼 까닭은 사회과학 분야에서 그만큼 결정적인 기여를 한 사람이 그다지 많지 않기 때문이다. 그의 저서《사회학과 사회인지학 측정방법론》이후로 통계학적 도구를 예전처럼 맹목적으로 도용하는 일은 불가능해지고 말았으며, 그의《청소년 형사법》이후로 기성의 재판 기재 범주를 남용하는 일도 더 이상 가능하지 않게 되었다. 마지막으로 그의《인지사회학》이후로 언어 연구는 더 이상 세상을 감금시킨 채 작업을 계속할 수 없게 되었다. 청각장애인의 수화 습득, 직장에서의 정보의 분배, 이 책에 나오는 내용으로 일상적인 의학적 추론에 대한 시쿠렐의 이 모든 연구는 가장 최신의 자연과학과 사회과학적 지식들을 포함하는, 분명히 물질적인 사회학의 비옥함을 보여 주는 증거로서의 가치가 충분하다.

피에르 부르디외와 이브 윙킨

서론*

* 영어본을 파스칼 조셉과 크리스티앙 클레르가 프랑스어로 번역하였다.

이 책에 소개되어 있는 글들은 모두 한결같은 목표를 갖는다. 즉 어떤 문제를 다루고 있나를 막론하고 그 목표는 일상적인 상황에 내재한 사회학적·행동학적·언어학적인 현상을 정의하고 평가하며 분석하는 데 온 힘을 기울였다는 것이다. 이 작업에서 특히 나의 흥미를 자아낸 것은 우선 복합적인 단체 구조에 통합된, 물질적인 성격만큼 사회적인 성격을 갖는 지역생태학(écologie locale)[29]이 개인적인 차원 또는 집단적인 차원에서 어떠한 방식으로 문제를 해결하는가 하는 문제였다. 또 다른 하나는 그 과정에서 이 지역생태학이 어떠한 방식으로 일상적인 결정에 필연적인 무형이나 유형의 정보 원천으로의 접근을 제약하거나, 또는 용이하게 하는가 하는 점이었다. 모든 문제의 해결에 아주 중요한 사회화 과정의 경험은 당사자에게 공공·가족·교육·의료·법·사업장·군대, 그외의 어떤 다른 단체에서도 일어날 수 있는 사회적 상호 과정에 꼭 필요한 인지적·문화적·정서적·언어적 외 모든 수단과 지식을 동원할 것을 요구한다. 그러니까 이 과정에서는 개인이 이론을 통해 갖는 기대와 실제적인 경험이나 일상적인 행동을 통해 얻는 지역생태학 영역(내가 사용하고 있는 '생태학'이라는 용어는 유럽의 '녹색 운동'과는 하등의 상관이 없는 것으로 생태학 분야나 행동생물학에 속하는 개념이다.(크렙스와 데이비스, 1987)) 사이의 상호 작용이 가능한가를 알아내고 예상하는 것이 가장 중요한 관건이 된다. 이 때 한편 연구자가 조사나 면담과 같은 연구 도구를 사용하여 한계가 분명한 경험적인 상황의 문제를 해결하는 방법을 사용할 수 있으며, 다른 한편 자기 거주지에 살고 있는 사람들의 문제 해결 방식을 실질적인 방식으로 관찰할 수 있는데 이 두 가지 방법 사이에는 분명히 모종의 관계가 있을 것이고, 우리는 이 둘 사이의 관계에 특히 관심을 가져야 할 것이다. 그렇지 않아도 이 관계는 소위 '생태학적 효과'(브륀스빅, 1955; 브론펜브레너, 1979; 콜 외, 1978)라는 문제를 야기시킨다.

이 글에서 '평가'라는 개념은 분석적 절차의 사용이라는 의미와 맥락을 같이한다. 이 분석적 절차의 사용은 이러저러한 정보를 범주화된 단위나 부분적인 총체로 변모시킴으로써 궁극적으로는 독자로 하여금 이러한 정보에 쉽게 도달할 수 있도록 한다. 우선 일 대 일의 면담 방식으로 설문이 이루어지거나 전자 기기를 통한 의사소통 방식으로 설문이 진행되거나를 막론하고, 이렇듯 수집되고 범주화되며 약호화된 정보들이──언동·형

---

29) 사회학의 생태학 개념. 인간 또는 사회생태학이 학문으로서 조직화되기 시작한 것은 20세기초부터이며, 개념 조직 및 이론으로서의 유효성 문제에 관해서는 아직도 많은 논쟁이 전개되고 있다. 인간생태학은 C. R. 다윈 이후의 동식물생태학에 근원을 두고 있기 때문에 역사가 길지만, 사회 현상의 실증적 연구 방법으로서 발전시키는 데 이바지한 학자는 1920-1930년대 시카고대학의 R. E. 파크·E. W. 버제스·R. D. 매켄지였다.

이들은 인간이 사회를 구성하는 데 있어서 기초를 이루는 상호 행위를 공생 관계(symbiotic relation)와 사회적 관계(social relation)로 구분하였다. 전자가 만들어 내는 질서와 변화의 절차는 동식물의 그것과 비슷한 형태를 취하고 이는 문화 이전(non cultural), 합의 이전(non concensus)의 것이며, 개체 사이의 무의식적인 경쟁을 기초로 분업에 의한 공간적인 질서 체계가 형성되는데 이를 지역 사회라고 불렀다. 이와는 달리 인간 사회에는 관습이나 법 등을 만드는 상호 행위의 면도 있으므로 이를 문화 사회라 하여 구분하였다.

지역 사회는 문화 사회의 기초가 되는 것이며, 문화 사회의 구조는 지역 사회의 구조에 의하여 결정된다. 이 개념을 사용하여 특히 도시에 관한 조사가 많이 행해지고, 버제스의 동심원(同心圓) 이론이 생겨났으며, 도시 연구는 종래의 철학적 또는 문명론적인 것으로부터 실증적 연구로 바뀌어 과학으로서 급속히 발전하였으며, 후에 J. 퀸·O. 덩컨을 비롯한 많은 학자들에 의해 수정·발전되었다. 〔역주〕

태 또는 움직임의 형식으로——체계화된 재현들로부터 나온다고 가정하자. 그런데 이때 어떻게 하여 현행의 일반적이거나 지엽적으로 이루어진 제약들이 관찰 대상인 사회적 생태학에 내재한 문제의 집합적인 해결과 상호 작용을 하고 있는지를 살펴보는 일은 중요하다. 학자의 보고서는 연구의 주제만큼이나 공통 언어와 그룹 내의 암묵적인 판단 조건, 제기될 수 있는 분석의 문제들에 따라 결정이 된다. 그러니까 보고서는 조사인의 담론과 추론, 그리고 질문을 받는 사람 고유의 담론과 의미 생성 절차 사이의 명확하지 않은 결합을 고려하게 된다.

이전에 출판한 어떤 글(시쿠렐, 1963, 1964, 1968)에서 나는 어떻게 모종의 관습이 사회나 가정, 또는 행정 기관에서 일정한 제도적인 상황에 따라 번복되는지를 이해하기 위해 사무실 내에서 이루어지는 결정들과 녹취 자료들을 각각의 사회적인 상황에 맞추어 분석해 보려고 하였다. 예를 들어 가정의 구성원과 교원 사이의 상호 작용, 또는 학교 직원들 사이에서 벌어지는 학교 내의 상호 작용은 학생의 학업 성취도를 높일 수도 있고 줄일 수도 있는 요인으로 작용한다. 이러저러한 법적 장치 내지는 관련 절차에 대한 개인적인 해석 여하에 따라 법을 집행하는 임무를 맡은 대표는 가족에 협조를 구할 수도 있고, 가족의 존재를 무시할 수도 있다. 다시 말해서 사회 계층, 인종이나 민족적 동일성의 문제가 결정적인 요소로 작용함에도 불구하고 그들의 조건에 따라 혜택을 줄 수도, 또 불이익을 줄 수도 있는 것이다.

초기 연구에서 다루었던 방법론적인 절차나 개념론적인 문제 제기들이 꼭 이후의 경험적인 연구를 자극한 원동력이 되었다고 단정할 수는 없다. 그보다 이러한 초기 연구들은 학자들의 방법론들을 대립시키거나 결합시키려는 나의 시도의 중점이 되었고, 이후의 방법들은 연구 대상이 된 주체들의 언어 수행과 언어 사용 능력에 중점을 두었다. 이 과정에서 연구 대상들의 언어 사용 능력을 측정하기 위해 학자는 대담중에 관찰한 내용과 민속기술학적인 상황에 따라 그것들을 직접적으로 설명하거나 기술하였다. 최근 몇 년 동안 방법론에 대한 관심과 염려는 샘플 추출 기술이나 전문 생물학 분야의 행동생태학적 관찰(알트만, 1974)의 전략 분야에까지 확대되고 있다.

텍스트 언어 활용이나 지역 구조 환경에 적합한 언어 활용이야말로 내 책의 가장 중요한 줄기를 이루고 있는 까닭에, 다음 부분에서는 언어의 다양한 기능들이 어떻게 하여 문제 해결이나 일상적인 결정의 이해를 가능하게 하는지를 보여 주려 한다.

1. 언화 행위 모델

최초의 언어철학 연구는 그 목적이 한 명제의 참과 거짓의 평가에 있는 술어의 계산과 상징적 논리에 근거하고 있었다. 한 속성이나 여러 쟁점을 포함하고 있는 명제에 내재하는 관계의 긍정이나 부정은 사실상 주어진 전제의 술어 기능에 대한 정보들을 제공한다. 다시 말해서 한 명제의 지시 대상은 하나의 대상 또는 하나의 사건을 외연한다. 그러나 명제의 의미는 술어와 지시 대상에 대한 지식이 지역적·사회적 상황과 무관하다는 추측을 낳는다.

언화 행위 모델을 연구하는 현대 이론가들은 언어 논리에 대한 접근 방법 중 몇 가지의 양상을 확인하였는데, 그것은 언표의 명제 내용 분석을 그 명제 내의 발화 수반적 구속(force illocutoire),[30] 다시 말해서 하나의 약속·확언·명령 등을 매개로 세상을 향해 능동적으로 대처하려는 의향을 이해하려는 방식으로 이루어졌다. 그 참이나 거짓의 성격을 유일 법칙으로만 수립할 수 없는 언표들에 기울인 오스틴[31]의 관심(1962)은 더욱 복합적인 담론 분석을 향한 길을 열었으며, 특히 언표의 기능적인 의미는 그것들이 구성하는 언화 행위의 유형에 달려 있다는 사실을 입증한 바 있다. 그런데 이 언화 행위의 유형들은 세상과 관련된 주석이나 세상에 대한 화자의 행위로써, 또는 세상에서 일어난 사건에 대한 상징직인 재현으로 구분될 수 있다. 때문에 메타 언어를 사용하지 않고 언화 행위를 말한다는

---

30) 발화 수반적 구속. 발화 수반적 힘. 화자와 청자간의 대화에서 화자가 의도한 상호적 인간 관계를 성립시키는 힘이다. 말함으로써 화자와 청자가 어떤 인간 관계로 진입해 들어가게 하는 힘은 발화 수반적 구속, 또는 발화 수반적 힘이라 부른다. 이는 사회적 행위를 수행하도록 하는 언어 행위, 의미보다는 특정한 힘을 표현한다. 또한 언어의 참/거짓을 가리는 인지적 사용이 아니라 언어의 상호 작용적 기능을 문제삼는다. 발화 수반적 행위의 힘들은 확정적·표현적·규제적 양식으로 나타난다. 수긍할 만한 담화 행위의 발화수반적 힘은 그것이 듣는 이로 하여금 담화 행위 유형에 따라 말하는 이가 부과하는 의무들을 믿도록 움직이게 만들 수 있다는 데에 있다. 즉 발화 수반적 행위에는 언표된 내용 자체 외에 "나의 주장이 맞다"는 타당성 요구를 하고 있다. 다시 말해 어떤 힘을 가진 문장을 말하는 것과 관련된 것, 말하는 사람과 듣는 사람 사이에 말하는 사람이 의도한 상호적인 인간 관계를 성립시키는 것이다.
  예를 들면 "나는 내일 네 곁을 떠나겠다"와 똑같은 단어들로 구성된 어느 문장이 특정한 문맥과 상황 안에서는 진술이나 약속이나 위협과 같은 발화 수반력을 가지게 된다. 단언이 아닌 발화 수반 행위에서는 행위를 판단하는 기준은 그것의 진위(眞僞)가 아니라 그 행위가 효과적으로, 또는 존 오스틴의 용어를 빌리면 적절하게 수행되었느냐 하는 것이다. 존 오스틴은 발화 수반 행위의 하나인 명백한 수행에 특별한 관심을 보였다. 이것은 "나는 이 여인을 정식 결혼한 아내로 맞아들입니다"와 같이 하나의 문장이 적절한 조건 아래 수행될 때 그 말 자체가 가리키는 것을 수행하는 문장이다.
  발화 수반 행위가 단순히 말해진 것을 이해하는 정도를 넘어서 듣는 이의 행동이나 심리 상태에 영향을 미치면, 그것은 발화 매개 행위가 된다. "나는 너를 떠나겠다"라는 말은 단순히 경고를 뜻하는 언표 내적 힘만을 지니는 것이 아니라 그 말을 듣는 사람을 놀라게 하는 효과, 즉 발화의 매개 효과도 지닌다. 발화 매개 효과는 화자에 의해 의도된 것일 수도 있고, 어떤 때는 의도하지 않은 결과일 수 있으며, 또 화자의 기대에 반하여 나타나는 경우도 있다. 〔역주〕

31) 존 오스틴(John Austin). 그후 설(John Searle)·그라이스(Grice)·맥스 블랙(Max Black)과 같은 일상언어학과 철학자들과 함께 화용론 이론을 발전시켰다. 이 이론은 하나의 고립된 문장을 분석하는 데 그 문장이 말해진 환경이나 그 말의 문맥상 위치를 전혀 고려하지 않던 전통적 경향의 철학자들에 대한 반발로서 창시되었다. 또 존 오스틴이 논리적 강박 관념이라고 말한 표준 문장은 어떤 상황을 서술하거나 어떤 사실을 단정하기 때문에, 그것은 참이거나 거짓 중의 하나로 판단되어야 하는 진술이라고 가정하는 전통적 철학자들의 이론에도 반기를 들었다. 발언 내재 행위는 전통적 철학자들이 유일하게 강조한 것, 즉 어떤 것이 진실임을 단언하는 것일 수도 있지만 질문·명령·약속·논쟁·경고·칭찬·감사 등의 수많은 다른 가능한 행위일 수도 있다. 그의 이론은 그의 저서 《말은 행위이다》(1962)에서 가장 완벽하게 소개되었다. 〔역주〕

것은 불가능한 것이다.

"말은 행위이다"로부터 시작한 오스틴의 관심은 그로 하여금 발화적·발화 수반적·발화 효과적 행위[32]의 개념을 다듬도록 이끌었다. 이렇듯 그에게 발화 수반적 행위는 가장 중요한 것이었고, 많은 언어학자들도 오스틴이 이론화한 발화 수반적 구속을 모델로 하여 담론 행위를 분류하였다.

한편 설이 제안한 언화 행위를 위한 형식적인 연구 방법(1969)도 담론의 유형화 절차에 지대한 영향을 미쳤다. 어떤 면에서 볼 때 설의 연구[33]는 이론언어학에 가깝다고 해야 할 것인데, 그것은 그가 특히 화자의 실제의 능력이나 특수한 상황에서 말이 사용되는 방법 등을 상기시키며 국지적인 화자의 언어적 지식으로부터 나온 확신이 항상 명확히 설명되지 않음을 주장하는 것으로 미루어 보아 짐작이 가능하다. 이러한 그의 관점으로부터

---

32) 화용론의 기능.
1. 발화적 기능(fonction locutoire). Il arrive(그가 온다)라는 발화체를 예로 들어 볼 때, 어떤 구두점이 동반되느냐에 따라 평서문·의문문·감탄문 등이 될 수 있다. 이런 점에서 구두점도 하나의 언어 기호와 같이 의미를 지니게 된다. 특히 전달 화법이나 다른 사람의 표현을 나타내는 인용 부호와 더불어 이탤릭체는 화자의 담화 속에 다른 사람의 표현임을 나타내는 것으로, 다성성의 관점에서 볼 때 중요한 기능을 한다.
2. 발화 수반적 기능(fonction illocutoire). 위의 예 Il arrive에서 보면 Il arrive는 화자의 발화체가 정보를 전달하는 단언이며, Il arrive?는 화자가 상대방에게 대답을 요구하는 것이고, 'Il arrive'는 다른 사람의 담화를 전달하는 것임을 각각 나타낸다.
3. 발화 효과적 기능(fonction perlocutoire). 이 기능은 발화 수반적 기능과 함께 이루어지는데, 문자 뒤에 의도가 숨어 있을 수 있다. 예를 들어 Viendras-tu?(너 올 거니?)는 분명하게 화자가 상대방에게 대답을 요구하는 것이 나타나 있지만, Tu viendras?에는 이보다 덜 분명하게 표시되어 있다. 이밖에 의문 부호 없이 쓰인 Viendras-tu나 Viendras-tu? la fin!은 애매하며, 발화 효과적 기능을 지니게 된다. 〔역주〕
33) 존 설은 다음과 같은 주장으로 전통적 견해를 반박하였다. 즉 우리가 언어적이며 상황적인 총체적 맥락(이 속에는 언어의 용법을 지배하는 제도적 상황이 포함되어 있다)에 눈을 돌릴 때 우리는 말하고 쓴 것에서 세 종류, 때로는 네 종류의 다른 '언화 행위'를 동시에 수행하고 있음을 발견하게 된다는 것이다. 1. 우리는 어떤 문장을 말하거나 쓴다. 2. 우리는 어떤 대상을 지시하고 그 대상에 관한 어떤 사실을 진술한다. 3. 우리는 발언 내재 행위를 수행한다. 4. 우리는 흔히 발언 매개 행위도 수행한다. 〔역주〕

하나의 중요한 개념이 도출된다. 그러니까 하나의 언어를 말한다는 사실은 본토박이 화자가 구사하는 언어가 정규화된 행동 양식을 제어한다는 사실을 내포한다. 1969년에 발간된 그의 저서에서 설은 화자가 말하고자 하는 것을 반영하는 표현에 중점을 두었다. 그에 따르면 완벽하지도 문학적이지도 않은 모호한 표현들이 언화 행위의 이론화의 거의 대부분을 이루고 있다. 만일 탐색이나 질문처럼 보일 수 있는 문장들에서처럼 하나의 언표의 명제적 내용과 그 발화 수반적 구속 사이에서 모순이 생겼을 때 ("문 좀 열어 주실 수 있어요?" "소금 좀 건네 주시겠습니까?"), 그리고 명령조에서도 예가 될 수 있겠지만("소금 좀 건네 줘요") 설은 문맥 상황적인 전제를 참고로 하면 문제는 해결될 수 있을 것이라고 확신한다. 간접 언화 행위를 다룬 글(1975)에서 그는 이러한 언표들은 말한 것 이상의 의사소통의 효과를 가질 수 있다는 것에 주목했다. 그 이유는 간단한데, 화자나 청자 모두 언어적이거나 언어 외적인 성격의 암시적인 정보를 흘릴 수 있기 때문이다. 이같은 사실을 통해 설은 간접 언화 행위의 양상을 설명하는 데 있어 언화 행위 이론, 그라이스의 협조 원리,[34] 화자와 청자가 암시하는 실질 결합적인 지식과 청자가 모든 정보로부터 결론에 이르는 방법 등, 이 모두를 고려하지 않고서는 이해가 불가능하다고 단정하였다.

  문법과 언화 행위에서 가장 통제가 심한 양태를 언어학자들과 철학자들이 강조한 것은 대화의 참가자들의 담론 분석을 통해 세상에 대한 그들의 경험과 지식의 해석 방법을 이해하는 것이 거의 유용하지 않다는 사실이 발견되었기 때문이다. '숨겨진 정보' '협조 원리' '논리적 귀결'의 개념들은 모든 담론 분석에 꼭 필요한 요소들이다. 게다가 회합의 중단 같은 참여자에게 당장 영향을 미치거나, 그 이후의 상호 접촉에 영향을 미칠 수 있는 인식들 같은 복잡한 문제에도 직면해야 한다. 화자와 청자 간의 지속적

---

  34) 그라이스의 이론. 대화가 진행되는 각 단계에서 대화의 방향이나 목적에 의해 요구되는 만큼 각 참여자가 기여하는 것.

인 상호 반응은 그야말로 하나의 통제나 하나의 사려 깊은 추론이 보다 복잡한 술어의 상호 간섭이나 구성에 적합하다는 것을 전제한다. 그것이 때로는 대화에 내재한 사건일 수도 있고, 의사소통을 전개하고 중단하며 결론맺는 데 사용되는 전략들의 현재나 미래의 역점이 될 수도 있다. 또한 성찰이 끝난 생각과 숨겨진 정보를 참고하는 것은 몇 개의 예민한 문제를 야기시킬 수 있고, 이 문제는 사회적인 세계에서 서로를 인식하는 방법과 각자가 이야기하는 것을 평가하는 방법으로부터 야기된다. 그런데 언화 행위에 대한 철학적이고 언어학적인 분석은 일반적으로는 사회적인 활동이나 그 조직의 환경과 관련된 활동으로 여겨지지 않는 가상이나 현실의 상호 작용을 중심으로 하는 경향이 있다.

이론언어학자들은 언어학적 구조와 직접 또는 간접적인 언어 행위의 관계에 대해 다소간 양분된 입장을 보인다. 그러나 거의 모든 언어학자들은 '담론'의 이해를 위해서 언어학적 구조가 중요하다는 것에는 동의를 하고 있는 추세이다. 우선 '담론'이라는 용어는 모호하다. 왜냐하면 이 용어가 언제나 사회적으로 조직된 일상의 환경이나 구조화된 사회적 생태학에 근거한 자발적인 의사소통을 의미하지는 않기 때문이다. 또한 수많은 학자들에게서 '담론'은 지역적인 언어학적 공동체 속에서 일어날 수 있는 언어 행위들과는 무관한, 추상적인 개념으로부터 나온 언화 행위를 연상시킨다.

그라이스의 화용론(1975)의 주요 줄기는 언어철학에서도 이론의미론에서도 적절히 다루어지지 않았던 문제들을 명확히 하는 데 중점을 두고 있다. 다음에서 보면,

1. 그라이스는 의미와 언표력은 서로 밀접하게 연관되어 있고, 그 때문에 그 둘을 분리해서는 안 된다는 입장을 갖는다.
2. 그의 '함축(implicitation)' 개념[35]을 통해 그는 문자 그대로 또는 실제로 표현된 것은 최초에 명백하게 내보이고자 한 의향과는 다른 의미

를 전할 수도, 또 내포할 수도 있다는 사실을 지적한다. 그러니까 화자는 최초에 제공하고자 하는 것과는 다르거나 그보다 훨씬 풍부한 정보를 제공할 수 있다.
3. 일반적으로 위의 사실에 따른 결과로서 하나의 언표를 생산해 내는 화자의 의향과 이 언표에 부여하는 청자의 해석은 언어학적 구조에 대한 일정한 지식과 불특정한 문맥상의 정보와 결론을 도출할 수 있는 능력을 내포한다.
4. 그라이스가 정의한 의사소통적 가정들(다시 말해서 화자와 청자가 전제한 모든 것)을 보자. 우선 의사소통의 참여자들은 협조적이고, 상황이 요구하는 가장 적절한 정보만을 제공하며, 함축적이고 정확한 표현을 사용한다, 그러니까 합리적인 방법으로 이야기를 한다. 다시 말해서 청자와 화자는 그들과 타인을 아우르는 정신 이론으로 무장하고 있다고 여겨진다.

그라이스의 개념에 대한 비판(여러 학자 중에서 우선 레빈슨, 1983)은 그

---

35) 그라이스(Grice)의 함축 이론. 함축이란 용어는 일반적으로 논리적 내용 또는 의미론적 내용으로부터만 유도되는 추론을 일컫는 논리적 함언(logical implication), 함의(entailment)와 논리적 결과(logical consequence)와 같은 용어들과 대조를 이룬다. 왜냐하면 함축이란 의미론적 추론이 아니고, 말해진 내용과 일상적 대화의 협력적 본질에 대한 어떤 특별한 가정들에 근거하는 추론들이기 때문이다.
  그라이스에 따르면 협조 원리에서 진실을 지향하고 양의 원칙에서 필요한 양 이상의 정보를 제공할 필요가 없는 것. 관련성을 지키고 명료하며 모호성을 피하는 것 등이 있다. 실제로 아무도 언제나 이렇게 말하지 않는다는 주장에 대해 그도 사람들이 이 지침을 글자 그대로 따르지 않는다는 것을 인정한다. 그러나 대부분의 일상 대화에서 이 원칙이 적용된다는 것이다. 그의 주장에 의하면 사람들은 항상 표층에서 이 원칙들을 고수하려는 것이 아니라, 우리가 말하는 것을 적어도 어느 층위에서 그 원칙에 따르는 것으로 해석하려는 경향이 있다는 것이다. 또한 일단 대화가 이루어지면 대화의 상호 협력하고 있다는 가정을 유지하기 위해서 추론이 생긴다. 그러나 추론이 먼저 생기는 것은 겉에 나타난 것과는 반대되는 가정을 한 경우에 한해서이다. 이것이 바로 그라이스가 말하는 대화 함축이다. 〔역주〕

의 이론 중에서 몇 가지 문제를 지적한다. 예를 들어 만일 그라이스의 기여가 그렇게 중요했는데 왜 어떤 환자나 청자도, 학자들은 더더군다나 그의 이론 중 어느 하나(그를 비판한 학자들의 반대 의견보다 덜)도 경험적으로 능력 있는 사회생태학의 관찰과 기술을 통하지 않고서는 이해할 수가 없는가 하는 것이다. 사회생태학적 관점에서 보면 총체적이고 부분적인 지식은 의사 교환 체계의 참여자들에게 할당되어야 하는데, 이러한 지식의 담론적인 효과는 정보의 취득·처리 그리고 생산에 마주한 개인간의 능력이 제한되어 있음에 따라 제약을 받는다. 바로 이 제약 때문에 문제를 해결하기 위해 추론 전략을 세우는 대화 참여자들의 태도도 내재적으로 제한된다. 그런데 중요한 것은 이 메커니즘과 인지적인 성격의 제약들이 자발적인 언어 행위를 연구하는 사회언어학자들의 화용론 연구에서만큼 언어학자들이 말하는 요청(sollicitation) 절차 속에도 숨겨져 있다는 것을 입증하는 데 있다.

적어도 언어학자들이 연구하는 언어 구조들은 일상 담론의 분석을 구성하는 중요한 요소로 남아 있다. 왜냐하면 이러한 구조들은 그 형식과 기능에 대한 지식이 꼭 문화적으로 월등한 의사소통과 시작이 된 행위들의 의미론에 대한 메타 이해로 열려지지 않는다고 해도 언제나 현존하기 때문이다. 언어학적 구조에 대한 지식, 그것의 획득에 대한 구체적인 지표를 찾아내기 위해서 우리는 '사건들에 연루된 잠재 요소'적 방법에 근거한 심리언어학적이고 인지신경학적인 연구를 지향할 수도 있다. 또한 의미론적으로 비정상적인 문장에 대한 모종의 주체의 반응과 그의 문법성에 대한 판단의 전기생리학[36]적 평가는, 두뇌의 성숙은 두뇌 개발과 각자의 경험 사이에서 수립되는 경향이 있는 상호 작용에 따라 변화될 수 있다는 것을 증명한다.(예: 어휘 항목들에 대한 새로운 습득)

---

36) 전기생리학. 신경 세포들은 전기 신호를 통해 다음 신경 세포로 신호를 전달한다. 전기 신호를 기록하기 위한 학문. 〔역주〕

그러나 심리언어학자들과 언어학자들이 정의한 바 경험적이며, 문맥을 배제하거나 제한한 연구 조건들은 분석된 언표들의 일상적 환경을 전제적으로 재건하기 위해 필요한 학자의 2차적인 지식(선언형이건 그렇지 않건)과 경험을 명확히 설명하기에는 역부족이다. 심리언어학자들과 언어학 이론가들은 사용된 예들이 쉽게 구성된 구조적 의미 작용으로 분해되는 것 같기 때문에, 인지학적 바탕과 그들이 당연한 것으로 간주하는 공통의 경험에 도움을 구한다. 그런데 협력이 핵심적인 역할을 하는 일상적인 환경 속에서 포착되는 기술적이거나 자발적인 담론들은 문제들을 능력 있는 행동, 문화, 그리고 생태학적인 영역으로 가져가야만 해결한다는 사실을 잊어서는 안 된다.

2. 의료 환경과 의사-환자 간의 의사소통

그 한가운데서 담론이 이루어지는 지역생태학은 미시 우주론적 단계에서 주어진 사회에 내재한 권력과 서로 다른 위상을 반영하는 가장 광범위한 제도나 조직적인 원천, 또는 제약들을 생산한다. 한편 서구 사회 고유의 의사-환자 간의 의사 교환은 지극히 제도화된 담론의 형태를 갖고 있다. 이때 환자와 의사가 사용하는 언어는 이러저러한 사회 계층의 성격을 보여 주는 위상뿐 아니라 대화 참여자들의 기본 지식을 보여 주는 약호(언어학적 성격)가 서로 지극히 다르다는 것을 단적으로 보여 준다. 그러니까 질병과 그 원인에 대한, 환자들을 맡고 있는 의료 팀의 멤버가 보여 주는 담론의 방향과 질병을 제어하려는 시도 등은 환자의 그것과는 현저히 다르다.

의사와 환자 간의 의사소통을 다룬 연구는 문화적 모델과 사용된 언어가, 환자나 의사 나름의 절차와 결과의 주춧돌이 될 상호 이해에 중요한 영향을 미친다는 사실을 보여 준다. 의사의 겉모습, 그의 태도, 사고 방식이나 혼잣말에 마주한 환자의 심적 상태는 너무나 차이가 나는 까닭에 걱정거리가 될 수 있다. 그와 마찬가지로 **선험적으로** 의료 행위에 있어 환자의 지식이 최소화되거나 무시되는 경향이 있는 것은 의사소통이나 전문적인 해석의 문제를 낳을 수 있다.

의사들에 따르면 너무나 많은 환자들이 자의적으로 특수한 처방을 중단하거나, 진료 약속에 나타나지 않거나, 중요한 의학적 충고를 무시하거나, 자기 질병에서 가장 거북스러운 부분들을 숨기거나 하면서 건강상의 위험을 초래하고 있다고 한다. 의사의 섬세함, 그의 설명 또는 설명의 부재로 인한 결론과 환자가 그것으로부터 받는 인상은 환자의 의혹을 불러일으킬 수 있다. 다시 말해서 자기를 맡고 있는 전문의의 능력을 의심하게 되고, 이러한 상황은 의사의 충고나 처방을 지키는 데 꼭 필요한 신뢰를 약화시킨다. 환자는 그를 맡고 있는 의사가 자신의 관점에 수용적인 입장을 갖지 않는다고 생각하거나, 자신의 질병이나 치료상의 예후의 본질에 대해 충분한 정보를 제공하지 않는다고 믿을 수 있다. 의사의 입장에서는 때로 환자들이 정말 걱정되는 부분에 대해 이야기하는 것을 수치스럽게 여긴다고 느끼거나, 그들의 문제를 설명하기를 거절한다거나, 의사가 환자에게 제공하는 설명을 그다지 중요하지 않게 여긴다는 인상을 받을 수 있다. 마지막으로 불치의 병에 걸렸을지도 모른다는 공포 때문에 정확히 진단하고 적절한 처방을 내릴 수 있을 증상의 상태를 숨기는 경우도 있다.

사회적인 지위·성별·인종의 차이는 환자뿐 아니라 의사에게도 신뢰의 문제를 낳을 수 있다. 다시 말해서 이러한 신뢰의 결여는 정보를 숨기거나 일반적으로 질문하지 않거나 또는 대답하지 않는 경향으로 나타난다. 사실 고통이나 증세에 대한 기술은 성별이나 인종에 따라 극심한 차이를 보이며, 그렇다고 해서 모든 의사가 이러한 것을 인정하지는 않는다. 이를테면 어떤 사회나 인종 그룹을 막론하고 같은 문제라도 때로는 최소화되고, 과장되기도 하는가 하면, 일반화될 수 있다.

의사와 환자 간의 의사 교환은 지위와 권력의 차이를 노출시킨다. 그 차이는 시선이나 억양뿐 아니라 의사의 질문 방식 자체나 환자의 질문을 무시하는 의사의 태도에서도 나타날 수 있다. 의원·진료소 또는 병원에서 수많은 환자들은 수없이 행해지는 신체 검사를 겪으면서 지극히 불편하고 나약한 심기를 드러낸다. 이들은 의사·간호사 또는 의료 기술자들이 왔다갔다하는 장소에서 벗은 신체의 일부나 전신을 보이는 것을 매우 힘겨워한다.

또한 진찰시 의사들은 그들이 일하는 장소의 관료주의적 환경의 영향을 빈번히 감내한다. 그러니까 사용되는 언어는 정확하고자 하는 바람이나 의학 수련의 일환만은 아니다. 사실 이러한 전문 언어는 같은 의원이나 병원에서 일하는 사람들이나 환자들과의 관계에서 볼 때 의사의 직업적인 이미지와 위상을 굳건히 한다. 특수 언어 범주나 약호의 이용은 의학 분야의 전문화 절차뿐 아니라 의료 행위의 일반적 법칙을 증언한다. 사실 능숙한 의사의 언어보다 형식적인 수련의들의 언어 사용은 오히려 환자를 혼란스럽게 하고/거나 수치스럽게 한다. 미국에서(미국뿐 아니라 의료 행위가 그에 따른 금전적 보상을 받는 곳은 어디서나) 의사가 선택하는 전문의 과정과 수입의 고저는 직장의 구성 조건에 영향을 줄 수 있다. 그러니까 그와 같은 조건들이 다양한 유형의 의원·병원·연구소의 기능에 소요되는 비용, 또는 매일매일 예상 환자의 수 같은 것을 결정할 수 있기 때문이다. 또한 의료 기관의 일상 또는 재정적인 형편은 진찰·검진이나 검사가 진행되는 동안 환자에게 가해지는 관심의 정도를 다양화시키는 척도가 될 수 있다.

의사는 이 검사실에서 저 검사실로, 초기 면담에서 진찰로, 응급실이나 일상적인 전화 통화에서 진찰 전의 면담으로 수없이 변화하는 의사소통이 다양한 형식에 적응해야 할 때가 한두 번이 아니다. 이러한 업무 조건은 의사들, 간호 팀들이나 환자들을 진정으로 어려운 상황으로 몰아넣는 경향이 있다. 그런데 이렇게 하루가 다르게, 또 한시가 다르게 변화하는 행정적 또는 재정적인 업무 조건이 의사와 환자 간의 의사소통과 처방의 결과에 미치는 영향을 다룬 연구는 거의 없다.

의과대학생·인턴들·수련의나 레지던트들이 실습을 하고 있는 의료 환경 속의 행정적인 조건은 더욱더 복잡한 것이 될 수밖에 없다. 타넨과 발라트(1983)는 한 소아과 의사가 세 가지 영역의 언어를 이용하고 세 종류의 대상과 대화할 수 있음을 기술한 바 있다. 그러니까 그는 각각 다른 억양·음질·단어와 특수한 문법이나 어휘 구조와 단어의 세 가지 약호를 통해 서로 다른 세 종류의 대상, 즉 소아과 인턴들·부모·어린이와 대화하였던 것이다.

이처럼 한 개인이 다른 언어 영역에 손을 뻗친다는 사실은 물론 해당 소아과 의사의 직업 분야의 능력을 증명할 뿐 아니라 각 청자가 한 분야 혹은 여러 분야의 특수 지식을 이해할 수 있다는 사실을 전제한다. 각각의 특수 영역을 선택함으로써 화자는 복수적인 목표를 만족시킬 수 있다. 첫 번째 영역으로 우선 전문의는 아이의 상태가 그리 염려할 만한 것은 아니라고 안심을 시키며, 아이의 질병에 대한 적절한 설명을 위해 그에 대하여 부모에게 간단 명료한 전언을 제공하고자 할 수 있다. 다음으로 전문적인 영역(다른 의사들을 향한)에서는 특히 의사로서의 능력을 입증하고 질병과 처리에 대한 자신의 훌륭한 지식을 보여 주는 데 그 목적이 있다. 마지막으로 아이와의 대화에 사용된 언어 영역에서 그는 너무나 겁에 질린 어린 환자의 주의를 분산시키고 안심시키기 위한 특수한 임무를 완성시키는 것에 집중되어 있다.

의원이나 병원의 간부는 의사에게 정보의 처리뿐 아니라 그것이 도출시킨 결과에 대해서도 특수한 제약을 부과한다. 한편 문진은 서로 다른 주제를 다룰 수 있고, 때로 강한 정서적인 무게를 싣고 있기도 하다. 그러므로 의사는 면담을 이끄는 방식과 환자나 그가 접근하는 다양한 주제에 따라 매번 변할 수 있는 다양한 사회적 상황에 민감하여야 하다.

그런데 의학적 담론은 솔직하거나, 직접적이거나, 모호하거나, 간접적이거나, 또 어떤 중요한 결정을 앞두고 있거나 그렇지 않거나, 의사는 자기가 하는 말이 환자에게 미칠 영향에 대해 충분히 의식하지 않고 있다.

또한 어휘나 문법이 상황의 심각성을 숨기려는 목적으로 선택되었을 때 환자가 제공한 정보들만 봐서는 의사가 그의 목표를 달성했는지 그렇지 않았는지를 확인할 수 없는 경우가 많다. 사실 진찰이나 문진시 어떤 의사들은 어휘 선택에 무척 신경을 쓰고, 세심한 정성을 기울여 일정 억양과 어휘·문법을 유지하기도 한다. 그런데 다른 의사들은 언어에 그다지 신경을 쓰지도, 자기가 환자에게 불러일으킨 반응에 대해 그다지 관심을 기울이지도 않는다. 문진과 진찰시 사용된 언어의 중요성을 의사가 적절하게 가늠하였을 때조차 환자의 지적과 대답은 그들이 의사가 말한 것을 잘 이해하지 못했다는 사실이 드러날 때가 많다. 어떤 경우에는 의사와 환자 모두 면담이 진행되는 내내 그 내용의 대부분, 또는 아예 전부를 이해하지 못하는 경우도 있다.

환자의 기억력, 언어의 한계, 의학적 기술의 추상성은 의사-환자 간의 의사 교환에서 피할 수 없는 부분이다. 한편으로는 환자의 지식이나 근본적인 신념 때문에 질문에 거의 대답을 못하는 경우, 다른 한편으로는 사회문화적·성별·개인 상호간의 의사소통시의 인지언어학적 바탕에 주의를 기울이지 않는 의사의 경우이다. 그는 환자의 문화적·대중적인 특성과 불안만큼 환자 자신이 그의 건강 상태나 치료에 대한 기술적인 정보를 이해하고 있는 정도가 그의 질병과의 관계에 영향을 미칠 수 있다는 사실을 이해하지 못하는 경우가 태반이다.

하나의 언어 환경의 장인 의료 기관에 대해 연구하면서 나는 의사와의 면담시에 있었던 최초의 담론이 이후의 보고서에서도 매우 충실하게 재기록되고 있음을 목격하였다. 그러니까 학자가 의사나 해당 환자를 개인적으로 설문할 때 조금만 관심을 가지더라도 이전에 이루어졌던 면담에 참여했던 환자와 의사의 의향이나 목표, 상호 이해 같은 목록들을 금방 해독해 낼 수 있는 것이다.

여러 편에 걸친 나의 글에서 나는 연구의 방법론적 전략은 의사와 환자 간의 지역적인 대화에 의지해야지, 그 이외의 다른 정보의 원천에 의지하면 틀릴 수 있다는 사실을 명확히 하였다. 그러니까 '상황'이 이렇게 제한적인 방법으로 정의되면 기존의 제도적이고 조직적인 제약이나 용이성을 학자가 무시하게 될 뿐 아니라 분석을 위해 주어진 유형들 또한 제한될 수밖에 없기 때문이다. 수많은 언어학자들에게 의사 참여자들의 지위·역할, 그리고 그들이 조직에서 가지는 관계는 인적·지역적 혹은 일반적인 경우를 막론하고 '상황'이라는 개념 속에 한꺼번에 들어갈 수는 없다. 그것은 대중이 모여드는 장소에서 이루어지는 만남을 규정하는 성격과 다소 비슷한 지역적이고 규범적인 특징으로 이끌리는 한편 제약을 받기도 하는, 우연하고도 일시적인 언어 사건들이 때를 가리지 않고 돌발할 수 있기 때문이다.(비교. 예를 들어 고프먼의 다양한 묘사, 1959, 1963, 1971) 이러한 돌발적 교환은 참여자들의 문화적이거나 개인적인 관계에 따라 달라지는 것으로 아주 오래 전부터 있어 왔던 사회적인 접촉만큼이나 중요함에도 불구하고 이 관계에 대해 지금껏 학자들은 거의 관심을 기울이지 않았다. 사실 언어 사건을 연구하는 학자는 광범위한 의미 상황을 간과해서는 안 된다. 왜냐하면 상황은 독자에게 제시된 자료의 유형들에 영향을 미칠 수 있기 때문이다. 즉 물리적이고 사회적인 지역생태학들은 자극에 적합한 조건과 풍부한 정보의 '허용치'[37]를 제공한다. (비교. J. J. 기브슨, 1979, 비록 저자인 기브슨이 참여자들의 문화적·정신적인 모델이나 하나의 행위가 성취되는 데 필수 불가결한 지시 대상의 틀을 활성화시킬 수 있는 명시적인 인지 혹은 사회문화적인 자극을 연구하지 않았다고 해도.)

결정과 언어 행위가 어떻게 연결되어 있는지를 이해하기 위한 유일한 방법은 일반적인 동시에 지역적인 상황에 대한 접근 방법이다. 특히 담론에 기울여야 할 관심은 의사소통적 기재에만 가치가 있는 것이 아니라 단

---

37) 허용치(Affordance): 형태와 속성에 의해 무엇을 해야 하는지 결정되는 것.
예) 손잡이는 당기거나 들어올리기, 버튼은 누르기. 이 모든 것이 본질적인 것이라기보다는 사용자의 배경과 문화에 따라 달라지는 것이다. [역주]

순 언표나 텍스트의 연구에도 적절하다. 조직이나 생태학적 복잡성의 정도를 막론하고 환경이 복잡해질수록 상황의 중요성도 명백해지기 때문이다.

의료 현장의 의사소통 상황을 이해한다는 것은 지역적인 조건이 무엇으로 언어와 이해를 이루고, 하나의 총체적 사회 구조의 절차적이고 구조적인 양상들뿐 아니라 특수한 사회적 상호 작용과 공존하는 추론을 포함하는 틀 속에 이 언어와 이해를 포함시키는가를 이해할 수 있을 때에만 가능하다. 내가 연구한 의료 환경은 나로 하여금 적응을 통하건 분쟁을 통하건 문제를 해결하는 것을 일과로 삼는 의료 현장과 그외의 모든 다른 일상적인 환경 속에서 벌어지는 의사 교환과 의료 환경을 다방면에서 관찰할 수 있도록 하는 계기가 되었다.

3. 방법상의 문제

기술적 구조의 연구는 때로 녹음이나 대화 기록 같은 상호 작용의 발췌록 몇 개만 가지고 이루어진다. 때문에 어떤 부분을 명확히 하지 않은 채 지나치는 경우가 있을 수 있다. 그런데 연구 대상이 된 기술(記述) 구조가 가능한 모든 상호 작용의 불변하는 양태만으로 이루어져 있다고 여겨진다면 말차례가 어떤 식으로 배열되는지, 주제는 어떤 식으로 도입되고 수정되며 재도입되는지, 해명을 어떻게 요구하고, 대명사나 표식(marqueur)의 사용이나 생산된 모든 담론의 전체를 구성하는 것으로 추정되는 언어 영역은 어떠한지를 명확히 하게 되면 면담 기록의 첫 줄부터 순조롭고 명백한 해석이 될 것이다.

통사 주체의 발생과 발언의 빈도를 체계적으로 세는 것, 동일화, 그리고 약호화 이 모든 절차는 그럼에도 불구하고 언어의 일관성 존중과 참여자 상호간의 이해, 그리고 기술 절차의 자생력에 꼭 필요한 다양한 요소들이 유형화되는 과정에는 불투명한 효과를 야기한다. 사실상 그보다 일반적인 목표는 즉흥적인 언어 교환을 단락별로 구성하는 것이 한편으로 문제의 해결 장르와/또는 다른 한편으로 동일한 기술 절차를 유지하는 데 꼭 필요한 사회 구조를 어떻게 서로 연결짓고 있는지를 이해하는 데 있다.

정치·경제 그리고 교육적인 분야에서의 태도나 신념도 중요하지만, 그만큼 중요한 문제를 다루는 면담시의 담론 분석 적용은 그 분야와 유사하면서도 다른 문제를 야기시킨다. 이러한 문제에 관심을 갖는 사회과학 학자들은, 설문이나 조사의 참여자가 제공한 대답의 해석과 공식화에 꼭 필요한 요청 과정의 유용성을 제한하거나 용이하게 할 기술 절차, 사회적 상황, 그리고 구조의 문제에 거의 관심을 기울이지 않고 있다는 것에서 문제의 심각성을 느낀다. 다시 말해서 태도·의견·가치·신념들을 가장 잘 수집하고 분석하기 위한 방법으로 이루어진 설문지들은, 모든 종류의 일상적인 교환에 내재한 인지적·정서적·언어적·상호 교환적 그리고 화용론적인 문제를 숨기고 있다.

사회과학 분야의 학자들과 조사원들 중에 설문지나 개방된 앙케트의 신봉자들은 다음의 문제를 빈번히 간과한다. 먼저 조사와 설문중에 행해진 질문은 생태학적으로 효력이 있는가? 다시 말해서 각 개인들에게 질문한 주제들이 설문 대상자들의 일상 생활에서 토론의 대상이 되었는가? 어떠한 지역적인 조건하에 설문 대상자들과 유사하거나 동일한 주제가 조사절차 중에 나타났으며, 이것들은 이전에 어떠한 방식으로 연구되었는가? 만일 개방된 설문이 조사와 같은 약호화 절차를 겪는다면 설문 대상자나 설문자에게 거의 같은 의미에서 생태학적 효력의 문제가 제기된다. 그런데 이 효력의 문제는 만일 개방된 설문에서 대답을 얻기에 꼭 필요한 숨겨진 기술 절차와 구조를 샅샅이 탐색하는 연구가 이루어진다면 어느 정도는 해결될 수 있다. 예를 들어 직접적인 질문을 할 경우 질문에 대답하는 사람의 입장에서는 다루기 힘든 경우가 많은데, 이러한 상황을 인정하는 일은 중요하다. 특히 설문의 초기에는 더구나 그러한데 그것은 인간의 기억력의 구조 때문이기도 하다. 때문에 설문 대상자에게 간접적으로 우회하면서 질문해야 할 필요성이 중요시된다. 면담 절차에 대한 깊이 있는 텍스트 분석 자체가 생태학적 효력의 문제를 해결하지는 않지만 적어도 설문자와 독자로 하여금 설문의 장점과 한계 그리고 질문 대상의 기구적 구조와 습관, 일반 상식, 신념 체계 등의 가장 중요한 양상들로부터 질문을 통해 노출될 수 있을 것들에까지 사전에 정보를 줄 수 있도록 한다.

개방된 설문과 사회적 상호 작용의 예로 간주되는 담론 분석은 다른 시각에서 볼 때 거대한 기초 자료의 발생이라는 문제를 야기시킨다. 때문에 앞으로 계속될 논의에서 나는 두 가지 유형의 기초 자료를 감안해야 했다. 우선 매번 '일상적인' 장소에서 일어난 언어 교환이나 면담을 담은 몇 시간짜리 비디오나 오디오 녹음 자료를 준비하였다. 한 시간짜리 녹음은 무려 60페이지에 이르는 기록을 남길 수 있는데, 굳이 정성들인 부록을 덧붙이지 않더라도 일상적인 상황에서 자연스럽게 일어난 오랜 대화라든가 오랜 면담은 단 한 편의 분석에도 엄청난 시간이 소요될 수 있다. 게다가 그와 유사하거나 다른 상황으로부터 길어 온 여러 편의 대화와 면담을 분석해야 할 상황에 이르면 조사 샘플의 입장에서 심각한 문제에 봉착하게 된다. 또한 몇 가지의 고립된 예를 어떻게 하여 그보다 훨씬 광범위한 인구에 적용시키는 일반화로 승격시킬 수 있는가? 바로 이 지점으로부터 지역적이거나 일반적인 조직의 일상적 체계를 관찰하는 일이 기술의 자료 분석에서 꼭 필요한 것으로 대두된다.

한편 독자가 해당 자료의 분석을 개념화할 수 있도록 하기 위해 우리는 독자에게 어떻게 이 자료들이 보다 광범위의 조직적 사건이나 상황과 결합되었는지를 보여 주면서, 우리가 분석할 설문·대화·상호 작용에 대한 지표들을 제공해야만 한다. 비록 모든 기록을 자세히 분석하지 않았다고 할지라도 독자는 왜 다른 기록을 제치고 그같은 특정 기록의 단편이 선택되었는가, 또 이러저러한 기록 부분에 자세한 분석을 곁들일 결정을 내린 후와 내리기 전의 상황을 잘 이해할 수 있어야 한다. 또한 한 편의 대화에서 특정 부분의 분석과 선택에 대한 이론적 판별 기준을 밝히고, 언제나 기록의 서두 부분의 활력과 적절함이 부족하지는 않은지 정확히 짚고 넘어가야 한다. 그러니까 대화나 설문의 결과로 있었던 일을 기술하는 데 적합한 서술적이고 기술적인 범주가 설정되어야 하는 것이다. (녹음기나 비디오 카메라의 시간 측정기, 아니면 그에 상응하는 측정 체계가 사용될 수 있고 각 설문의 분절기마다 바뀌는 장소도 독자에게 알려져야 할 것이다.)

  일반적으로 자세하게 분석이 되지 않은 재료들에 대해서도 적어도 대략적인 기술만큼은 이루어져야 한다. 그럼으로써 독자는 어떤 판별 기준을 통해 의도적으로 기록의 한 부분을 배제했는지 이해할 수 있게 될 것이다. 그 이유는 때로는 현재의 분석에 충분히 적합하지 않을 수도 있고, 위에서 설명하고 기술한 사회 구조의 담론의 이러저러한 양태에 비해 너무나 반복적인 것으로 보이기 때문일 수도 있다. 이렇게 하여 독자는 나름대로 자세한 분석의 대상이 된 자료의 상대적인 중요성을 가늠할 방법을 얻게 될 것이다.

  학자의 글은 그러니까 독자로 하여금 자료와 동시에 전제에 연결된 조건을 한눈에 파악하는 동시에 제안된 분석의 효율을 판단할 수 있도록 해야 한다. 그러니까 연구 방법으로 채택된 개념 전략의 경험적인 효율이 명백할수록 어떻게 다양한 층위의 개념적이고 경험적인 결론들이 도출될 수 있었는지를 이해하기가 쉬워질 것이다. 다음의 텍스트들에서 나는 우리가 얻을 수 있는 기존 자료와 분석의 다양한 범주에 대한 이해를 위해 동일화와 특수화 절차가 어떻게 인간의 문제 해결 방법의 유형화와 일상적인 환경에 내재한 사회 구조의 재생산 모드라는 유형화에 적합할 수 있는지 보여 주려 한다. 보다 정확히 말하자면 학자들이 사회적 생태학에 제약을 가하거나 호의적이거나, 하나의 조건을 다루는 글을 쓰기 시작하여 기록의 이러저러한 분절에 대해 자세한 분석을 지나, 마지막으로 사회적 생태학의 서술적 기술과 그곳에서 벌어지는 상호 교환으로 되돌아올 때까지 어떠한 어려움에 봉착하는지를 보여 줄 것이다.

  이때 보고서와 기록 자료를 자세히 분석하는 것은 상황적이거나 환경적인 정보의 원천을 지속적으로 길을 수 있도록 할 뿐 아니라, 어떻게 연구자가 이러저러한 자료 유형으로부터 결론을 도출시킬 수 있었는지를 밝힐 수 있도록 하는 이중의 장점을 갖는다.

또한 복수적인 기술은 같은 견본 가운데 나타나는 차이점과 더불은 기술적 주제의 변천 과정을 밝혀야 하고, 어떻게 하여 주제적인 계속성이 교환 기간 동안에 지지되고 변화될 수 있는지를 보여 주어야 한다. 기록들을 본문에서 인용할 경우 학자는 자세한 분석의 대상이 되는 부분과는 상관없이 주제의 변화나 주제 자체를 정의해야 할 필요성을 느낀다. 글은 일상적이지 않은 통사 구조, 대화 내 우선권의 모양새, 지시사적이거나 조응사적인 구조나 용어의 사용, 학자가 기술 부분의 분석에서 지침으로 삼을 억양과 구두점 등의 존재를 명시할 수 있도록 한다.

연구자는 언제나 왜 이러저러한 기본 자료를 설명하고 이해하려는 결정을 내렸는지 명시해 주어야 한다. 그 기본 자료의 구체적인 예라고 한다면 자연 언어에 대한 지식, 참여자의 대중적이거나 일반적인 지식의 양상, 고정 수입의 원천이 되는 장소, 즉 지역적 상호 작용이 일어나는 사회 기구의 형태 같은 것이 될 것이다. 한편 학자는 기존의 다양한 정보 유형과 가능한 다양한 층위의 분석 사이에서 선택을 해야 한다고 생각한다.

나의 모든 연구에서 기술의 분석은 참여자 자신이 몸 담고 있는 세계를 알고 그 속에서 벌어지는 모든 것을 인식하는 것과 분리할 수 없는 어떤 것이다. 그것은 참여자들이 기존에 가지고 있는 언어 지식과 참여자들과 학자들이 타당성, 민감성이나 문제의 적절성·대답·웃음·질문·관찰을 평가하여 이루어진 문화적인 모델로부터 출발한다. 기술된 부분에서 일어날 것이라 여겨지는 것을 규정하기 위해 글과 기술적인 범주를 이용하는 것은, 그러니까 단순히 최초로 생산된 분석의 문맥화 절차에 대한 시도가 아니다. 그것은 학자가 참여자들과 그들의 환경에 대한 민속기술학적, 조직적 또는 인구통계학적인 정보를 가지고 있다는 사실을 내포하기도 하는 것이다.

마지막으로 모든 사회 구조는 문제의 해결과 우리가 '그룹' '조직' '팀' '부족' 또는 '주-국가' 라고 부르는 사회적으로 조직된 구조의 재생산에 필수 불가결한 사회적 상호 과정을 제한하거나 장려하는 생태학적 환경과 어쩔 수 없이 아울러진다. 지금부터 이어질 텍스트에서는 '다층' 적인 사회 구조와 일상 담론 고유의 언어 사건들 사이의 관계가 정립될 것이다.

이 책의 초판 준비 작업을 도와 준 필립 코르컵 · 베르나르 코나인 · 아이작 조셉과 파스칼 조셉에게 감사를 말을 전한다.

I
담론 문제로서의 요청*

* 아몽 폰 울리히 · 노르베르 디트마르 · 클라우스 J. 매타이어의 공저 《사회언어학》에서 발췌. 《언어사회과학 국제 핸드북》, 베를린 · 뉴욕 · 월터 드 그뤼터, 1988, vol. II, p.903-910. 크리스티앙 클레르 프랑스어역.

1. 서론

1·1. 요청(elicitation)은 일반적으로 두 부분을 포함하는 특수 장르의 담론이다. 이 두 부분들 중 하나는 가장 빈번히 관찰 가능한 교환을 통제하는데, 이러한 지배는 요청 작업을 완성시키는 나머지 부분의 역할 때문에 일시적인 것에 그칠 수 있다.

1·2. 신문기자나 영상 매체의 기자가 막강한 정치가를 설문할 때, 정보를 쉽게 얻을 수 있는 위치의 정치가는 일시적으로 지배자의 위치를 점할 수 있고, 설문중 기자에게 어느 정도의 권력을 위임할 수도 있다. 왜냐하면 이러한 의사 교환 형식은 새로운 담론에 속하고, 정치가가 발휘하는 지배력의 외부적인 기반을 흔들 수 있기 때문이다. 기자가 가지고 있는 정보와 해당 정치가가 혹시 압력을 가한다고 할지라도, 또 다른 권력층에 영향을 줄 수 있는 이 정보를 다른 기회에 재구성하거나 사용할 수 있는 기자의 능력은 특히 중요한 또 다른 권력을 낳는다.

1·3. 예를 들어 경찰·변호사·판사·견습 형사들은 용의자·피고

인·증인 또는 수감자들을 심문하는 데 익숙해 있다. 형사 피고인들을 사회적이나 정치적으로 심문인들보다 높은 위치에 두려는 목표에도 불구하고 심문인들은 이들에게 상당한 지배력을 발휘한다.

1·4. 의사-환자, 변호사-고객, 또는 교수-학생 유형의 직업적인 관계는 수많은 교환 관계를 통해 획득한 경험을 토대로 한 특수 담론 체계의 사용이나 지식의 차이를 통해 드러나는 지배의 형태가 빈번하다. 이렇게 담론 속에서 정보가 독점되는 경우 지식을 지닌 사람이 그렇지 않은 사람에게 강제력으로 비칠 수 있는 상황에 이르도록 자기의 의지를 점철시킬 담론을 사용할 수 있다.

1·5. 성인-어린이, 부모-자식, 노인-젊은이들의 관계는 직접적이건 간접적이건 이전의 활동을 이해할 필요성과 같은 정보의 요구를 포함하는, 빈번히 비대칭적인 지배 연습을 포함한다.

1·6. 모든 행정 제도에서처럼 군대나 군대 부속 기관에서 공식적인 권력을 보유하고 있는 사람들과 복종 관계에 있는 사람들의 관계는 전형적인 비대칭형이다.

2. 설문과 의사소통 규범

설문 절차는 소규모의 공동체(브리그스, 1984, p.2)에서 정상적으로 이루어지는 다양한 담론 유형과 비교될 수 있다. 한편 복잡한 사회는 질문 대상이 되는 사회 속에서만큼 현저한 담론의 다양성이 있고, 수많은 방언과 다양한 스타일의 표현들이 각 지역마다 다양하게 바뀌는 거대한 총체를 이루고 있다. 브리그스가 분류한 바에 따라 소규모의 공동체에 적합한 조건들은 그렇다고 해서 그 역할까지 작은 것은 아니다. 일단 하나의 장소가 결정되고 이 소규모 공동체 속에 의사소통 규범의 특수한 총체가 여전히 존재한다는 조건하에, 제삼자의 편에서 정보를 얻도록 하는 설문 기술은 그러나 설문 또는 다른 종류의 상황에서 그들의 생각, 그들의 감정, 그들의 건강 문제 등을 이야기하는 데 있어 설문 대상자들이 어느 정도까지 익숙해 있는지를 평가하기에는 역부족이다. 특히 그들이 접근하려는 주제도 형식적인 설문에서와 마찬가지로 이러한 상황에서는 거의 다루어지지 않는다.(시쿠렐, 1974, p.53; 1982, p.12)

2·1·1. 요청 절차는 타인에게 할당된 발언 시간을 줄이거나, 교환되는 질문과 대답을 제한하거나 하는 것까지를 포함하여 발언의 기회나 이러저러한 의사 교환의 기회에 영향을 줄 수 있다.(미한, 1979, p.41 이후)

2·1·2. 모든 요청 과정의 사용에 내재한 일반적인 문제는 어느 정도까지 정보 제공자와 설문 대상자가 지금껏 한번도 생각해 보지 않은 문제들로부터 대답을 끌어낼 능력이 있는지를 정의하는 데 있다. 요청 과정이 사용될 때마다 우리가 가지고 있는 대부분의 지식은 말할 수 없이 복잡하고 불투명한 무의식 구조의 기억 속에 저장되어 있는 것이라는 사실을 망각하는 경향이 있다. 타인들, 그러니까 학자들이 하는 질문의 동기는 언제나 그들이 세운 이론 개념으로부터 오기 때문에, 우리 정보 제공자들의 정보나 우리 설문 대상자들의 경험이 어느 지점까지 우리 문제에 대한 개념이나 연구된 질문의 총체와 양립될 수 없는 기억의 구조에 부합할 수 있는지를 측정하기란 매우 어렵다.(시쿠렐, 1964, p.73 이후; 1974, p.53 이후; 1982, p.12 이후) 바로 그 때문에 질문을 받는 사람을 이끌도록 고안된 소극적이거나 적극적인 몇 주의 버팀목이 설문 기간 내내 중요한 것으로 간주된다.

2·2. 실버슈타인(1981, p.4 이후)은 정보 제공자, 그리고 설문 대상자와 대립되는 개념으로서 설문자 고유의 문제에 대한 개념과 유사한 접근 방법을 발표하였다. 실버슈타인은 현장에서 연구하는 사람들의 임무가 결코 쉽지 않다는 것을 지적한 바 있다. 그것은 지역적인 정보 제공자들은 행위로 받아들여지는 말의 사실적인 양상에 대해 거의 의식을 하고 있지 않기 때문이다. 그리고 그것은 이 정보 제공자들이 그들 자신의 언어에서 사실적이라고 인정된 정보를 기술할 수가 없을 때는 그만큼 더하다. 실버슈타인과 다른 저자들에 따르면 일반적인 어려움은 언제 정보 제공자들의 발화가 문맥적으로 적합하고, 그들의 발화 행위가 학자로 하여금 진행중인 언어 행위를 다룰 수 있도록 하는 방법이 되는지를 정보 제공자 자신이 알려 줄 능력이 없다는 사실에 있다고 한다.

2·3. 비록 도식화된 지식이 언제나 인지과학자들이 '절차적'이라 부르는 기억 속에 저장되어 있다고 할지라도, 요청 과정의 사용은 정보 제공자나 설문 대상자로 하여금 자기 자신의 지식의 바탕에 대해 자문하지 않을 수 없게 한다.(봅로우와 노먼, 1975, p.138 이후; 러멀하트와 오터니, 1977, p.127 이후; 러멀하트와 노먼, 1981, p.336 이후; 비노그라드, 1975, p.186 이후) 그 이상적인 형식상 절차적인 지식은 서로 분리된 채 존재하는 경향이 있고, 그들 사이에서 전이는 미약하거나 아예 존재하지 않는다. 그러나 사실 일반 지식은 언제나 특수한 활동이나 장소뿐 아니라 이러저러한 개인의 산 경험과 밀접하게 연결되어 있다. 그러니까 이같은 절차적 지식[38]의 특성, '자명한 것'이라는 부분은 학자가 엄청난 양의 해석 작업을 완수한다는 조건하에만 요청할 수 있는 질문 장르를 정보 제공자나 설문 대상자가 제공할 수 없다는 사실을 내포한다.

---

38) 절차적 지식. 일어난 사건의 순서와 구조에 따라 저장되는 지식, 어떻게 하는지 방법을 아는 것. 〔역주〕

2·4. 현장의 학자는 요청 과정이 정보 제공자와 면담 대상자로 하여금 문제나 조건을 인식하는 데 제약을 가져온다는 것을 절대 잊어서는 안 된다. 사실 이들은 이러한 문제나 조건에 특별히 관심을 기울이지도 특수 환경적인 상황에서 이해하지도 않는다. 실버슈타인은 특히 이 부분을 강조하면서 거의 대부분 또는 모든 조사자의 관심의 영역은, 정보 제공자는 학자들의 바람과 기대에 맞게 말할 수 있는가에 집중되어 있다고 설명한다. 그에게 있어 비록 담론의 화용론과 화용론 외적 이론이 보여 주는 바, 사회 체계의 한가운데서 화용론적 의식이 참여자들의 행위를 인도함에도 불구하고 결국 지역적인 참여자들의 의식은 그 절차에서 무엇보다 중요한 역할을 한다.

2·5. 다음장에서 나는 설문 행위의 다양한 양상에 대해 훑고 지나갈 것이다. 철학자 H. 폴 그라이스(1975, p.45 이후)와 데이비드 해러(1973, p.450 이후)가 그러했듯이 설문 상황을 서로 다른 이상적인 조건에 대입시키면서 개념화시키는 것이 그것이다. 실버슈타인(1981, p.4 이후)은 유용한 방식으로 이미 생산된 정보의 한계를 보여 주며 설문의 여러 중요한 양상을 밝히고 있다. 반면 브리그스(1984, p.21 이후)는 지역적 정보 제공자들의 리스트와 형식적인 설문 절차의 이용 사이에 존재하는 경향이 있는 모순을 강조하였다. 마지막으로 나는 어떻게 요청 과정의 한계가 지어지는지를 독자에게 구체적인 방식으로 보여 주기 위해 문진의 몇몇 양상을 다루어 볼 것이다.

3. 요청이 전제하는 이상적인 언어 조건

일상 언어 행위의 중심 양상은 그 사용이나 전제가 개인간의 이러저러한 교환의 이해에 꼭 필요한 것이 되기 위해 취해질 암묵의 정보나 지식에 놓여 있다. 화자와 청자는 그들이 함께 진보하고 함께 알고 있는 장을 이용할 뿐 아니라 과거, 계획, 그리고 각자가 타인이 알고 있어야 할 것이라고 믿는 것을 함께 기억하고 있다. 요청 과정의 이용은 그러니까 존재를 전제하며 암묵적인 정보나 지식의 사용을 협상한다. 이 암묵적인 지식과 정보는 담론과 의사소통의 참여자들에게 분배될 것인데, 그럼에도 불구하고 이 유형의 재료들이 확연한 기초 자료의 구성 요소가 되기는 어렵다. 오스틴(1961, p.10 이후)·폴라니(1958, p.20 이후)·슈츠(1945, p.540 이후; 1953, p.5 이후)와 비트겐슈타인(1953, p.38 이후), 특히 우리는 어떻게 해서 암묵적인 정보나 지식과 일상적인 대화가 참여자들간의 개인적인 의향의 교환과 타인의 의향을 이해하는 방법에 영향을 미칠 수 있는지를 알 수 있는 방법을 배웠다.

3·1. 일상적인 교환에서 참여자들은 그라이스(1975, p.45 이후)가 '대화의 함축성'이라 부른 것에 기반을 둔다. 즉 하나의 언표에서 끌어낸 결론들은 항상 엄격하게 증명 가능한 논리에 따른 전제로부터만 유래하지는 않는다. 만일 꼭 그래야 한다면 모든 대화에 존재하는 연쇄상 언표의 이해를 협상하도록 하는 동인은 이 전제들만이 아니다. 그보다 청자는 그 함축 의미를 끌어내기 위해, 특히 그것에 다른 조건이 덧붙여질 때 생산된 언표를 확장시킨다. 이렇듯 청자는 주어진 정보를 넘어 막 읽은 것에 일관성을 부여하는 결론을 끌어낸다. 요청 과정은 바로 이 대화의 함축성 개념에 많은 부분 의지한다. 비록 설문자들이 매번 같은 어휘나 특수한 문장을 사용하여 정보를 명확히 하거나 정보 제공자의 말에서 이러저러한 결론을 끌어낼 때마다 일반적으로 함축을 당연한 것으로 여길지라도 말이다.

3·1·1. 요청 과정의 사용은 그라이스가 정의한 '협조 원칙'의 개념에 부응한다. 더욱 자세히 설명해 보자면 그것은 모든 대화의 목적을 위해 암묵적으로 간직하는 것을 더욱 잘 이해하도록 하는 대화의 원칙이 있을 것

이라는 생각으로부터 나왔다. 이 원칙은 화자가 가능한 한 정보 제공자의 역할을 할 것으로 여겨진다는 것을 의미한다. 이 과정에서 명확한 것으로 보이는 것 혹은 거짓이나 충분히 증명이 되지 않은 것으로 간주될 수 있는 것에 대해 무엇이건 불문하고 지나치게 고집하지 않으면서 말이다. 그리고 화자는 간략하건 질서 정연하건 명확하건 간에 타당한 것만을 말할 것으로 여겨진다. 위의 이상적인 조건이 요청 과정의 사용시 언제나 전제가 된다. 비록 정보 제공자들이 의식적이건 무의식적이건 대답을 회피하거나, 실수하거나, 모호한 대답을 하거나, 거짓말을 할 수 있다는 사실을 비록 경험으로 알고 있다고 할지라도 말이다.

3·2. 인류학과 사회학 공부를 한 사회언어학자들은 언어철학 전문가로부터 많은 개념들을 차용해 왔다. 비록 언어철학 분야가 그들의 분야와 중심적인 이해 관계가 다름에도 불구하고 말이다. 예를 들어 간섭 개념은 간섭이라는 사건이 질문과 대답의 형성에 강하게 영향을 미침에도 불구하고 철학적 관점에서는 거의 연구된 바가 없다. 사회언어학자들은 기초 자료의 구축에 지대한 관심을 보여 왔다. 덧붙여 설문의 규모와 관련 있는 담론의 제약 문제도 그들의 관심을 끌고 있는데, 이 문제는 정보 제공자로 하여금 정보를 제공하거나 기억저장법이 주어진 질문과 양립될 수 없는 지식을 이끌어 내는 작용을 방해한다.(시쿠렐, 1974; 노먼, 1973. p.135) 언어행위 이론가들은 어떻게 하여 담론이 시작되고, 예측 가능하거나 문제를 제기하는 과정을 거쳐 의사소통의 가공 과정과 정지 또는 종결에 적합한 계획이나 전략으로 열릴 수 있는지를 알려 하지 않았다. 반대로 그들은 말을 개발중에 있거나 떠오르고 있는 구조로서가 아니라 시간을 초월한 담론 구조로 이해한다. 반면 화자와 청자에게 끊임없이 보내지는 정보는 성찰적인 방법으로 말이 이디 되어진 것을 제어하고, 그때부터 이제 막 일어나려고 하는 것에 대한 이념을 구축하도록 한다. 이같은 상호 작용 중의 사건에서 예측은 후일에 있을 의사 교환 과정에서 일어날 가능성이 있거

나 이미 일어난 것과 관련된 요약이나 메타-언표를 구축할 수 있도록 한다.(시쿠렐, 1980, p.126 이후) 그것이 의미하는 바는, 정보의 요청과 수집된 자료의 해석은 언제나 면담 과정에서 구축된 메타-언표(또는 도식)에 달려 있다는 것이다.

3·3. 학자들이 언제나 그들이 제기하는 질문 유형으로 활성화되는 도식화된 정보나 지식 장르에만 관심이 있는 것은 아니다.(노먼, 1973; 맥클렐런드와 러멀하트, 1981, p.376 이후) 정보 제공자가 수행해야 할 기억의 모색은 학자의 요구를 만족시키는 지식과 정보의 통합을 필요로 한다. 그러나 이 통합은 우리가 그의 일상 생활에 대해 질문할 때 정보 제공자가 정상적으로 느끼고 받아들이는 주제의 이해 방식과는 거의 일치하지 않는다.

3·4. 한편으로는 이러저러한 공동체에서 일반적으로 발효중인 대화의 규범과 다른 한편으로는 현장의 학자들이 가장 자주 사용하는 인류학적인 면담 기술 사이의 대립 관계를 브리그스가 정리한 바 있다.(1984, p.2 이후) 서구 사회에서 면담 기술은 거의 모든 개인에게 있어 친숙한 기술이다. 비록 그들이 이 기술을 사용함에 있어 빈번히 대두되는 권력의 불균형 문제를 그다지 달갑게 생각하지 않음에도 불구하고 말이다. 반대로 보다 작은 공동체, 특히 서구 사회가 아닌 외생 인종에게 부족간의 의사소통 기준에 일치하는 방법에 대한 정보를 얻고 요청에 필요한 교육을 받지 않는 경우가 허다하다. 해당 개인의 일상 세계에 발을 들여놓으며 이같은 기준을 이해하려 애쓰는 대신 학자들은 너무 빈번히, 또 단숨에 개인의 주요한 관심을 부각시키려는 경향이 있는데, 게다가 그들이 만일 단순히 공동체 내 몇 명의 기존 정보를 모색하고 있다면 상황은 더욱 나빠진다. 이 과정은 화자의 말 행위(prise de parole), 주제화, 분절 과정의 부분적 규범에서 아주 쉽게 어긋난다. 또한 학자의 유일한 관심에 합당한 주제의 변화는 정보 제공자에게 매우 혼란스러운 중단을 야기할 뿐 아니라 그가 속한 공동

체의 대화에 고유한 말과 문제를 알고 있는 주제에 대해 자유롭게 말하는 것을 방해하기조차 한다.

3·5. 실버슈타인의 족적을 따라(1979, p.95. 이후 1981, p.4 이후) 브리그스는 면담을 그 상호 작용의 여러 양식으로 차별화가 될 수 있는 반면 일종의 부족적인 언어 사건과 닮은 말의 순간이라 정의한다. 브리그스에게 예를 들어 연구중인 전언 타입의 구조 자체는 면담에 선택적인 특성을 부여한다. 즉 표면적 분절, 지시 대상의 위치와 선택된 전언의 전제적인 위상의 성향은 결정적인 역할을 한다. 분절 개념은 요청 과정이 접사·어휘소·문장과 같은 언어학적 단위의 일환으로 분석될 수 있는 언표를 중심으로 이루어지는 것으로 간주하기 때문에 요청 과정과 직접적인 연관성을 가지고 있다. 요청된 자료의 지시 대상적 속성은 실제의 상호 작용과 이질적인 사건을 참조케 한다. 예외적으로 생리학적 검사와 동시에 일어나는 문진은 이 규칙에서 벗어나지만 말이다. 그리고 이같은 자료의 전제적인 양상이 이 책의 특수한 양상과 회고적인 방법으로 연결되어 있을 수 있는 (또는 '적합한'으로 해도 무난함) 언표에 대한 관심을 불러일으키는데, 그것이 또 이 책의 주제이기도 하다.

3·5·1. 면담과는 약간 다른 방법인, 특히 치료 요법이라고 부르는 것을 라보프와 판셸(1977. p.30 이후)이 제안하였다. 그들이 보기에 사건의 지휘자와 도움을 받아야 할 개인을 구별하기 시작하여, 면담은 두 그룹으로 나뉘어진다. 그들의 일반적인 생각은 수직적인 동시에 수평적인 관계에서 보여진 언표, 전제, 그리고 행위에 대한 횡단적 분석으로 이루어져 있다.

3·5·2. 브리그스는 이미 잘 알려진 바 면담의 또 다른 특징에 주의를 환기시킨다. 그것은 가장 자발적인 자료와 덜 분절적인 자료, 그러니까 지

시 대상적이 아닌 자료를 갈라 놓도록 하는 부정 선별적 특성이다. 언제나 처럼 실버슈타인과 생각을 같이하는 브리그스는 면담에 고유한 자료의 전술한 특징(그 분절성, 지시성과 전제성)을 화자는 제어할 수 있다고 본다. 2·1·2에서 보았듯이 면담은 객관적 언표가 상황 외적인 지식, 그렇지 않으면 적어도 일상 담론의 전형적인 판례에 오염되지 않은 지식 생산을 촉구하면서 객관적 언표를 고무시킨다.

3·5·3. 브리그스는 무엇보다도 먼저 이러저러한 공동체에서 이용되는, 기존의 지역적 목록이나 메타 의사소통적인 성격에 대해 알아보아야 한다고 지적한다. 지역적으로 사용중인 관례에 어긋나는 것 같아 보이지 않을 때에만 면담을 실천하면서 말이다. 이 문제에 대한 또 다른 원칙은 다음과 같이 자문을 통해 접근 가능하다. 면담중에 사용된 요청 과정이 지역적 메타 의사소통적 성격을 가장하도록 하는 것이 가능할까? 예를 들어 이전의 일상적인 상황에서 같은 주제에 접근하였을 때 이미 채택되었던 담론과 대화의 형태를 다시 소집 적용하는 보고서를 작성하면서 말이다.

3·6. 미국만큼이나 복잡한 사회에서 사용되는 '토착적' 메타 의사소통적 목록에 대한 우리의 지식은 아주 단순한 이유, 즉 공동체·사회 계층·조직 구조 같은 것이 사회에서 극단적으로 다양화되어 있다는 점 때문에 한계를 가질 수밖에 없다. 이때부터 우리는 다음의 과정을 통해 목표, 그러니까 지역적 언어 목록에 대한 요청 과정에 한 발 다가설 수 있다. 물론 우리 사회언어학적 연구를 기술인류학적 틀에 국한시키면서 말이다. 또한 대규모의 관료 조직을 갖춘 사회 속에서 일어나는 거대하고 쉴새없는 대립 국면에 관심을 기울이는 것은 중요한 일이다. 이 사회에서 토착민들은 때로는 친숙하고 때로는 이질적인 모든 종류의 개인과 상황과 매우 빈번히 상호 작용을 해야 할 제약을 가진다. 그렇다면 요청 과정이 직업 세계에서 어떻게 사용되어야 하는지를 그들에게 보다 잘 이해시키기 위해서

의사 · 사회복지 직종 종사자 · 변호사 · 판사 · 간호사 · 교직원 · 경찰 · 법무 관련 종사자 · 국립직업소개소 상담원들에게 무슨 말을 해줄 수 있는 것인가? 우선 면담의 형식적인 속성 몇 가지를 확실히 해둘 필요가 있겠다. **두번째로** 예를 들어 의료 현장 같이 요청에 대한 경험에 따른 예를 제시하고, **세번째로** 실질적인 예시를 제공하여야 한다. 다음장에서 이 세 가지 문제를 차례로 다루겠다.

4. 면담의 속성

요청 과정의 이용은 정보 제공자나 면담 대상자가 가지고 있는 정보의 원천을 제한한다. 다른 사람들은 일단 질문이 이루어진 후 또는 대화 상대자가 의미나 의향을 더욱 명확히 하기 위해 다르게 질문할 때 대화 상대자와 접촉을 할 수 있다. 한편 면담은 질문의 틀을 제한하는 경향이 있다. 또한 **조사**는 질문의 틀을 점점 더 제한한다. 사실(시쿠렐, 1982, p.12 이후) 정보 처리 과정에서 제약을 부과함으로써 지나치게 방대한 자료를 간략하게 줄이고 약호화할 수 있다.

4 · 1. 요청 과정의 이용은 다음의 일반적인 문제를 야기한다. 우선 대답해야 할 정보의 저장형과 이론적 기억의 사용, 정보 제공자의 경험이 그 모든 것의 형성에 일치하도록 언술되었기 때문에 적절한 회상을 요구하지 않는 문제는 어떻게 할 것인가? '부연 설명의 문제'라는 제목하에 노먼이 이론화시킨(1973, p.135 이후) 이 어려움은, 어떻게 인간이 질문 속에 숨겨진 의향에 대답할 요량으로 이러저러한 상황에 맞게 특수한 정보를 규정하고 합성시키며 정보의 원천을 저장하는지에 대한 자문을 하도록 한다. 그러니까 각 요청의 형성은 하나의 대답이 제공되기조차 전에 발효되는 인지적 전-처치 과정을 조건으로 한다. 노먼에게 있어 정보 제공자는 언제

나 그가 회상하는 정보를 구축한다. 질문과 대답을 연결하는 각 단계나 훈련의 서열은 명확히 동일한 산술 논리로 지배되지 않는다. 이러한 알고리즘을 이용하는 대신 정보 제공자는 그라이스의 '대화적 함축' (1975, p.45 이후) 개념이 암시하는 바 요청 과정에 주어진 전제나 언표로부터 항상 기인하지는 않는다. 적어도 우리는 아주 말이 되어진 것에 일관성을 구축시키기 위해 우리의 정보 제공자가 한 질문의 함축을 확대시키고 더욱 깊이 파 내려갈 것을 제한한다.

4 · 2. 질문-대답의 체계는 매우 특수한 언사 행위의 일부에 부합한다. 일상적인 언어 수행은 한 질문이 언제나 의문형이 아닌 만큼 가장 빈번히 간접적인 언화 행위를 포함한다. 이러한 관습과는 반대로 면담은 빈번히 직접적이며 대화의 격식에 어긋나는 것으로 여겨질 수 있다. 면담의 공식적인 속성은 해러(1973, p.455 이후)가 기술하고 있는데, 그는 모든 대화를 지배하는 법칙에 대해서 그라이스의 보다 일반적인 지적을 여러 항목으로 나누고 있다.

4 · 3. 해러(1973, p.150 이후)는 모든 인터뷰는 다음의 규칙에 복종해야 한다고 주장한다.
   a. 문제가 어디 있는지를 안다고 믿을 것;
   b. 효율적으로 이루어진 질문을 할 능력이 있을 것;
   c. 양자택일의 가능성이 존재함을 주지할 것;
   d. 이 가능성들 중 하나는 사실이라는 것을 확실히 할 것;
   e. 그 어떤 특별한 가능성을 지닌 정보에도 우선권을 주지 않을 것;
   f. 잘 지어진 질문만이 인터뷰 대상자로부터 유용한 대답을 끌어올 수 있다는 것을 인식할 것.

해러에 따르면 문제들은 다수적 논리에 따라 지배되며 사회적인 상황에 따라 변화할 수 있다. 예를 들어 박사학위 논문 심사에 적합한 정보의 요청은 논문 심사위원들에게뿐 아니라 후보에게도 민감한 절차를 이룬다.

4·4. 정보의 요구자와 정보의 제공자는 일어나고 있는 일에 대해 각자 고유한 개념 외적 관념을 가질 것이고, 사용되는 요청 과정이 지극히 세심해서 제공자 고유의 텍스트의 이해는 사실 구조에의 탐색(비교, 킨취와 반 디이크, 1978, p.135 이후; 반 디이크, 1972, p.25 이후)이나 정보의 요구를 넘어서는 설명의 탐색으로 변형되는 경향이 있다. 조사 대상자가 능동적으로 면담에 참여할 수 있도록 정보 제공자는 거의 대부분 학자의 질문에 대해 명확하거나 함축적인 의향과는 독립적으로 일어나고 있는 과정의 것에 대한 전제를 설정해야 한다.

4·5. 결과적으로 요청 과정은 학자와 정보 제공자가 병행하여 상호간의 의향을 유형화하려 노력하고 다른 것으로 여겨진 상황에 대해 의사소통하는 경향이 있다는 것을 의미한다. 참여자가 모든 면담에 함께 끌고 들어가는 정신 모델은 그들의 면담에 대한 지각을 안내한다. 반대로 이 모델들은 진행중인 상호 작용으로 인해 솟아오르는 지역적 정보의 영향을 받는다. 이 지역적 정보는 여기서 내가 분석하지 않는 특수한 요소들을 포함한다. 이렇듯 참여자의 비언어적인 행동(예를 들어 설문자의 시선)은 정보 제공자가 이러저러한 언표를 말할 것을 격려하거나 그러지 않을 것을 은근히 종용할 수 있다. 도식화된 지식과 지역적 지식의 상호 작용은 다시 말해서 해당 사회적 상호 작용의 지역적 상황과 그것이 동반되는 정보 수집의 지역적 상황에 속하는 은연중이거나 외연적 정보 조건과 동일선상에 있다.

5. 전문 의학에서의 요청: 몇몇 단면들

다음에 이어지는 문진의 몇 가지 예는 요청 과정과 그것의 결과를 이용하고 이해함에 있어 암묵적인 지식과 정보의 역할을 밝히는 것을 목적으로 한다.

1. 의사 : 요즘 어디가 가장 견디기 힘들죠?
2. 환자 : 저어, B 선생님이 말씀하시는데 내 동맥 혈관 혈압이 높대요.

'요즘'이라는 형식의 사용은 면담중의 여환자의 상태를 보고자 하는 것이다. 그런데 환자는 아마도 그 때문에 진찰을 받으려 했던 원인인 이전의 상태를 말하며 대답한다. 의사는 예를 들어 현재 자기의 진료실에서 그녀가 느끼는 증세가 무엇이냐고 물으면서 최초에 한 질문의 논리를 지속시키지 않는다. 그와는 반대로 그의 대화 상대자가 제공한 답변으로부터 다시 출발한다.

3. 의사 : 정기 검진 때 나온 결과죠.
4. [환자: "맞아요!"]
5. 검사 도중에 (건강기록부에 나타난?)
   [환자가
6. 대답하려 한다:
7. "임신중이었어요." 아님 무슨 거북스러운 일이라도 있어서]
8. B 의사의 진찰을 받았군요.
9. (짧게 정지, 그리고 순간적인 대화 소리)
10. 임신했었군요.
11. 환자 : 모두 다 그 때문이에요. 그렇게들 믿고 있다고 생각했어요.

12. 그것이 낮아지지 않을까 (짧게 정지) 그리고 에, 에 (정지)
13. 아니…….

5·1. 3,4번에서 의사는 2번에 나온 고혈압에 대한 암시를 하며 조응소적으로('c'est……') 인정하고 있다. 그리고 적절한 의료 용어를 사용하면서 여자 환자를 대화에 이끌려 한다. 즉 문제가 된 상황에 대해 질문한다. "정기 검진 때 나온 결과죠." 그리고 10번의 지적("임신했었군요")은 환자가 보충 정보에 대한 암묵적인 요구로 분석하고 있는 것으로 보인다. 그러니까 11번에서 환자는 일련의 조응사적 표현('그' '모두' '그렇게들')을 사용하고 있다. 이같은 조응사적 표현들을 통해 임신이 고혈압과 다른 종류의 원인을 제공했다는 것을 알 수 있다. 12,13번의 지적 "그것이 낮아지지 않을까 그렇게들 믿고 있다고 생각했어요"는 다른 대화 상대자들, 그러니까 그 가능성이 가장 높은 사람들은 의사들에게 이미 같은 말을 했다는 것을 전제한 다음 출산 후에 '그것이' (고혈압이) 낮아지지 않을까 기대한다는 것을 암시하고 있다.

5·2. 위에서 인용한 간단한 발췌문은 임신과 고혈압 사이에 구축할 수 있는 한계를 가능케 할 사실적 언표의 총체로 쉽게 변형될 수 있다. 그러나 환자의 대답은 언제나 편하게 분절되거나 이해가 가능하지 않다. 다음의 예는 환자의 대답으로부터 나타날 수 있는 문제의 유형을 그리고 있다.

a. 의사 : 무슨 호르몬을 복용하시는지
b. 아세요?
c. 환자 : 그러니까, 저요…(?) 노란 거요.
d. 오렌지색, 노란 거 하나요.
e. 의사 : 이거하고
f. 다른 용량을 복용해 본 일 있어요?

g. 음 그러니까 핍스의료센터에서요, 거기서 그들이 처방해 줬어요.
h. 이것의 반, 갈색 작은 캡슐, 내
i. 생각에는…… 음 그런데 벌써 말씀드렸듯이, 나는 아니 (?)
j. 의사 : 그런데 그것 때문에 아직까지도 유방에 문제가
k. 있어요, 그것도, 예?
l. 환자 : 음 음 말하자면 이제 막 약을 끊었거든요.
m. 다시는 검사하러 가거나
n. 그러지 않고, 그건데 내 유방은 정상으로 돌아왔어요.
o. 정상으로요. 그러니까 다른 것들도 이제 끊었죠…….

5·3. 두번째 예의 여자 환자(a-o)는 에스트로겐 호르몬 치료를 받은 후 가슴이 부풀고 아팠다며 산부인과 의사에게 말하고 있다. 이 처방에 따라 그녀는 다른 병원에 다니던 시기인 4년 전과 지금으로부터 3,4개월 전에 호르몬을 복용하였다. 짐작건대 이 여인이 복용한 알약의 용량은 바로 위의 산부인과 의사가 처방한 것으로 보인다. 이 면담에서 의사는 복용한 에스트로겐의 용량과 확인된 부작용——유방의 부풂과 고통——과의 관계를 구축하려 눈에 띄게 애쓰고 있다.

5·3·1. '호르몬'(a)이라는 단어를 사용하는 의학적 질문에 환자는 색상('노란색·오렌지색·노란색')을 인용하여 대답하고 있다. 의사는 이 조응소적인 표현에 괘념치 않는다. 자세한 설명을 요구하는 대신 그는 이 색상을 나타내는 용어가 특수한 용량에 부합한다고 추정하고, (다음의 해설에서) 색상을 나타내는 용어로 처음에 기술된 (e) 알약과는 다른 방법으로 얼마나 되는 용량의 호르몬을 복용하였는지를 여자 환자에게 묻는다. 다음의 대답에서(g-i까지) 그녀가 이전에 진찰받았던 진료 기관에 대해 말하고, 그곳에서 그녀에게 '갈색 작은 알약'이라는 표현의 용량의 '반' 만큼의 호르몬을 처방하였다. 조응소적 색상의 약호는 일관성을 유지하고, 의

사는 더 이상의 부가 설명을 요구하지 않는다 이 단락은 두 사람이 각자 호르몬의 용량으로부터 도입된 정신 유형을 만들어 가고 있으며, 서로 이해할 수 있는 어휘를 사용하고 있음을 보여 준다.

5·3·2. 의사 (j)는 추측건대 자신이 처방한 ("그런데 그것 때문에 아직까지도") 더 작은 함량의 호르몬과 조응소적으로 '유방의 문제'를 연결하려고 한다. 유방의 부품과 고통을 말하고 있는 단락(여기서 기록되지 않았음)은 바로 앞부분의 면담에서 다루어진 바 있다. 이번에는 여자 환자(i-o)가 "(그녀의) 유방은 정상으로 돌아왔어요"라는 결론을 선언하기 전에 두 개의 조응소(그것들……); "이제 끝었죠……"를 이용한다.

5·4. 의사의 정보 탐색과 환자의 답변은 한편으로는 유형들이나 정신적 도식, 다른 한편으로는 병행하는 어휘적 항목에 의한 이전 사건의 약호화와 제약 성분 사이에 일종의 중첩이 일어난다는 것을 암시한다. 우선 여자 환자가 에스트로겐의 함량을 약호화하기 위해 색상 용어를 사용함으로써 상호 교환이 이루어진다. 의사는 여인에게 이전에 다니던 병원에서 처방했던 '호르몬'의 용량을 물어보면서 면담을 시작한다. 환자의 편에서는 주로 유방이 부풀고 아픈 증상에 대해 말하고 있는 이전의 면담 초기로부터 '에스트로겐'이라는 용어를 사용했다. 의사가 사용하고 있는 '호르몬'이라는 용어와 환자가 대답에서 인용하고 있는 색상 용어는 이 두 참여자가 서로 다른 지시 대상을 이용하고 있음에도 불구하고 같은 실체를 생각하고 있다는 사실을 미루어 짐작할 수 있다. 그것은 이 두 참여자들의 기본적 지식에 결합하는 이전 사건들이 면담중에 한꺼번에 얽혀 있다는 것을 잘 보여 주고 있다.

6. 실천적 문제

지역적 요청 과정이 제기하는 실천 문제는 참여자들의 기억에서뿐 아니라 즉각적인 환경 속에서도 일반적인 언어 사용과, 구축되고 지시 대상화된 지식 장르 주위에서도 일어난다. 만일 요청 언어가 정보 제공자가 경험을 가지고 있는 최초의 사회적 상황 속에서 사용되는 언어와 다르다면 정보 제공자는 질문의 의미에 대해 자문하면서 대답을 구성하는 데 꼭 필요한 정보와 지식을 발견하고 구축해 낼 수 있는 것이다. 현장의 학자들은 그들의 화자들로 하여금 스스로 편하게 느꼈는지 언어를 사용할 것을 격려하는 습관이 되어 있다. 그런데 중요한 문제는 '안락한' 단어를 말하는 것이 아니라 어떤 어휘 항목이 면담에서 필히 이해되어야 할 부분인 경험을 한 바로 그 순간에 사용된 어휘 항목에 자문을 구하려는 것이다.

6·1. 정보 제공자가 하나의 활동·사건·대상, 또는 특별한 정서적인 표출을 경험하는 바로 그 순간을 꾸며내려고 노력한다고 해서 정보 제공자가 최초의 어휘 항목을 사용한다는 보장은 전혀 없다. 그러나 최우선적으로 정보 제공자에게 물리적 생태학과 이같이 지나간 상황의 참여자를 기술하도록 요구하면서 최초의 상황에 결합된 인지 도식이 충분히 재구축되거나 활성화될 수도 있다. 정보 제공자가 이 당대의 반향과 더불어 교환과 사건의 분절적 구조를 이야기할 수 있도록 조합된 질문을 하는 것은 최초의 사건과 가까운 도식화된 지식의 구축과 활성화에 유리하게 작용할 수 있다. 그러니까 요청 과정은 정보 제공자가 구축한 도식(또는 정신적 모델)의 활성화를 최대화시켜야 한다. 그런데 과거의 환경 시뮬레이션도 종합적 도식에 흡수될 수 없는 정보를 밝히려 애써야 할 것이다. 조사자가 조금이라도 정보 제공자에게 이러저러한 교환이나 사건이 어떻게 진행되었는지 설명한다면, 시뮬레이션은 구체적이고 생생한 조건의 획득에 유리한

것으로 드러날 수 있다.

6·2. 교환 시뮬레이션과 이전의 사건은 참여자들이 이용했던 언어 목록의 다양한 장르를 발견할 수 있도록 할 수 있다. 그런데 이러한 정보는 정보 제공자가 이전의 운율과 어휘 조건을 재구축하거나 가장하면서 해당시기에 존재하는 다른 개인의 역할을 맡을 것에 동의하여야만 재발견될 수 있다. 다시 말해서 요청 과정은 다음의 조건이 충족될 때에만 성공적으로 이용될 수 있다.
1. 이전에 유형화된 도식이나 정신적 구축은 최초의 경험에 결합한 절차적 지식의 활성화의 힘으로 재현되어야 한다.
2. '객관적인' 문제나 추상적 시나리오에 근거를 두고 구조에 결합한 일반적으로 가장 선언적인 언표는 피해야 한다.

II

언어와 의학적 의사소통에서의 믿음의 구조[*]

---

[*] Le language and the structure of Belief in Medical Communication, *Studia Linguistica*, vol, 35, n° 1-2, 1981, p.71-85. 영어판의 프랑스어역, 크리스티앙 클레르.

1. 서론

　문진과 병상 기록의 재건은 응용언어학적 연구에서도 복수적인 양상으로 대별된다. 그러니까 반-제어된 상황은 이전에 있었던 복잡한 경험의 해석을 요약하는 추상적 텍스트를 낳게 한다. 인지언어학적인 과정은 한 장소가 정보의 원천과 그에 따른 대화와 진료 기록을 구축하도록 하는 정보의 원천이 될 수 있도록 구성된 사회적 상호 작용의 지역성 상황 속에 들어간다. 담론과 문서 작성 활동은 치료 서비스와 관료주의 사회에 자리잡은 상호 작용과 연결시키는 어떠한 법적이고 의료적 의식의 제약을 받는다. 환자-의사의 면담과 그에 따른 환자의 병력 구술은 정보의 제어와 사회 계층과 관계 있는 보다 광범위한 사회 구조의 축소판이라 할 수 있다.

　모든 다른 화자, 청자의 한 쌍처럼 의사와 환자는 타인의 말을 수단으로 하여 그것을 일관성 있게 구축해야 한다. 이렇듯 언어 활동은 단일 형식의 지시 대상을 포함하고 있는 텍스트와 담론 조각을 확인하는 핵심 수단이 된다. 그 말은 긴 대화의 이러저러한 부분에 표현된 지시 대상이 한편으로 밀려났다 다시 의미 작용 속에 통합된다는 것으로 이해될 수 있다.(그림스, 1981; 존스, 1977)

한 의사가 한 환자의 방문을 받을 때 의사를 거슬릴 만한 지배적인 최초의 생각이 있을 수 있다. 일반의가 보내 전문의에게 진찰을 받으러 온 환자의 경우 환자는 단숨에 양자택일적 진단 가능성에 대해 전제할 것이다. 이 전제가 여러 층위의 개념화를 포함하는 한도에서(기초과학적 개념화일 수도 있고 치료 경험과 임상과학적 기초일 수도 있다) 이 여러 층위의 개념화는 의사가 획득한 사회문화적이고 심리학적인 일반 지식과 상호 작용을 일으킬 것이다. 전문가의 감정 결과에 영향을 주지 않는 한도에서 질문의 장르는 내재적으로 변동 가능성이 있는 이 지식의 기능에 따라 변화할 것이다.

언어학적 분석의 핵심적 열쇠는 어떻게 모든 학자가 주어진 텍스트에서 지시 대상, 내용, 일관성을 추려 낼 수 있는가에 있다. 이 글에서 텍스트 연구의 다양한 접근 방법에 있어 상호적인 장점은 비교될 수도 평가될 수도 없는 것이다. 그러니까 나는 모든 환자에게 나타나는 한눈에 보기에는 병렬적이지만 경합적인 믿음이라는 중요한 문제를 검토해 보려 한다. 이 믿음에 대한 토의는 지시 대상적 일관성·합치성, 하나의 텍스트와 담론의 서로 다른 부분과의 일관성과, 내용과 관련된 추론의 구축으로부터 야기된 방법론과 이론상의 문제들에 대해 생각할 기회를 주었다.

의학 담론은 담론의 학자가 매우 현실적인 조건의 지배를 받는다는 것을 보여 준다. 비록 그 사실을 학자들이 항상 주목하는 것은 아니지만 그것으로부터 응용언어학으로서의 가치가 나온다. 예를 들어 환자들은 언제나 일어난 사건에서 세세한 사항을 기억해 내지는 못한다. 당연히 그들이 제공하는 기술은 질문자를 실수로 몰고 갈 수도 있고, 빈번히 일어나고 있는 일이지만 의사가 주어진 주제를 명확히 가려내기 위해 환자의 말을 끊는 경우가 빈번하다. 의사는 답변이 나올 때마다 그것이 적절한지 그런 식의 사건의 분절이 명확한지를 쉬지 않고 환기시켜야 함에도 불구하고 환자는 주제와는 아무런 상관이 없거나 엉뚱한 정보를 제공하기도 한다. 그러니까 의사와 언어학자는 서로 유사한 문제에 직면한다. 그것은 무엇보다도 인공적이고 함축적이며 거짓인 것으로 보이는 텍스트 자료나 담론의 양상을 발견했을 때 어떻게 해야 하는가 하는 문제이다. 의사는 무엇보다도 정중함·관심·전문성을 갖추고 있어야 하는 상황에서 말이다.

의사나 환자의 언어와 기억이 제한되어 있다는 점도 그들의 담론 연구에 있어 피할 수 없는 요소이다. 환자의 지적인 가정(假定)이나 믿음은 의사의 질문에 대답할 수 있는 그의 능력을 상당히 축소시킬 수 있다. 그것은 의사의 사회문화적이고 심리학적 지식 자료의 제한이 질병의 비의학적인 차원에 대한 인식에 해로운 것으로 밝혀진 것과 완전히 같은 이치이다. 사회문학적 가치가 과소평가되거나 숨겨진 자료의 발췌 부분과, 순간적인 대화로부터 나온 자료를 자의적으로 고르거나 창출하는 많은 학자들은 때로 이러한 문제를 간과한다.

한 환자의 임상 기록은 그 이전의 사회적 상호 고정 속에 뿌리박고 있는 텍스트를 검토하도록 한다. 그러니까 임상 기록은 텍스트의 내용과 형식을 작성한 사람들의 지식과 추론 과정에 흔하지 않은 빛을 밝혀 준다. 그뿐 아니라 믿음이 언어 활동·정서·감정·복합 사회문화적 환경에 통합된 한 부분으로서의 추론과 어떻게 연결되어 있는지 엿볼 수 있도록 하면서 말이다. 이 글에서 나는 한편으로는 의사와 환자에게 할당되는 경향이 있는 듯한 가정의 확인과, 다른 한편으로는 그 한가운데서 추론·감정·정서·가치로 채워진 목표와 이상이 변화에의 저항으로 이끌릴 수 있는 경향이 있는 반사적이거나 반-폐쇄적인 체계로 간주된 믿음 사이에 존재하는 대조에 특히 관심을 가질 것이다.

나는 이 대립 관계를 두 개의 이상화된 개념으로 요약해 보려 한다. 첫 번째 개념은 가정의 확인, 일치의 정확성 평가와 매개 변수의 예측과 유사한 이해 과정 개념에 대한 것이다. 이러한 과정에서 인간은 성공적으로 문제를 해결하기 위해 계층적으로 구축된 도표에 서로 다른 지식의 원천을 통합시키는 방법을 꼭 습득해야 한다.(러멀하트, 대담의 수사본) 위의 관점에서 이해는 학교에서 배운 지식의 형태와 등가물이지만 사실상 사회화 과정의 시초부터 발동되는 것이다. 전형적으로 변화에 저항할 능력이 있는 믿음은 학교에서 습득되는 지식으로 대체되는 것이 아니라 학교에서 습득되는 지식과 상호 작용을 하는 학령기 이전의 각인에까지 거슬러 올라간다. 소위 효과적이고 서로 긴밀한 공조 속에 문제가 해결되는 법적-합리적 관료주의의 전형적인 공동체의 내부에서는, 선의에 따른 추론과 구체적인 생각이 해결에 대한 해설인 반면 모든 변동에 저항할 수 있는 믿음만큼 우세하다. 그런데 이 전형적인 긴밀한 공조 공동체는 사회 조직의 전통적 형태의 재현과 빈번히 결합한다. 문진과 병상 기록의 재구축은 다음과 같은 두 가지 형태의 양상을 반영한다. 그러니까 의사는 추상적인 범주의 면담들에서 얻은 빈번히 모호하고 지리멸렬한 정보들을 재구성한다. 그런데 이 작업은 문제 해결을 용이하게 하고 효과적인 해결의 조건을 명확히 한다. 그리고 환자는 그들의 병에 적용시키는 믿음이라고 하는 특수하고 제약적인 의미론에 의지한다. 그런데 빈번히 의사의 관점과 대치하는 이 가치에 대해 짚고 넘어가 보는 편이 좋겠다.

2. 의사의 진료 기록과 문진 기록

이 부분에서 나는 진찰중인 개인의 질병을 이해하려 애쓰는 의사의 재구축 과정을 묘사하기 위해 대학병원 산부인과 병동의 한 여환자의 경우를 조명해 보기로 할 것이다.

해당 의사의 진료 기록은 [도표 1]에 나와 있다. 환자의 나이・몸무게와 혈압을 포함한 정보는 면담중에 얻어진 것이 아니라 이전에 간호사가 기록한 것이다. 이 의료 기록([도표 1], 2-4번)은 환자가 남편과 사별한 지 9개월 됐으며 우울증을 앓고 있다는 사실을 말해 준다. 9개월 전에 외음부의 염증으로 진찰을 받고 치료를 시작하였던(**프레마린**(OEST. 에스트로겐), 1일 복용량, 1,25mg을 처방) 그녀는 유방이 아프기 시작하면서 치료를 중단하였다.

이제 나는 진료 기록과 면담 당시의 이 여환자의 담론으로부터 그가 도출할 수 있었던 기록을 대조하면서 의사의 추론을 예상해 보기로 하였다.

[도표 1] 의사가 요약한 진료 기록

진료 기록
1. 몸무게: 146. 혈압 112/64, 77년 3월 21일; 62세.
2. 9개월 전 남편과 사별, 외음부의 염증으로 4개월 전 인턴에게 검진 받음.
3. 1.25mg 프레마린 처방 — 유방의 고통: OEST(호르몬) 치료 중단.
4. 4년 전까지 약 7,8년간 에스트로겐 호르몬 치료, 핍스의료센터에서 1.25mg에서 0.625mg까지.
5. 임상 검사 — 유방 조영술 — 양성 유방 질환(mastose) 검사 방식(1971) — 프레마린 용량 축소.
6. 일반적인 상태: (1) 좌측 신장에 커다란 낭종, 몇 년 전부터 진전 상황을 지켜보는중.
7. 21세·59세 두 차례 결석 — 즉시 제거.
8. 2,3년 전부터 신장의 염증으로 고통.
9. (2) 급성 녹내장 — 캘리포니아주립대학병원에서 75년 12월 수술 (우안) — 두 눈이 필요함.
10. 샌디에이고 거주, 두 자녀(아들 27세, 딸 23세).
11. 외과 수술 기록: 10세 때 뇌충혈.
    17세 충양 돌기 절제 수술, 8,9세경 편도선 수술.
12. 병력: 5세 때 디프테리아.
13. 정기 검진: 최근의 부정맥 — 거의 매일 저녁 인데랄 p&n.
14. 복용.

[도표 2] 의사의 진료 기록과 면담 기록
각 구두점은 1초의 정지를 의미함

진료 기록

2. 9개월 전 남편과 사별. 외음부의 염증으로 4개월 전 인턴에게 검진 받음
3. 1.25mg 프레마린 처방 — 유방의 고통: OEST(호르몬) 치료 중단.

문 진

1. 의사 : 좀 어떠세요?
2. 환자 : 그냥 뭐, 걱정되는 건, 음…… 지난 여름 내 생각에, 내가…… 내가
3. 문제가 좀, 에…… 에 선생님이 그 부분에
4. 부분에, 외음부, 마치 잘게 자른 종이로 잘린 상처처럼, 아주 조금씩
5. 피도 나고, 결국 검진하러 갔는데, 그때가, 에……
6. 약 3개월 됐죠. 담당 인턴이 자궁 경부 도말 표본 검사를 했느냐고 물어봐서
7. 아니라고 했지요. 그래서 검사를 받았어요. 에, 그런데 내 자궁이 꼭 스폰지 같다고 그러면서
8. 호르몬 치수가 정말 낮다고 했어요,
9. 에스트로겐 치수요 (의사 : 음……) 내 치수가 정상치를 훨씬 밑돌았기 때문에
10. 에…… 에스트로겐 알약으로 된 걸 처방해 주었죠. 그때가 약 4년 전이었고
11. 핍스의료센터에 가보았는데 거기서 복용하던 호르몬의 양을 절반으로 줄여 처방해 주었어요

12. 유방은 여전히 부풀어오르고 아팠는데요. 그래서
13. 그 다음에는 유방 단층 촬영을 받았는데 매 6개월마다 검진을 받아야 한다고 말했어요.
14. 그런데 나 혼자서 임의로 호르몬 복용을 중단하고는 내 기분이 예전과는 전혀 다르다는 걸
15. 발견했어요. 약의 복용을 완전히 중단했음에도 불구하고 그 때문에 전혀 느끼지 못했는데
16. 남편이 9개월 전에 죽고 나자 그저 나를
17. 쳐다보는 것만으로 그냥 단순히…… 그건 애도였지요. 잘 모르겠어요. 나는,
18. 에. 전에는 한번도 이래 본 일이 없었는데……

[도표 2]의 1번부터 의사는 질문하기, 그러니까 특히 환자가 원활히 대답하도록 하기 위해 정보를 요구하기 시작한다. 의사는 이 환자에게 의사가 권유할 수 있는 의학적 도움의 종류를 확실히 할 수 있을 정보를 원한다. 다시 말해 한 의사가 이러한 질문을 한다는 것은 사실 이 의사의 최초의 지적이 환자가 있는 곳에서는 통상적으로 사용되는 정보의 요청 방식이라는 것을 알 수 있게 한다.

[도표 2]의 진료 기록(최초의 면담시 기록된)은 여자 환자를 '남편과 사별한 지 9개월 — 우울증 환자'로 묘사하고 있다. 그리고 면담의 15-18까지는 남편의 죽음이 의사가 추론한 바 우울증 상태와 무슨 관계가 있을 수 있다는 정보를 간접적으로 암시하면서 남편이 9개월 전에 사망한 사실을 가르쳐 준다. 환자의 다음과 같은 설명("그 때문에 전혀 느끼지 못했는데 남편이 9개월 전에 죽고 나자 그저 나를 쳐다보는 것만으로 그냥 단순히…… 그건 애도였지요. 잘 모르겠어요. 나는 에. 전에는 한번도 이래 본 일이 없었는데")을 통해 남편의 죽음 이후로 그녀가 자신을 인식하는 데 어려움을

가지고 있고, 그녀가 말하는 방법으로 보아 혼란스럽고 감정적인 상태에 있다는 사실을 알 수 있다.

진료 기록은 이 환자가 4개월 전 '외음부의 염증'으로 한 인턴의에게 진찰을 받았다는 사실을 명확히 하면서 여러 개의 중심 주제를 강조한다. 그런데 이 환자는 의사처럼 4개월이라고 말하는 대신 '에, 그러니까 대략 3개월 전'에 검진을 받았다고 말한다. 다른 한편 '외음부의 염증'이라는 의학 용어는 "그 부분에, 외음부, 마치 잘게 자른 종이로 잘린 상처처럼, 아주 조금씩 피도 나고": 그녀는 뒷부분에 가서 이 문제를 다시 한 번 상기시킨다.([도표 2], 5-10); "그래서 검사를 받았어요." 이 문장은 앞에서 말한 문제가 검진을 통해 확인되었고, 이 문제의 확인에 대한 가정은 그의 인턴의가 검사받으라고 한 자궁 경부 도말 표본 검사에 대한 그녀의 암시를 확고히 해준다. 비록 이 검사의 결과가 여기에 기술되어 있지 않다 해도 이 환자의 자궁은 '스폰지'와 비교되어 있고, 호르몬 치수는 '매우 낮은' 것은 나타나 있다.

진료기록에 따르면(3,4) 4개월 전 1.25mg의 프레마린이 처방되었으나 이 처방이([도표 2], 8-12) 환자의 스폰지 같은 자궁 때문인지 '매우 낮은' 호르몬 치수 때문인지 외음부의 염증 때문인지 알 수가 없다. 의사의 기록 ([도표 1], 2-4)이 4개월 전에 시작한 1.25mg의 프레마린의 처방이 '유방의 고통' 때문에 중단되었다고 말한 후([도표 2], 10-14) 환자는 4년 전에 있었던 핍스의료센터(진료 기관)의 방문을 설명한다면, 4년 전의 병원 방문에 따른 에스트로겐 처방에 따라 그녀의 유방이 "매우 부풀어오르고 고통스러워서" 에스트로겐의 함량을 반으로 줄였지만, 이후 그녀는 "나 혼자 에스트로겐의 복용을 중단하였다"고 말한다. 그런데 앞에서 말한 면담으로부터 3개월 (또는 4개월) 전 인턴사에게 받았을 때 이 부풀어오름과 고통은 전혀 문제가 되지 않았다. 그런데 4년 전에 핍스의료센터에서 있었던 진료와 3개월 전의 인턴의로부터의 진료 사이를 혼동하는, 부조리한 환자의 말 때문에 의사는 아마도 혼란스러웠을 것이다. 이 문제가 그 뒤에 이은 면담중에 명확해짐에도 불구하고 말이다. 환자의 잇따른 지적과 마찬가지로 다음의 진료 기록도 이 환자가 4년 전의 핍스의료센터 이전부터 이미 에스트로겐을 복용하고 있었다는 사실을 명확히 해줄 것이다.

이 의료 기록을 읽은 다른 의사는 인턴의가 4개월 전(4년 전이라기보다는, 10) 1.25mg의 프레마린을 처방하였고, 환자는 유방의 부품과 고통 때문에 복용을 자의적으로 중단했다는 결론에 도달할 수 있을 것이다. 그렇다고 해도 인턴의가 얼마만큼의 양을 처방했는지 그 때문에 그녀의 유방이 부풀어오르고 고통스러웠는지에 대한 해명은 나타나 있지 않고, 지금까지 환자가 기술한 단지 두 기간과 진료 기록([도표 1])의 2-4번도 이 점에 대해서는 설명하고 있지 않다.

[도표 3] 의사의 진료 기록과 면담 기록(다음)

진료 기록

4. 지금으로부터 약 4년전까지 7-8년 동안 에스트로겐 치료.
   1.25mg 핍스의료센터 이후로 0.625mg.
5. 임상 검사 — 유방 조영술 — 양성 유방 질환(1971) — **프레마린** 용량
   의 축소.

문 진

1. 의사 : 좋아요, 지금부터 4년 전에 호르몬 복용할 때 에…… 당신은
2. 핍스의료센터에 가셨죠. 그런데 그 이전에는 얼마동안 호르몬을 복용
   하셨죠 — 내가
3. 말하려는 것은, 여러 해 전부터 복용하셨냐구요?
4. 환자 : | 복용
5. 했었죠. 맞아요, 아마…… 8년, 7,8년 됐나……

6. 의사 : 그리고 자주색이었나요?
7. 환자 : 처음에는 노란색으로 시작해서 자주색으로
8. 용량을 낮췄을 때요.
9. 의사 : 아세요? | 어떤 호르몬……을 복용했는지 |
10. 환자 : | 그러니까 저요(?)
    …… 노란색 · 오렌지색 · 노란색이요.
11. 의사 : 이것과 다른 함량을 복용해 보신 적이 있으세요?
12. 환자 : 에 그러니까, 에, 핍스의료센터에서 이것의 반을 처방해 주었죠. 작은 갈색이요.
13. 내 생각에…… 에, 내가 말한 것처럼, 난…… |
14. 의사 : | 그런데 그 호르몬
15. 때문에 | 유방에 문제가 생겼나요, 그것 역시요, 네?
16. 환자 : | 흠…… 음, 내가 말하려는 건요, 그저 약 복용을 멈추었다는 거예요
17. 다시 와서 검진받거나 뭐 이렇지 않구요, 그런데 유방의 상태는 정상으로 돌아왔죠,
18. 그래서 더 이상은 복용하지 않게……

[도표 3]의 자료는 이전 단락에서 한 나의 지적과 모순되는 듯한 인상을 준다. 그것은 환자가 4년 전에 핍스의료센터에 갔다는 것이 이 도표의 의료 기록의 어느곳에도 나와 있지 않다는 것 때문이다. 이 면담까지는 세 번의 시기가 있었다. 첫번째 시기는 11,12년 전이고, 두번째 시기는 4년 전, 마지막 시기는 3개월 전이다. 우리는 진료 기록([도표 1] 3,4)에서 환자가 '7,8년 동안 지금으로부터 4년간 에스트로겐을 복용하기 시작하였던 것과, 바로 이 기록에서 1.25mg 함량이 있던 것이 초기의 반에 해당하는 0.625mg으로 줄어들었다는 사실을 읽을 수 있다. 그런데 4년 전에 있었

던 핍스의료센터의 방문기를 끌어들이면서 의사가 얼마동안 호르몬을 복용하였느냐고 물어볼 때([도표 3], 1-3) 그의 질문이 끌어낸 정보는 이전에 이미 말해진 것과 한 군데도 모순을 이루지 않는다.

의사의 질문([도표 3], 6,9,11)에 대한 대답([도표 3], 7,8,10,12,13)에서 환자는 알약의 용량을 색상과 동일시한다. 그러니까 노란색은 1.25g의 프레말린을 언급하는 것 같고, 자주색이나 갈색은 틀림없이 이 용량의 절반을 의미하는 듯하다. [도표 2]에서는 다음의 결론에 도달하였는데, 즉 환자는 4년 전에 혼자서 에스트로겐의 복용을 중단하였는데 그것은 이 치료가 유방에 부작용을 일으켰기 때문이다.

[도표 2]의 13번에서 이미 기술된 유방 조영술이 [도표 3]의 6번에서 어떻게 소개되는지를 비교해 볼 때 의사가 이 환자의 말을 재구성했다는 것이 명백해진다. '양성 유방 질환(1971)' 검사 방식 유방 검사의 실현으로 검사 이전에 이미 의심이 가던 유종 증상을 발견했다는 것을 미루어 추측케 한다. 그런데 이 날짜는 오해의 소지가 다분한 것이, 환자는 1971년보다는 1973년 핍스의료센터에서 4년 전에 유방 조영술을 받았다고 이미 명백히 밝힌 바 있기 때문이다.

만일 의사가 진료 기록의[도표 3], 4,5에서 프레마린 함량의 감량을 존중했다면 환자는 이미 이 정보를 제공했을 것이다.([도표 2], 11-15)

의사는 환자의 의료 조건을 구축하기 위해 환자의 간접적인 언급들로부터 나온 어휘나 문장 항목으로부터 수많은 추출을 거듭한다. 이렇게 해서 그녀에게 처방된 프레마린의 정확한 함량과 환자의 우울증 상태 사이에는 에스트로겐 알약의 색상과 환자의 상태 사이에 생긴 관계 같은[39] 모종의 관계가 성립된다. 또 유방 조영술 검사가 그녀 유방의 유선종으로부터 기인한다는 것을 짐작해 볼 수 있다. 그녀의 감정적 혼동 상태와 마찬가지로 이 여인의 마구 분절된 말투는 실제로 여럿의 실수로 귀결된다. 이렇듯

---

39) 이 점은 같은 임상례를 다룬 자료에 대한 앞부분의 텍스트에서 연구되었다.

환자의 불분명한 말로부터 의사가 실질적인 사실 기록을 재구성할 수 없음은, 환자가 말하는 날짜를 의사가 염두에 두고 있지 않거나 사건들을 모순적인 순서로 배열하는 것만큼이나 당연한 일이다.

매번 의사가 여자(남자) 환자의 현재나 과거의 문제와 밀접한 과정에 무분별하게 집착할 때마다 수많은 증세가 간과되고, 어떤 것은 잘못 이해되며, 또 어떤 것은 의사의 과거 또는 현재의 지성적 도식과 지식 구조에 따라 재구성되어 해석된다. 이렇듯 잘못 이해되거나 간과되는 정보들 중 몇몇은 (지금의 경우처럼) 심리 검사와 연구소의 일반 검사 결과와 함께 훗날의 진찰에서 다시 검토될 수 있다. 그런데 의학적 개념이 환자가 실제로 겪는 것과 화해할 수 없을 경우가 있다. 의사가 '주의 깊게 듣지 않거나' '간과한' 환자의 불만과 관련된 일화들은 의과대학에서 논의되고 있는 만큼 병원의 일상적인 대화에서 허다하다.

그녀의 선언이 말해 주듯 그녀의 질병과 관련된 환자의 믿음

자기 의사에게 표현한 이 환자의 믿음은 최초의 진료 후 16개월이 지날 때까지 여전하다. 연구소의 테스트 결과에 따라 자궁의 악성 종양을 제거하는 수술을 받아야 함을 알고 있음에도 불구하고 그녀는 자기의 병이 2년 전 췌장암 말기에 있던 남편을 방문한 사실과 관계 있다고 믿고 있었다. 이 확신은 대중매체가 유포하는 정보의 증가와 의사가 그녀와 함께 병에 대한 이야기를 나눈 방법, 그녀를 받아들인 병원에서 있었던 자궁경부 도말 표본 검사의 결과를 넘기던 지극히 비인격적인 행정 처리 양식과 결합하여 이해할 수 있다. 상당히 긴 면담 녹음 기록에 기대어 나는 시간과 공간을 아끼기 위해 이 기록의 간략한 발췌문을 실으면서 이 임상례를 분석해 볼 것이다.

내가 여자 환자와 가진 면담은 그녀의 질병에 대해 그동안 자라 온 믿음의 전체성을 이해할 기회를 주었다. 그런데 그의 의사와 첫 면담을 가질

당시에 그녀에게 이러한 신념이 있었는지 알 방법은 전무하나 한편으로 최초의 검진 순간부터 수술할 때까지 모든 시기를 통틀어 이러한 믿음을 배양할 수 있도록 고무받지 못했다는 것, 다른 한편으로 실제로는 그의 의사가 이 병에 대해 여러 차례에 걸쳐 명백히 설명하였음에도 불구하고 그녀는 훗날 설명들은 일이 없다고 불평하고 있다는 것이다. 이 여인의 믿음에 개입할 의향이 없음에도 불구하고 그녀의 의사는 적어도 여러 차례 다가올 수술의 성격에 대해 그녀를 안심시키려 했으며, 그녀의 질병이 어떤 것인지를 아주 잘 설명하였다. 진료 기록에 따르면 그녀는 치러야 할 수술에 두려움을 가지고 있었고, 이전에 진찰받았던 산부인과 전문의에게 치료와 수술받을 의향을 표시했다.

자신은 암에 걸려 있지 않으며, 또 잘못 수술을 받았다는 믿음은 '전염성 있던' 그의 남편이 그녀와 자녀들에게 암을 옮겼다는 생각과 공존한다. 최초로 산부인과 전문의가 그녀를 진찰하기 9개월 전에 췌장암으로 세상을 떠난 그 남편 말이다.

최초의 산부인과 검진 후 16개월이 흘러 그녀를 면담했을 때 나는 놀라움을 금치 못했다. 그녀가 자궁 절제술 이후 채 몸을 회복하기도 전에 병원에서 받은 분석 보고서를 나에게 보여 주었기 때문이었다. 그 보고서에는 산부인과 전문의가 초기에 한 사인을 제외하곤 한 글자도 기록되어 있지 않았다. 단지 봉투에만 1977년 5월 3일이라고 적혀 있었다.

[도표 4]의 기적으로 보아 환자는 의료 사고의 가능성까지 생각하고 있던 것이 입증되었다. 1-3까지가 그다지 명확하지 않다고 해도(처음에는 이 봉투가 다른 사람의 것이었는데 실수로 자기에게 온 것이라 짐작하고 있었던 것으로 보인다) 모든 경황으로 보아 그녀는 그녀의 자궁 경부 도말 표본 검사는 실제로는 정상이었는데 누군가가 '갑자기 정상적이 아니라고 선언하였다'라고 생각하고 있었다. 다시 말해 이 환자는 행정상의 실수까지 있었다고 짐작하여 이 의심으로 말미암아 최초의 진단의 정확성뿐 아니라 수술의 합법성에까지 의문을 품게 된다.

[도표 4] 수술 후 자궁 경부 도말 표본 검사를 받고 혼란해하는 환자
매 구두점=1초

1. 환자 : 두 갈래 생각이 있어요. 다시 말해 다른 사람에게 보내져야 할 편지가 내 봉투 속에 들어갔는지,
2. 아님, 에 …… 누군가가 어느 한 순간 정상이 아니라고 선언하는 것이…… 정상적인 일인지는 모르겠지만
3. 나는요, 다시 말하지만, 그 다음에는 그런 일을 어떻게 받아들여야 할지 모르겠어요
4. 이런 종류의 편지를 받게 되면…… 아시겠지만…… 누구나 충격을 받죠.
5. 게다가 그때까지도 남편의 죽음으로 인한 충격에서 헤어 나오지 못했기 때문에 더욱 충격을 받았죠,
6. 이 모든 일이 내 머리 위로 떨어졌을 땐
7. 나 : 좋아요…… 맞아요. 그런데 정말 의사선생님에게 이야기할 건가요…?
8. 환자 : 확실해요. 그가 뭐라고 얘기하긴 했다구요. 그 때문에 보시다시피 이렇게 날짜가 있는 거라고요
9. 그러니까 다시 보셔도 아실 테지만 내 이름이 안 적혀 있는 거예요.
10. 나: 그래요.
11. 환자 이름 한 자 기록하는 것이 그렇게 힘든 일인가요? 난 적어도 이 검사가 그렇게 중요하지 않았으면 나더러 검사받으라고 하지 않았을 거라 생각해요.
12. 근데, 추측건대 (나 : 네) 결과가 (나 : 그렇죠)
13. 아무렇게나 보내기 전에 결과를 똑바로 해놓았어야지요.

환자는 이 편지를 (그녀의) '남편의 사망에 따른 충격'을 연상시키는 '충격'으로 받아들였다고 기술한다. "이 모든 것이 내 머리 위로 떨어졌다"의 문장은 이 편지에 적힌 검사 결과가 그녀의 질병의 현실과 외과 수술의 합당성에 대한 의심(다시?)을 불러일으켰다는 것을 보여 준다. 그 남편의 죽음에 관한 세세한 사항을 떠올리게 되면서 말이다.

우리의 다음 면담에서 그녀가 처음에 자신을 치료했던 의사를 다른 의사보다 선호하고, 공립병원보다 개인 클리닉에 입원하는 것을 선호하였던 이유가 분명해진다. 그후 그녀는 전화를 통해 자신이 암에 걸렸다는 사실을 알게 되기 바로 직전 최초의 산부인과 검진에서 그녀가 받은 자궁경부 도말 표본 검사에 대해 말하기 시작하였다.([도표 5], 14-19) 그러나 그 소식이 남편의 죽음을 다시 생각하게 하였으므로 자기 자신의 암의 발견에는 그다지 커다란 중요성을 부여하지 않은 것으로 보인다.

**[도표 5] 수술 후의 자궁경부 도말 표본 검사와 수술 전의
의료 검사 연구 결과에서 기인된 환자의 혼란스런 문장의 재구성**

14. 환자 : ······그런데, 에 B 의사선생님께 검진받고 자궁경부 도말 표본 검사를 받았어요. 그리고
15. 나서는 잘 기억이 나지 않아요. 그리고 얼마 있지 않아 의사선생님한테 전화를 받았죠. 그래서
16. 전화 통화중에 막 검사에서 암세포를 발견했다고 음······ 에······ 말했어요. 암이나
17. 암세포, 뭐 그런 거, 둘 중에 어떤 용어를 썼는지는 정확히 기억나지 않고요. 그냥, 단순히, 이미
18. 말씀드렸듯이 그때까지는 남편의 죽음의 충격에서 아직 헤어나지 못하고 있던 때라 내게 일어난 일이 정확히 어떤 것인지 잘 조합할 수

가 없었어요.
19. 그때부터 암이라는 그 정보를 잘 받아들이지 못했어요. 그저 앞으로 어떻게 해야 하는지만 의사에게 물었죠.
20. 그런데 바로 그날 이전에도 의사선생님은 뭔가 문제가 있을지도 모른다고 말했었거든요. 그런데
21. 왜 우리가 그런 가능성에 대해 얘기했는지 그 이유도 잘 생각나지 않아요. 바로 이것이
22. 대체 왜 선생님이 그런 가정을 제기했는지에 대해 자문조차하지 않았어도 B 의사선생님은 그 가능성을, 나는
23. 잊어버리고 있었어요. 그런데, 에, 의사선생님이 우선 D나 C를 한다고 했어요. 그런데 전화했을 때는
24. D와 C는 중요하지 않다고,
25. 암인 것이 틀림없다고…… 그러니까 생체 조직 검사만으로 충분하다고…… 그래서 생체 조직 검사를
26. 했어요…… 그리고 검사가 잘 되었다고 했죠. 생각에 그래서, 에, 의사선생님에게 말했듯이,
27. 머릿속에서 두 가지가 혼동이 되었어요. 그러니까 의사선생님이 나에게 검사하자고 전화를 했는데
28. 생체 조직 검사인지 D나 C(아니었나?) 검사인지를 하자고 했기 때문이에요. 그리고 D나 C검사는 할 필요가 없다고
29. 암인 것이 분명하고 더 이상 논의의 여지가 없다고 그랬어요. 그래서 담당 인턴의를 만나러 갔죠
30. 그런데 인턴의가 에, 그러니까…… 에…… 의사선생님이 정확하게 말했어요라고 물었어요. 그리고
31. 그 문제에 대해 뭐라고 말했어요. 그게 시작된 바로 그 장소에 실제로 뭔가 있기는 있었던 것이 틀림없다고 말했어요. 암이
32. 생기기 시작했을 때 그에 따르면…… 그가 내 자궁경부 도말 표본 검

사를 이미 실시했었거든요

33. 전에요. 약 4,5개월 되었나 봐요. 그런데 내 생각엔 그게
34. 아마도 2기였던지, 뭐 그런 종류였던 거 같아요. 그리고 조그만 염증이 생겨서
35. 인턴의에게 치료받았어요. 그런데, 에…… 시간 낭비를 하지 않고 검사를 받을 준비가 되어 있었는데
36. B 의사선생님을 아주 좋게 평가하는 그 미망인에게 이야기했죠.
37. 이렇게 말했어요 "그 선생님께 한번 찾아가 봐요. 그럼 한결 마음이 안정될 거예요." 그런데, 음, 이 편지를 읽고 나니
38. 이런 인상이 들었어요. 저런 모든 것이 뒤죽박죽이다. 누군가는
39. 암에 걸린 사실을 모르고 있고, 나는 암에 걸리지 않았는데, 이런 생각이 번뜩 드는 거예요.
40. 아시다시피……
41. 나 : 좋아요. 이 생각을 병원에서 나오고 이어서
42. 편지를 받고 나서 든 거지요…? 맞죠?
43. 환자 : 에, 그러니까, 에…… 내 여자 친구가 그랬죠. "왜 다른 의사에게 가서
44. 확인해 보지 않는 거니?"
45. 나 : 아 알겠어요.
46. 환자 : 그런데 말예요. 그런 생각하기에는 내가 너무 혼란스런 상태라고 말해 주었어요. 만일 수술이 불가피하다면……
47. B 의사가 수술을 하는 쪽(?)으로 밀고 나가겠다고 친구에게 말했어요. 사람들이 그가 아주 훌륭한 외과의라고 말하는 걸 들었거든요. 그리고
48. 우리 인턴의가 말하기를 그가 벌써 2천 명은 넘는 여자 환자들을 수술했으니까, 이 수술에 대해
49. 그리 큰 걱정은 하지 말라고 아주 완벽하게 잘 치러질 거라고 말해 주

었어요. (웃음) 그래서, 어느 정도는……
50. 이해를 했죠. 그런데 난, 난 아니에요. 한쪽으로는 내가 암에 걸렸다는 것을 확신하지 않고 이 일을 치르지 않았나 하는 생각이 드는 거예요.

내 여성 대화 상대자의 말은 해석하기 어려운 축에 든다. [도표 5]의 20-22에서 그녀는 이렇게 말한다. (그런데 바로 그날 이전에도 의사선생님은 뭔가 문제가 있을지도 모른다고 말했었거든요. 그런데 왜 우리가 그런 가능성에 대해 얘기했는지 그 이유도 잘 생각나지 않아요. 바로 이것이, 대체 왜 선생님이 그런 가정을 제기했는지에 대해 자문조차하지 않았어도 B 의사선생님은 그 가능성을) 이 '그날 이전'은 아마 첫 면담의 결론에 부합하는 것 같은데 그 결과를 의사는 이렇게 말했었다. "…… 에, 좋아요…… 산부인과적 면에서 최상의 상태인 것 같군요." 그런데 이 최초의 면담중 소위 'D'와 'C' (자궁경부 확장술과 소파술) 절차는 문제가 되지 않았었다. [도표 5]의 2,3번에서 그녀가 암시하고 있듯이, 그녀는 'D'와 'C' 절차가 암시하듯이 병원의 실험실로부터 받은 편지는 그녀의 상태가 정상에 가깝다는 것을 의미하지 않을까 생각했다. 최초의 진찰일인 1977년 3월 21일 두번째 진찰일인 1977년 3월 25일 사이에 의사는 환자에게 전화하여 그녀의 도말 표본 검사가 비정상이니 조직 표본 검사를 받도록 병원을 방문해야 한다고 알린다. 그런데 만일 조직 검사가 정상으로 드러나더라도 그 다음주에는 확장술과 소파술 절차를 받아야 할 것이라고 덧붙인다.

환자([도표 5], 23-29)는 의사로부터 온 두 통의 전화와 같은 의사와 가진 여러 차례의 면담 사이에서 혼동을 한다. 1977년 3월 25일 진찰중 그녀의 의사는 그가 한 통화와 그에 따라 'D'와 'C' 절차를 밟아야 할 가능성에 대해 말했고, 바로 이 말을 하던 날 조직 검사를 하였다. 그의 진료 기록(비교, 1977, 3월 28일의 기록)에 조직 표본 검사 결과가 이전 도말 표본 검사에서 암시된 바 있던 선암(腺癌)의 진단을 확신하였다고 적은 후에 그는 이 여인에게 다시 전화를 걸어 'D'와 'C' 절차가 더 이상 소용없게 되었다고 설명하고, 가장 빠른 시일 내에 자기에게 진찰을 받으러 오라고 말한다. 1977년 3월 3일 환자가 다시 진찰을 받으러 왔을 때 의사는 그녀에게 다시 한 번 조직 검사의 결과를 반복하고 'D'와 'C' 절차는 더 이상 필요가 없다고 반복하였다. 그리고 의사는 첫번째 면담 때 이미 하였던 여러 질문을 다시 한다. 그는 다시 한 번 그녀가 복용한 에스트로겐과 산부인과 전문의를 찾기 전에 한 그녀의 다양한 시도에 대해 질문한다.

이 환자는 정확한 사건의 국면을 재구성할 능력이 없었다. 그녀는 최초의 면담과 첫번째와 두번째의 전화 통화 사이를, 또 세번째 면담과 두번째 전화 통화 사이를 혼동하고 있었다. 최초의 문진시 그녀에게 설명되었던 정보는 우선 그녀로 하여금 그녀의 상태는 지극히 정상적이고, 이 면담이 끝나고 난 후 실시한 도말 표본 검사의 결과에서 보여진 비정상 이후 즉시 의사는 환자에게 전화하여 'D'와 'C' 절차의 가능성을 아직까지는 배제하지 않지만 조직 검사가 꼭 필요하다고 자세히 설명한다. 그런데 이 환자는 조직 검사를 받은 1977년 3월 25일의 진찰 이후에도 계속해서 자신의 상태는 정상이라고 믿고 있었다. 1977년 3월 28일에 있었던 통화도, 1977년 3월 30일의 진찰도 암의 진단이 결국은 확실하고 이에 따른 절차와 수순을 밟아야 할 것을 그녀에게 납득시키지 못하였다. 1978년 7월 그녀의 집에서 가진 면담에서도 그녀의 혼동 상태는 지속된다.([도표 5], 4-19)

[도표 5]의 지적은 계속되는 오해는 최초의 진찰과 심리 검사에 그 뿌리를 두고 있다는 사실을 보여 준다. 이 오해는 한편으로는 최초에 진찰을 했던 의사가 기술했던 명백하고 일반화된 혼란 장애로부터 온다. 다른 한편으로는 자궁 절제술에까지 이르는 점점 더 심각해지는 병상기록 사이에 존재하는 명백한 모순이 그 주요 원인이 된다. 환자의 혼동은 [도표 5]의 전체에 명백히 드러나고, 여기서 그녀는 어떤 상황에서 자기의 인턴의에게 조직 표본 검사의 결과를 이야기하러 갔는지 말하고 있다.(29-33) 바로

이 인턴의가 이전의 도말 표본 검사를 이야기 한 이후로 "그런데 내 생각엔 그게 아마도 2기였던지, 뭐 그런 종류였던 거 같아요. 그리고 조그만 염증이 생겨서 인턴의에게 치료받았어요."(33-35) 산부인과 전문의가 실시한 검사의 효력에 그녀가 의심을 품었기 때문에 그녀가 인턴의를 보러 갔다는 사실을 우리는 미루어 짐작할 수 있다. 자기 인턴의가 이미 얘기한 것에 대해 전문의가 ('확인')해 주기를 바랐기 때문에 그녀는 처음으로 이 산부인과 의사와 약속을 했던 것이다. 그리고 인턴의는 필시 산부인과 의사가 추측한 조직 검사가 적절하였다고 평가한다(이 여자 환자의 말을 빌리자면 운 좋게도). 또한 산부인과 의사의 진단이 어떤 식으로 해석되는지를 이 여인에게 설명해 주는 것이 좋을 것이라고 판단한다.

[도표 5]의 35-40에서 그녀의 인턴의가 그녀의 염증을 치료한 방법에 대해 어떠한 과정을 거쳐 그녀가 두번째의 진찰 감정을 의뢰할 생각을 하였는지에 대해 간략히 이야기하고, 그 다음에 그녀는 입원 후 곧바로 받은 정상 도말 표본 검사 결과로 미루어 이제는 편지로 과녁을 돌린다. 여기서도 그녀는([도표 5], 49,50) 실수로 인해 사실 그녀는 암에 걸리지 않았고 누군가가 암에 걸리고도 연락을 받고 있지 않다고까지 생각하는 것이 엿보인다. 그뿐 아니라 조직 검사까지 의심하는 것으로 보인다.

이런 경우에 여기서 간단히 짚고 넘어가는 이상의 훨씬 자세한 분석이 있어야 하겠지만, 나는 다음 단락에서 이 환자가 자신의 질병이 가지고 있는 믿음의 성격을 다루어 보는 것으로 만족하려 한다.

내가 그녀에게 그녀의 질병에 대해 질문하는 사람들에게 대답하는 습관이 있느냐고 묻자. 이 환자는 **첫째**로 '자궁 점막암'이라는 표현을 쓰고, **둘째로** 계속해서 의심을 품고 있다는 사실을 대화 상대자에게 알리는 것을 잊지 않는다고 말하였다. ("아직까지도 내 머릿속에는 '만약'이라는 가능성이 남아 있어요"라고 그녀는 얘기하였다.)

자신의 암의 현실에 대해 품고 있는 의심은 그녀가 이 병에 대해 가지고 있는 일반적 관점과 다음과 같은 그녀의 확신과는 모순을 이룬다. 그 확신은 "……아무도 경고하지 않는 새 암이 전염될 수 있어요, 내 사랑하는 아들은 언제나 자기 아버지의 이마에 입맞추곤 했는데 내 딸도 3주 전부터 자기 오빠와 똑같이 했거든요, 아시다시피 남편은 땀을 아주 많이 흘렸어요, 그러니 나는 땀으로 세균이 전염되지는 않을까 궁금했답니다." 그녀는 겁내고 있는 것 같았다. 다시 말하면 가족 모두가 아마도 '전염성 있는' 남편의 췌장암 때문에 차례로 암에 걸릴까 봐 두려운 것 같았다. 그와 마찬가지로 그녀는 내 앞에서 백혈병도 '전염성 있는' 병일 가능성이 있다는 사실을 내비친 바 있다.

그의 아들의 요도 쪽의 이상이 남편과 관련 있는 것이 아닌가를 암시할 뿐 아니라 면담시 자기 딸의 목덜미에 있는 '덩어리'를 말하면서 딸도 '문제'가 있다고 내게 알려 주었다. 암이 전염성이 있다고 생각하는 그녀의 믿음은 결과적으로는 그의 이야기에 특수한 일관성을 부여하는 것으로 보이는 여러 명의 병리학적 가족력에서 기인한다.

암과 관련된 그녀의 믿음이 어떻게 시작되었는지 알아내기는 더욱 어렵다. 우리의 면담 때(그녀의 산부인과 의사와 면담한 후 16개월이 흐른 후) 다시 재구성할 것을 부탁하자 그녀의 추측은 그녀에게 자궁경부 도말 표본 검사를 처방하였던 인턴의는 검사 결과에는 신경 쓰지 않았으며, 그녀의 문제를 그저 단순한 염증으로 취급하는 것에 만족하였다는 것에 기초를 두고 있었다. 그녀로서는 최초의 산부인과 의사와의 면담 이후 모든 것이 정상적일 것이라는 대답을 예상하고 있던 터에 최종적으로 확인된 자궁내막암이라는 진단은 조직 검사에도 불구하고, 틀림없이 이해할 수가 없는 결과였을 것이다. 마지막으로 그녀가 의사의 두 통에 걸친 전화를 혼돈하고 있다는 것이 분명하다. 첫번째 통화에서 'D'와 'C' 검사는 가능한 선택으로 제시되었고, 두번째 통화에서 조직 검사 결과가 암의 존재를 확인시켰으므로 위의 두 검사는 제외되었다.

이 여인이 병원을 방문하던 당시 해당 병원에서 실시되던 관료주의 행정 (실험실의 검사 결과가 이름이 적히지 않고 환자에게 건네진 것을 앞서 보았다)은 그녀로 하여금 혹시 자기가 암에 걸리지 않은 것은 아닐까, (그녀가 받은 편지에서 결과는 정상이었다) 아마 실수로 수술을 받은 것은 아닐까 하는 생각을 갖게 하는 데 일조한다. 게다가 그녀는 자기 질병의 성격에 대해 충분치 않은 정보를 받은 것에 불평하고 있었지만 이 불평은 증명된 사실로 인해 불식되었다.

병원의 서류와 내가 가지고 있는 수많은 문진 자료에 근거할 때 진찰한 의사는 한순간 예상되었던 자궁 경부 확장과 소파술 절차가 더 이상 필요하지 않은 이유를 설명하고 있다. 그는 또한 그녀의 병에 대한 정보를 제공하였으며, 그녀의 가족과도 이야기를 나누었다. 이렇듯 환자와 자신이 이 질병에 대해 가지고 있는 개념이 얼마나 대립되어 있는지 의사가 확실히 인식하고 있었음에도 불구하고 이 여인은 이 점이 충분히 설명되지 않았다고 생각한다.

산부인과 의사에게 되돌아가 2차 의료 감정을 요청할 노력을 기울였음에도 불구하고, 또 환자는 그의 지시에 따라 수술을 받았으면서도 왜 감정적으로는 이 전문가의 의견을 받아들일 수 없었던 것일까? 인턴의가 진단하였던 하찮은 염증을 상상하면서 그녀는 이 상상의 진단에 산부인과가 언급한 'D'와 'C' 검사를 결합시켰다.

우리는 이 환자가 남편이 아플 동안 암을 전염성이 있는 것이라 믿기 시작했고, 이러한 믿음 때문에 인턴이 '양성'으로 진단을 내렸음에도 불구하고 다른 의사의 확인을 받았다는 가정을 낼 수 있다. 마치 그의 믿음의 체계가 다음의 독립적이고 병행적인 두 축 주위를 돌고 있는 것처럼 말이다. 즉 한편으로는 암은 전염성이 있으며 자녀들도 남편이 병상에 있는 동안 병에 전염되었을 것이라는 확신을 얻게 된 것이고, 다른 한편으로는 첫째 인턴의 진단과 그의 진찰실에서 처음 그녀를 진찰하였을 때 그녀의 상태가 좋았다고 여기고 있던 산부인과 의사의 언급과, 둘째 수술이 끝나고 병원의 실험실로부터 받은 자궁경부 도말 표본 검사 '정상'을 나타내는 편지 사이에 있는 것으로 보인다. 이 두 사실에 자신의 산부인과 의사가 자신의 질병과 수술에 관해 불충분한 설명을 해주었다는 그녀의 인상이 결합되어 그녀는 암에 걸리지 않았으며, 수술과 치료는 실수로 치러졌다는 결론으로 이끌린다.

3. 결론

믿음의 체계는 명확히 흡수되고 계층적으로 구축된 보다 높은 단계를 추상하며 예측하기 위해 항상 상호 작용만을 하지 않는 도식(또는 앎의 표준)의 총체로 기술된다. 사람들은 이 정신 유형을 그들의 일상적인 경험을 이해하거나 매우 상위적인 구성 내용을 가진 의사소통 방법에 직면하였을 때마다 그들이 처리해야 하는 복합적이고 사실적인 정보들을 이해하기 위해 이용한다.

내가 지금까지 설명한 케이스에서 해당 여자 환자의 암과 질병에 관한 믿음은, 그녀의 개인사적인 경험뿐 아니라 이러저러한 사실적 정보의 인식으로 귀결하는 반사적이거나 반-의식적인 담론과 생각이라는 특수한 형식의 관찰을 가능케 한다. 그러니 이 믿음은 정확히 정의된 지식의 장을 계보화하는 방법으로 기존의 도식에 이러저러한 정보를 계속해서 통합시킬 수 있는 지도적인 통제 체계의 지배를 받지 않는 만큼 우리 같은 타인들, 즉 학자들이 인식하는 어떤 형태와도 관계가 없다. 여기서 정보의 통합과 분쟁의 해결은 의사의 수많은 해명의 시도에도 불구하고 유지되는 병렬적인 믿음의 도식이나 구조의 내부에서 일어나는 것이다. 환자가 도말 표본 검사, 'D'와 'C' 절차, 그리고 조직 검사의 결과를 이해하지 못하자 의사는 몇 차례에 걸쳐 이 오해를 시정하려 노력하였다. (여기서 최초의 면담부터 이 여환자의 반응을 살펴보지 않더라도 그녀의 믿음은 그녀의 질병, 암의 특수성, 암 환자였던 남편의 최근의 죽음으로 그녀가 겪은 번민을 그 특징으로 한다.)

우리는 질병과 그 원인에 대한 환자의 믿음과 의사가 제공한 형식적인 대화 사이의 대조를 관찰할 수 있다. 환자의 믿음 체계를 구축하는 문화적인 개념은 그러니까 의사의 사실적인 지식과 상호 작용을 한다(그 속에 지식을 통합시키며).

환자와 의사의 지식 사이의 대조를 명확히 하기 위해, 우리는 당드레이드(1981)에게 빚진 바 있는 '재약호를 통한 추상화(化)'와 '내용에 의지하는 추상화' 개념을 확장시켜 볼 수 있다. 만일 '재약호에 의한 추상화' 개념이 상업 교환 행위를 대수학 같이 형식적인 상징 체계로 어떻게 재약호화할 수 있다면 그것은 또한 한 개인의 법적, 의학적, 세금, 보험 등의 문제가 단 하나의 직업이나 관료 상징 체계로 재약호화되는 그러한 상황으로 확대될 수 있을 것이다.

모든 환자는 상황에 대한 넓은 영역에 적용하는 일정 **패턴**이나 형곽을 강조하는 추상화에 근거한 정신 모델에 노출된다. 당드레이드(1981)에 따르면 이 **패턴**은 특수 의미 영역의 내부에서 약호된다. 그리고 우리의 추상화는 언제나 내용에 의지한다. 그런데 의사는 환자의 언사 행위를 다른 상징 체계로 재약호화하는 데 습관이 되어 있다. 이같은 의사의 재약호화는 의학 용어 사전, 의학 서적, 실험실과 엑스선실의 검사와 같은 외부적인 기억 창고를 사용하여 추상적이거나 형식적인 언어에 특권을 부여하는 과정이다. 인간 세상의 실질적 과정이나 대상을 시뮬레이션하려 하는 것은 정보 프로그램에서 매우 빈번히 일어나는 일이다. 지식에 대한 이러한 방식의 가장 순수한 형식은 일상적인 삶의 담론에서도 똑같이 발견된다. 그런데 이렇듯 두 가지 방식의 지식이 일상 생활에서 나타날 때 그것들은 서로 상호 작용을 한다. 즉 이러저러한 조직 또는 제도적 장소의 한가운데서 다양한 역할을 하고 있는 개인이 이루어 낸 상황에 따라 하나는 다른 나머지 하나를 밟고 올라서려 하는 경향이 있다.

환자는 언제나 의사의 설명을 잘 이해하는 데 어려움을 느끼고, 설명에 동반하는 상징적 재약호화는 암시적일 수도 있고 특히 명시적일 수도 있다. 그런데 환자가 교양이 있거나 없거나를 막론하고 그들의 지식과 합리성은 모든 의사가 의지하는 외부 기억 체계와 의학 용어와는 경쟁해서 이길 수 없다(가장 최근의 의학적 발전에 귀를 열고 있는 의사들이 끊임없이 재활성되는 증가 체계).

관료 과정에 직면해야 할 때마다 우리는 다른 상징적 체계에서 정보를 재약호화하는 기업의 장인과 마주해야 한다. 의사 · 변호사 · 치과 의사 · 회계사 · 간부 또는 기술자들과 우리의 접촉은 권력의 통합으로 특징지어지는 상호 간섭이다. 이러한 상황에서 우리는 관료적 인물과 과정이 우리로 하여금 끊임없이 직면토록 하는 재약호화 작용과 완전히 정반대의 상호 작용을 하고 서로간을 관통하는 추론과 정서의 형태에 끊임없이 도움을 청해야 한다.

이 글에서 나는 현실의 문진이 의료 기록에 요약된 방법 그대로 인용하면서 한 의사의 관료적 재약호화 과정을 간략하게 설명하였다. 그리고 이 약호화가 환자에 대한 전망을 그다지 유념하지 않고 있다는 것을 밝혔다. 수술이 끝난 후 16개월이 지난 한 여성 환자와 가진 면담은 질병에 있어 환자의 이해력과 믿음의 문제를 구분할 수 있도록 도와 주었다. 이 자료에 대한 나의 간략한 분석은 위와 같은 두 가지 양식에 대한 연구는 건강 서비스 구조를 이해하는 데 지식이 중요하다는 것을 암시한다.

이 글에서 사용된 의료 정보는 산부인과 암종양학 서비스에 할애된 보다 광범위한 연구로부터 발췌되었다. 필요한 자료들을 제공해 준 수 피셔(내 제자들 중 하나) 박사에게 감사드린다. 또한 여기서 내가 재구성한 진찰과 내가 이 환자와 가진 면담 분석의 책임은 전적으로 내게 있음을 밝힌다. 또한 관대한 도움을 주었던 B 의사에게도 감사의 염을 전한다.

III

추론과 진단:
의학에서 임상적 담론과 이해의 역할*

* 이 텍스트는 초기에 《사회과학연구활동지》에 실렸다. nº 6C, 1985, 11월, p.79-89. 영어본을 《연구 활동》팀이 프랑스어로 번역하였고, 크리스티앙 클레르가 감수. 피에르 부르디외 세미나의 일환으로 1984년 5월 7일 파리에서 있었던 학회의 발표 내용을 옮긴 것이다. 자료는 마이클 바이스만이 이끄는 현재 진행중인 프로젝트로부터 빌려 온 것이다.

우리는 매번 의학을 한 그룹이나 개인의 사회문화적인 공간에 고유한 집합적인 지식과 믿음에 강하게 기대는 기예로서의 의료 행위나 응용생물학으로 묘사한다. 이같은 의학이란 응용생물학이라는 생각이 잘못된 것이라는 비판은 거의 없으며, 바야흐로 인간이나 실험실의 동물 처방이나 실험적인 연구 결과로 엄청난 임상학적이고 기초적인 지식의 자료체가 존재한다. 이 자료체는 끊임없이 증가하고 있으며, 의학계는 그것을 분류하고 약호화하는 데 전력을 기울이고 있다. 그러니까 의학적 지식의 습득과 적용은 해결이 어려운 문제를 제시한다. 또한 모두들 임상적 결정을 용이하게 할 수 있도록 고안된 교육 체계를 조직하려 안간힘을 쓰고 있기도 하다.

지난 동안, 진단적인 추론을 돕기 위한 도구로 정보 컴퓨터 분야의 사용이 많이 발전하였다. 약 10년 전부터 나는 진단적 추론과 적절한 임상적 결정에 꼭 따라오는 문제 해결의 조건을 규정하려고 노력해 왔다. 이러한 진단 유형화에 대한 시도는 일반적으로 과학적인 추론의 그것과 길을 나란히 한다. 다른 한편 같은 시기 동안 우리는 상식적으로 실험실 내에서 사용되는 일반적 추론도 유형화하려 전력을 다하였다. 유사한 방법론적인 또 개념적인 전략에 근거한 이러한 두 유형에 대한 연구 과정은 인간이 정보를 다루고 문제를 해결하는 방법과, 언어 구조와 이용, 또 기억의 구조의 역할에 대한 우리의 지식을 확대시켰다.

주어진 전문 분야에서 의사의 감정을 유형화하기 위한 전문가 체계로서의 인공 지능 가공 프로그램의 이용은 점점 더 빈번해지고 있다.(파인슈타인, 1973, 1974; 쇼트리프, 1976; 듀다와 쇼트리프, 1983; 블루아, 1984; 솔로비치, 1982; 엘슈타인·슐만·슈프라프카, 1978[40]) 지식의 기반과 전문가의 추론은 그러한 전문가적 체계의 설정을 위해 필수 불가결한 재료이다. 반대로 문진, 또한 신체 검사 중에 의사와 환자의 믿음 또는 지식 그리고 추론은 드물게 개입한다. 다시 말해서 사회적인 상호 작용이나 담론의 과정, 의료 서류의 작성과 신체 검사는 그 전체가 유형화 과정에 포함되지는 않는다.

앞장에서(시쿠렐, 1974, 1981, 1982) 나는 의료 기관에서의 언어, 담론, 전략, 그리고 구조적인 조건의 역할에 관심을 끌기 위해 의사의 진단적인 추론에 대해 환자가 가지는 일상을 다른 의학의 '수공업적' 측면을 연구하였다. 이 장에서는 그와는 약간 다른 문제를 다루기로 하겠다.

과학사회학 연구(콜린스, 1975; 블로어, 1978; 라투르와 울가, 1979; 크노르 세티나, 1981; 멀키, 1975)는 평범한 추론이 어떻게 임상적 과학 활동으로 진입할 수 있는지, 그 결과가 어떻게 그 세미나 학회, 출판계에서 다른 학자들에게 전달되는지를 보여 준다. 진단적 추론의 몇몇 양상에 대한 연구는 전문 의학이 한편으로는 기초나 응용과학적 지식과 다른 한편으로는 일정한 사회문화적 환경 한가운데의 평범한 추론 사이의 상당히 예외적인 상호 작용을 우리에게 보여 주는 한 유사하다.

대학병원의 진찰실이나 병원의 자료 틀은 특히 유일한 좋은 연구 장소가 될 수 있는데, 그곳에서는 기초과학 양상과 구성의학적 범주의 이용을

---

40) 비교, 책 뒤의 참고 문헌.

포함하는 양상인 응용과학의 여러 가지 양상을 관찰할 수 있다. 이러한 구성의학적 범주의 예를 들면 상급 의사와 함께 재검사를 실시하기 전에 인턴이나 견습의가 환자에 대해 구두나 기록으로 남기는 것이 있을 것이다.

지식의 기초와 의사나 환자의 교환 과정에서 끌어낼 수 있는 추론, 또 의사와 환자의 담론을 아우르는 것은 의학 전문가 체계의 연구 과정에서 과학적인 생각, 상식, 또는 암묵적인 지식 유형과 대중적인 믿음의 역할을 밝히는 데 일조를 할 것이다.

나는 이 책에서 의학사회학 분야에서 전통적으로 사회과학이 던지는 질문에 접근하지 않으려 한다(보스크의 연구, 1979는 이 분야에서 예외적이다). 나의 의향은 그보다는 추론, 언어의 사용, 정보의 처리 능력, 담론의 전략, 기관의 법령과 제약의 어떤 면이 진단적인 추론에 영향을 미치는지를 살펴보는 것이었다. 특히 나의 관심을 끈 것은 문제를 해결하는 상황에서 의사의 실수, 오진 같은 것이었다. 사실상 실수를 연구하면 의학적 문제의 해결만큼이나 전문가 체계의 구축과 이용에서 실질적인 지식과 추론이 하는 역할을 알 수 있게 된다.

다음 부분에서 교육(인턴과 수련의를 위한) 활동을 포함한 치료 장면에서의 진단적 추론 문제에 접근할 것이다. 나는 의사의 감정을 유형화하고자 할 때 소수의 학자가 빈번히 집착하는 어떤 조건을 정확히 하고자 IA 프로그램의 틀에서 진행되는 연구와는 거리를 둘 것이다.

1. 이 글에서 다루려 하는 전문가 체계란 무엇인가?

전문가 체계의 기술은 파이겐바움(1977), 듀다와 쇼트리프(1983), 그리고 클랜시(1983)의 최초의 연구에 나타나 있다. 그 도식은 다음과 같다. 즉 학자(IA에서 일하는 의사, 수학·과학 또는 의학 분야에서 일하는 IA 전문가)는 전문가(여기서는 전문의)의 정보를 얻고 '전문가 체계'라는 형식으로 컴퓨터 정보 프로그램에 나타난 지식의 기초를 수립한다. 클랜시는 어떻게 이 지식의 기초와 전문가 체계가 학생에게 '교수'처럼 사용될 수 있는 또 다른 체계를 설정하는데 이용될 수 있는지를 우리에게 보여 준다. 그의 목적은 완성되고 규격화된 지식의 인식론을 밝힐 수 있는 전문가 체계를 설정해 내는 것에 있다. 이러한 체계는 이용자와 학생이 그 체계를 만들어낸 학자가 이용한 추론을 이용할 수 있도록 할 수 있도록 해야 한다.

전문가 체계의 이용자가 환자, 진찰받으러 온 환자, 간호조무사, 의사 또는 학업 계획표와 관련되었을 경우는 학생일 수도 있다는 것이 그 일반적인 관점이다. 매번 체계는 그의 편에서 체계가 이용한 추론을 따를 수 있는 이용자에게 질문할 수 있다.

진단 문제의 해결에 접근하기 위해 위에서 아래로(가정으로부터) 또 아래서 위로(자료로부터)의 과정을 따르는 추론을 완성하는 산술적 총체에 있다. 목표는 새로운 가정과 보충적인 목표를 낳는 법칙을 가로지르는 가정과 연결되어 있다. 그런데 클랜시의 연구는 재현의 유일화가 프로그램에서 사용된 제안과 법칙을 감추는 상황에 다름 아닌, 자료와 과정의 단순한 결합을 넘는다. 그와는 반대로 전문가 체계는 전문의의 추론에 따른 각 단계를 재추적하고, 규칙 체계가 숨기는 행동에 내재한 지식을 백일하에 끌어내는 데 안간힘을 다 쓴다. 그런데 이 규칙 체계란 특히 하나의 법칙이 하나의 가정과 연결되고, 가정이 최초의 법칙 가운데에서 스스로를 제어하는 방법이다.

클랜시는 사용자가 환자에 대해 특수한 질문을 하는 예를 이용하여 그의 프로그램의 해명적인 능력을 보여 준다. 진료기록서에 나타난 것 같은 문제로부터 이 문제의 배후에 있는 추론에 이르기까지 프로그램은 때에 따라 뒷걸음질칠 수 있도록 한다. 그러니까 예 또는 아니오의 대답 같은 간단한 방법을 이용한 프로그램을 만들려는 것이 아니라, 클랜시가 적고 있듯이 한 환자가 왜 비정상적으로 전염에 민감한지를 아는 것이 중요함을 이해할 수 있도록 하는 것이다. 만일 실제로 그가 전염에 민감하다면 사용자는 전염병의 경우 이러한 정보가 환자가 면역 결핍인지를 결정하는 데 도움을 줄 수 있다는 것을 인식할 수 있을 것인가? 이러한 지식은 만일 환자가 스테로이드를 복용하고 있는지 여부와 연결되어 그것으로부터 스테로이드의 복용은 그의 신체 내에 정상적으로 존재하는 기관의 저항력을 약화시켰다고 결론지을 수 있을 것이다.

이렇듯 목표, 규칙, 가정의 총체가 설립되어 이용자로 하여금 진단적이고 치료 요법적 결정에 도달할 수 있도록 한다. 예를 들어 목표는 다음과 같은 문제의 형식을 빌려 제시된다. "유기체의 형태는 어떠한가?" "어떤 유기체가 뇌막염의 시초인가?" 한 가정의 예를 보자, "유기체는 막대균" "E. Coli[41]가 뇌수막염의 근원이다." 학자는 이렇듯 문제 해결의 층위에서 목표와 가정을 교차시키며 전략을 다듬어 나간다. 하나의 전략적 결정을 예로 들면 '적절한 치료 요법' 이전에 '전염의 근원지를 정의하는 것' 이나 "크립토코칼이 뇌막염의 근원이다"라는 가정 이전에 "E. Coli가 뇌막염의 근원이다"라는 가정을 밀고 갈 것이다.

이용자가 축소되어 입력된 프로그램의 저자는 이용자에게 하기 편한 질문에 대한 결정을 내려야 한다. 그것은 해석과 하부 질문을 사전에 조직하고 구성하기 위한 것이다. 어떤 전략의 적용은 한 분야의 특수한 지식에 대한 지시 대상을 허용해야 한다. 한 분야에 접근하는 것은 지식의 분야를 분류하는 데 사용하는 추상화 과정('구조적 지식' 이라 불리는)으로 가능해진다. 클랜시에 의하면 구조적 지식의 예는 질병의 원인을 일상적인 예와 특수한 예로 나누는 것에 있다. 박테리아성 뇌막염의 경우, 질병의 일상적 원인인 전략을 가질 것이다.

이러한 구조적 지식 개념은 두 종류의 가정을 분류하는 데 사용된다. 첫 번째 것은 소위 '문제의 성격' 이라 불리는 것이며 즉각적인 문제를 묘사

---

41) E coli균. 무포자 Gram(-)간균 E.coli는 enterobacteriaceae(장내세균과)에 속하는 주요 Escherichia genus species이다. 〔역주〕

한다. (예를 들어 환자가 스테로이드를 복용했다); 두번째 것은 소위 '진단적'이라 불리는 것으로 관찰된 문제(예를 들어 급성 뇌막염)의 원인(문제나 질병)의 묘사를 지향한다.

클랜시는 문제의 성격은 진단 규칙의 시초에 나타나고, 진단은 나중에 따르는 것이라고 한다. 또한 문제의 성격과 진단의 구성은 규칙의 연합이 다음의 두 가지 방법으로 나열되어 있다고 한다. 한편으로 우리는 이러한 가정을 지탱하는 규칙을 고려하는 것에 이끌리는 어떤 진단을 정신적으로 활성화하는 특수한 전략을 이용할 수 있고, 다른 한편으로 전략의 사용은 사용자로 하여금 이 정보를 수집하고 결론을 끌어내며 주어진 자료에 따라 규칙을 적용하도록 이끌면서 문제의 어떤 특성을 적용하는 것이다.(클랜시, 1983)

클랜시는 이렇듯 한 전염병 전문의[42]가 마이신(MYCIN)이라 불리는 프로그램에서 주어진 규칙의 연역적이고 귀납적인 설명을 연합하는 추론과 인과 관계를 재추적하는 데 유용하게 사용할 수 있는 방법의 모델을 제공한다.(쇼트리프, 1976) 그것은 전염 상황에서 스테로이드 사용의 영향력을 이해하기 위한 것이다. 예를 들어 추론은 스테로이드의 사용이 있었다는 자료에 따른 지식과, 스테로이드는 몸에 들어갔을 때 그의 몸 속에 존재하는 유기체를 제어할 수 있는 항체의 능력을 감소시켜 결과적으로 그때부터 전염병을 일으킨다는 전제로 시작된다. 전제로부터 시작된 추론을 통해 우리는 다음과 같이 말할 수 있다. 즉 문제는 하나의 이상, 박테리아로 인한 급성, 뇌막염이라는 전염병에 대한 것이고, 이 박테리아는 이상적 원인으로 인한 그람 음성 막대균이나 장내 세균이다. 또 이 조건은 스테로이드의 흡수와 면역 반응의 계속적인 약화의 결과일 수 있다. 결국 그

---

42) 전문의 medecin attaché attending. 여기서 attending 의사는 개원의(cf. attending system(개방형 체계))를 말하나 본문에서는 초보 의사에 상반되는 개념으로 사용되고 있으므로 전문의로 번역하였다. 〔역주〕

때문에 환자는 일상적으로 몸 속에 존재하는 박터리아의 전염에 약해지고 말았다.

이러한 연역적이고 귀납적 방법으로 이루어진 설명의 구성은 유용한 것인데, 왜냐하면 그것은 진단적 추론 모델에 접근할 수 있도록 하는 산술 체계의 구성에 꼭 필요한 규칙 구조의 설정을 관찰할 수 있도록 하기 때문이다. 그같은 설명의 구성은 또한 전문의의 지식적 기반을 이용하는 학자가 겪는 역경에 한 점 빛을 던져 준다. 이렇듯 스테로이드 법칙은 실제 임상 틀에서 여러 가지 가능성과 관련이 있다. 그러니 이러한 틀의 중요성은 클랜시가 묘사하고 있는 전문가 체계에는 나타나지 않는다.

클랜시가 유형화한 지식 체계는 암묵적이고/거나 외연적일 수 있는 다른 지식도 포함하는 자기 고유의 의학적 감정을 소유하고 있는 이용자를 전제한다. 그런데 이용자의 감정이 어떤 순간에 은묵적인 지식과 유추적인 추론의 함축적인 사용, 외연적인 설명과 전제적인 추론에 바탕을 두고 있는지를 정의하기란 결코 쉽지가 않다. 클랜시가 제안한 자료와 모델은 컴퓨터 정보 프로그램이 이용자에게 할 수 있는 질문을 미리 예상하기 위해, 거의 배타적으로 전문가인 의사에 기대는 진단적 추론을 유형화할 수 있는 방법으로 명확한 예를 구성할 수 있는 유용성을 가진다.

IA(인공 지능) 모델 틀에서 우리는 어떻게 의사나 간호조무사가 우선 환자에게서 정보를 수집하고, 컴퓨터 정보 프로그램이나 전문가 체계에 적합한 정돈된 정보를 제공하기 위한 방법으로 분석을 하기 위해 그가 가진 서로 다른 영역에 있지만 연결되어 있는 기억 속의 진실을 이용하는지 자문할 필요가 없다. 사실상 클랜시와 다른 학자들이 작업한 IA 프로그램 유형에서 의사·간호조무사 그리고 환자가 수집하고 통합한 정보를 유형화하는 것이 필수적이지는 않다. 사용자가 전문가 체계를 사용하기 전에 일어날 수 있는, 인간이 저지를 수 있는 실수(부주의나 오진)에 걱정할 필요는 없다.

면담이나 신체 검사로부터 의료 서류의 구축과 의사-환자의 상호 작용에 대한 나의 작업에서 서류의 작성에 앞선 기억 과정은 보다 절차적이거나 암묵적인 지식의 보다 확장된 기반과 교차하면서 선언적이거나 전제적인 지식의 기반처럼 제시된다. 둘 중에서 첫번째 것이 클랜시의 작업을 설명하는 IA 프로그램에서 유형화된 것이다.

 서류를 작성하는 의사가 만들어 낸 선언적 기억은 인턴이나 수련의가 상급 감독 의사에게 환자의 상태를 묘사하는 방법에서 명백하게 나타난다. 병원의 종사자(인턴과 수련의)들의 교육의 한 부분인 구술적 표현법은 사실 지금까지 이루어진 IA 유형의 전문가 체계에서 암시적으로 추정된 숨겨진 정보의 이해·수집·통합 과정의 양상을 밝힌다.

 그러니까 클랜시의 작업(1983)은 특수한 방식으로 규정된 체계에서 이루어지는 연구 과정이 어떻게 유형화가 가능한지 이해하려 할 때 학생이 필요로 하는 추론을 한켠으로 미루어 놓을 수 있는지를 보여 주는 것도 관심 있는 일이다. 클랜시가 지적하고 있듯이 만일 IA 프로그램이 학생에게 어떻게 추론해야 하는지를 가르치는 데 도움이 되지 못한다면, 그것은 학자가 전문의 지식과 추론을 기반으로 프로그램의 기능에 꼭 필요한 구성 과정 때문에 변형되었던 것을 명확히 설명하지 못했기 때문이다.

 문제 해결에 있어서의 두 개의 층위를 구분해 보자. 환자와의 최초의 면담, 인턴이나 수련의가 의료 기록과 환자의 검사 결과를 상급 의사에게 설명하는 순간이 그것이다. 이 두 층위는 그 차례에서 지식의 다른 층위와 비교될 수 있다. 즉 주어진 전문 분야에 고유한 참고 서적, 매뉴얼 서적에 포함된 기본 지식과 형식적·선언적·전제적인 추론이 바로 그것이다.

2. 면담과 의료 차트에서 이용자의 감정

 전문가의 지식적 기반은 진단적 추론과 임상적 개념들 속에 박혀 있는 의미 작용의 여러 층을 '펼쳐 놓는 데' 꼭 필요한, 근본적인 과학적 지식을 전제하는 범주 속에 약호화 되어 있는 정보의 '단편들'을 보유한다. 사실 의사의 교육은 부분적으로만 연구 활동, 임상 실험, 또는 형식화된 의료 범주에 들어가는 진단 활동에 통합되는 수많은 기초 지식을 포함한다. 한 전문가가 추론과 지식을 유형화할 때 어떠한 규칙과 전제로부터 나아가기 위한 문제를 제기하기 적합한 순서를 일반화하려 온갖 노력을 기울인다. 의학적 범주와 개념 용어의 사용은 공유하는 지식을 전제하는데, 이 지식의 심오함은 두 의사 사이의 대화에서 관찰되는 주제의 공유 부분을 추론해 내기 어렵게 만든다. 상호 작용에 참여한 이들의 복잡한 의미 작용이 (예를 들어 의사와 환자) 정말로 숨겨져서가 아니라 보다 단순히 말하면 그것이 항상 그들이 이용하는 단어와 표현으로 직접 설명되지는 않는다는 것이다. 그럼에도 불구하고 이 단어, 이 표현, 이 담론 전체는 대화 참여자들이 상호간에 주고받는 감정 덕택에 그 순간의 일 처리에 적합한 것으로 여겨지는 것이다.

한 환자에게서 정보를 수집할 때 정착된 대화는 의사와 환자에게 있어 같은 의미를 갖지 않는 아주 많은 지시 대상을 포함한다. 그러나 이러한 의미는 암시적으로 이해가 되어진 것처럼 사용이 될 때가 많다. 그것이 일반적으로 부과된 일 처리에 적합한 의미 작용이다. 수많은 담론의 단편과 서술적 일화들은 다른 한편으로 관찰자에게는 꽤 일관성이 없는 것으로 비칠 수 있다. 의사의 질문은 환자에게 있어 직접 구두로 표현하지는 않지만 많은 생각을 불러일으킨다. 그리고 환자의 지적은 의사에게 있어 면담이나 서류에서 드러난 것보다 훨씬 많은 암묵의, 또한 형성화된 지식을 환기시킨다. 의료 서류라는 것은 전제에 대해 확신을 하거나 가능한 또 다른 전제로 이끌 수 있는 면담과 검사의 일부를 선택적인 방법으로 요약한다.

수련의나 인턴들이 상급 의사에게 하는 구두 보고에 대해서는 대학병원 류머티즘 병동에서 고른 한 예를 간단히 짚고 넘어갈 것이다. 그것은 서류와 검사 결과 보고서를 작성하는 모사 작업 이전에 그 존재를 추정해야 할 형식화된 정신적 입력(기억의 저장)의 좋은 예가 될 것이다. 다른 글(시쿠렐, 1975)에서 나는 같은 병원의 뇌신경과 병동에서 같은 유형의 예를 다룬 적이 있다. 산부인과 암 병동에서 고른 또 다른 예(시쿠렐, 1982)는 한 환자가 어떻게 같은 의사와 한 여러 개의 면담을 기억하는지에 대해 살펴보았다.

의사와 환자가 각기 자기 편에서 구축하는 면담과 검사에 대한 기억의 저장은 심리학자들 그리고 언어학자들(봅로우와 노먼, 1975, 포코니에, 1985; 눈베르그, 1978; 러멀하트와 노먼, 1981)이 기술한 바 정신적 공간의 반향이다. 구술과 필기의 녹음의 그 차례에서 이러한 기억의 저장과 면담의 초기 담론 기술의 흔적을 반영한다. 우리는 그것을 면담과 검사 도중에 나타난 의학적으로 가치 있는 정보에 대한 선언적이고 전제적인 보고서로 간주한다.

보다 광범위한 영역에서 우리는 의사와 환자 사이의 최초의 만남에서 사용되는 말과 표현을 발견해 볼 수 있다. 그렇게 함으로써 최초의 만남의 상황을 조건짓는 면담의 양상들을 재구성해 볼 수 있을 것이며, 매초마다 해석적인 보고서를 얻어내려 애쓸 것이다. 이같은 재구성 방법은 같은 마을이나 다른 마을에서 또는 멀거나 가까운 마을로부터 유래한, 기존의 다른 텍스트와 비교 가능하거나 그럭저럭 잘 보존된 텍스트, 또는 훗날 점차적으로 우리의 힘으로 재건 가능할 시가(詩歌)를 부를 줄 아는 인물에게서 재래 시가를 채집하는 일과 같다.

시가를 채집하는 데 있어 일반적인 전략은 그 주체를 해석하는 데 있는 것이 아니라, 그 기회에 그가 알고 있으며 재구성할 수 있는 시가 자체의 해석에 있다. 내가 보기에 이중적이거나 다중적인 기억에 대한 가설을 세울 당시 앤더슨(1983)과 다른 학자들이 참고로 한 것은 이 기억된 2차적 정보의 재구성이었던 것 같다. 구술이나 필기 녹음의 경우, 의사의 기초적이고 임상적인 지식과 결합한 추론의 목표·가정·법칙을 반영하는 정신 도식이나 모델의 참조와 재구성을 확인하였다. 그와는 반대로 다른 환자나 해당 환자와 이전에 접촉을 함으로써 발생한 암묵적인 임상적 추론과 경험은 접근 불가능한 채 남아 있다.

우리가 의사나 환자로부터 얻을 수 있는 기억의 재구성은 의학적 추론의 정보 컴퓨터 모델화에 거의 통합되지 않았다. 그렇다고 해서 이러한 재구성이 지식과 추론의 일반적 이용, 또 제도적인 환경 속에서 이루어지는 경험과 활동의 전체적이고 유추적인 보고서의 완성에도 꼭 필요하지 않은 것은 아니다.

직접적으로 이중 기억 문제에 관심을 보이지 않으면서, 나는 수련의가 환자와 가진 면담 보고서에서 또 이 환자와 수련의와의 관계가 의학 서적에 나타난 형성된 의학적 범주를 밝히는 한 그 보고서의 몇몇 양상에 접근해 볼 것이다. 나의 목표는 최초의 진단적 추론을 우리로 하여금 이해할 수 있도록 하는 의사와 환자 간의 최초의 면담으로부터 끌어낼 수 있는 정보를 제외하고 어느 선까지 선언적 지식이 전문가 체계의 완성을 지배하는지를 강조하는 데 있다. 덧붙여 나는 수련의가 환자와 면담을 가지자마자 상급 의사에게 하는 구두 보고서를 분석해 볼 때 드러나는 의사의 실수나 오진에 대해 살펴보기로 하겠다.

3. 연구의 틀

연구의 일반 계획은 1주일 내내 공식적으로나 비공식적으로 수련의와 인턴들이 그들의 활동을 상급 의사에게 보고하는 자연스런 틀(대학병원의 류머티즘 병동)을 선택하는 데 있다. 또한 우리는 조직의 정상적 활동에서 일어나는 특수한 임상례를 포착하고자 하였다. 여러 서비스 병동에서 교육 분야의 책임을 맡고 있는 동료 의사들과 함께 일하는 의료 팀의 일원으로서 나는 일상적인 의료 활동에 방해가 되지 않으려 최대한 노력을 기울였다. 연구 전략은 간단하다. 즉 무작위로 며칠을 선택해서 그동안 일정

수의 환자(적어도 20명)를 관찰하고 그들의 말을 녹취하였으며, 이후 그들 중 몇 건만을 자세히 연구하였다. 특수한 각 사건의 녹취 이전과 이후에 모든 자료들을 의료 간부가 일상적이고 독특한 방식으로 광범위하게 통제할 수 있었다.

독자는 우리가 왜 단 하나의 임상례를 이용했는지 의아하게 여길지도 모른다. 이에 나는 연구 활동을 기회로 활동적인 병동에서 임상적 추론 전략과 활동 언어를 수정하는 일은 지극히 어렵다는 사실을 재차 상기시키고 싶다. 단지 한 임상례만을 고려함으로써 오는 한계가 연구된 환경에 대한 커다란 예측 가능성으로 상충되기만을 바랄 뿐이다. 다음에서 나는 독자들에게 단지 의료 환경의 틀 안에서 진단적 추론 활동에 기여하는 인지적·언어학적·사회문화적인 활동의 조건에 대한 전체적인 시야를 제공하기 위해 꽤 광범위한 기본 자료의 몇 가지 양상을 제시하는 데 만족할 것이다.

류머티즘 질병에 전문가 체계는 존재하지만 그러한 모습을 취할 듯한 형식을 한번 부여해 볼 수 있다. [도표 1]은 일상적인 류머티즘 질병의 도식을 나타내고 있으며, [도표 1A-1E]는 각각의 일반적인 범주에 대한 보다 자세한 정보를 제시한다. 이 도표들에 나열된 다양한 증상들은 전문가 체계의 이용자로 하여금 진단에 꼭 필요한 정보를 가져올 수 있는 산술 체계를 설정하는 데 사용될 수 있다. [도표 1A-1E]에 들어 있는 정보들을 류머티즘 학자에게서 우리가 채집할 수 있는 재료와 같은 지식의 기초를 보여준다. 이 임상례는 나의 협력자인 동시에 나의 정보 제공자인 마이클 바이스만 박사가 전문 의학 개론 수업 시간에 학생들에게 강의할 목적으로 준비한 자료이고, 현재의 재료는 그 기본적인 틀에 살이 붙여진 것이다.

이렇듯 우리는 한 수련의에게 예를 들어 환자의 증상이 자리를 옮길 수 있는지 여부와 일반적 증상(피곤함·체중 감소·전신 쇠약)이 존재하는지를 질문해 볼 수 있다. 얻어진 자료는 류머티즘성 복합 관절염과 관절증을 구분하고 류머티즘성 다른 병이 질병들의 가능성을 제거할 수 있도록 도와 준다. [도표 1A-1E]의 재료는 전문가 체계에 도움을 청하기 전에 우연히 요약된 자료체에 기대기보다 이용자가 물리적으로 환자를 재검사할 수 있다는 가정으로부터 출발하여 선택적인 비교를 요구하는 정보를 포함한다.

감독 격인 의사가 중립적인 입장을 견지할 수 있도록 나는 수련의와 그의 상호 작용의 녹음 시기와 내가 감독 의사에게 이 상호 작용을 분석하라고 부탁한 시기 사이에 1년간의 시간을 두었다. 이 기간은 그 효력을 발휘한 것으로 보여졌는데, 의사는 해당 환자도 그에 따른 진단도 기억을 해내지 못한 것이다. 다음 부분에서 정보의 처리와 조직의 제약이 어떻게 진단에 기여할 수 있는 도식을 방해하고, 다듬으며, 수정할 수 있는지 보여 주겠다. 나는 특히 수련의와 의사, 그리고 그 둘을 갈라 놓는 서로 다른 위상들 사이의 상호 간섭의 중요성을 강조하고자 한다. 이러한 조건들은 기관의 틀뿐 아니라 의사가 수련의의 의료 능력에 내리는 평가에도 들어간다.

덧붙여 나는 의사의 실수나 오진을 이해할 수 있도록 하는 두 가지의 총체적 상황을 기술할 것이다.(노먼) 한편으로 감독 의사의 오진을 불러일으키는 정보 처리의 간섭 같은 고전적인 임상례를 관찰하고, 다른 임상례로는 다음과 같은 오진에 기여하는 요소들을 확인해 보는 것이 가능하다. 수련의의 부적당한 지식・평가로 인한 상호간의 스트레스, 마지막으로 서로 다르거나 빈번히 틀린 의미론 영역의 사용을 반영하는 조직 내의 위상의 요소들이 그것이다.

4. 의료 현장에서 감정(鑑定)의 층위의 협상

상급 의사에게 수련의(여성)가 면담 내용을 보고하는 장소는 환자와의 면담이 이루어지고 환자가 그를 기다리는 장소로부터 그리 멀지 않은 작은 방이다. 분위기는 느긋한 것으로 보인다. 2명의 대화 참여자 모두 매트에 기대고 있으며 대화도 친근한 편이다. 그러나 나의 직감은 수련의의 제어되고 신중한 어조로부터 포착한 긴장감이 이 방 안에 흐르고 있다는 것을 감지하였다. 이같은 의사 교환에 제삼자가 존재하는 일은 빈번하고, 그 사실을 수련의나 인턴이나 잘 인지하고 있으며, 그것도 교육 환경의 일부로 간주한다. 느긋한 분위기는 틀림없이 학생과 스승 사이에 있을 수 있는 권위 관계를 누그러뜨리거나 아마도 최소화하고, 그 때문에 일종의 협력 관계라는 인상을 준다.

    수련의가 환자에 대해 최초로 보고를 하는 방법([도표 2], 1-28)은 조직적 제약이 있음을 암시한다. 사실상 보고서는 의료 차트나 검사 보고서가 쓰여진 방법으로 사실에 대한 여러 차례의 단정으로 시작된다. 의심할 여지없이 긴장이 풀린 듯한 대화의 양상에도 불구하고 담론은 조직적 일상을 드러내는 보고와 질문 방식을 반영한다. 수련의는 류머티즘 병동에 수련의의 평가에 대한 형식적 절차(인턴과는 반대로)나 판별 기준이 부재함에도 불구하고 자신이 매순간 평가당하고 있다는 사실을 알고 있다. 환자에 대한 자신이 가진 정보를 제시하는 수련의의 방식은 의사가 동료간의 교환에 사용하는 어조를 유지하려 애쓰고 있음에도 불구하고 그의 지위에 종속되어 있음을 나타내는 표식이다.

[도표 1]

류머티즘성 복합 관절염 (A)	관절증 (B)	류머티즘성 다른 변이 (1C)	루푸스 홍진성 급성 전신성 (1D)	관절염 통풍성 (1E)

                                a. 건선(乾癬)성 류머티즘
                                b. 산통(疝痛)성 관절염

　　　　　c. 관절 경직성 추골 관절염
　　　　　d. 라이터 증후군

[도표 1A] 류머티즘성 복합 관절염(Polyarthrite Rhumatoïde; PR)의 임상 기록

상지와 하지의 크고 작은 관절, (몸의 양쪽에서) 대칭적.

우선은 일과성이거나 '전이성' 이상들이 염증으로 인해 이 관절에서 저 관절로 이동하는 것으로 보임.

증상은 증가하거나 감소할 수 있으나 일정 시간이 흐른 후 관절염은 지속됨.

기능상 이동의 어려움(하지(extrémités inférieures)의 발병)과 일상 생활에 지장(상지(extrémités supérieures)의 발병: 어깨·엄지손가락 등).

하부 관절 구조(관절 주머니 내부)의 발병 결과로 관절의 지속적이고 가시적인 부기.

일반 증상: 피로·체중 감소·전신 쇠약. 삼분지일의 환자에게서 결절 발생. 일반 증상은 어린 환자나 노인 환자에게 더욱 빈번히 발생.

차별적인 특성들:

관절염의 고전적 유형. 일반 증상의 보유:

'병에 걸린' 환자는 관절의 고통만을 느끼지 않는다.

이상이 전신으로 확대. 명백한 관절을 초월한 증상.

어떤 관절이 고통스러운가를 환자가 말하도록 하는 데 필요한 기능적인 질문들.

[도표 1B] 관절증(Arthrose; A)

퇴행 과정
(관절증-질병의 비염증적 성격을 강조).

특히 모계 쪽 가족력(모친·여동생)이 있는 여성들에게서 30대에 나타날 수 있다. 정상정으로는 50대에 나타남.

두 가지 형태가 일반적:

a. 지지(支持) 관절(무릎·넓적다리), 등 아래와 손의 작은 관절들에 발병
   (일반화된 관절증)
b. 손가락에만 발병(제2손가락 뼈 사이, 염증 또는 부패)

몇몇 관절들에는 드물게 발병: 손목, 팔꿈치, 어깨와 발목 관절. 만일 이곳에 발병했을 때는 다른 질병(고 파라티로이드 호르몬 혈증(hyperparathyroïdie) 유전성 혈색소증(hémochromatose))이 있음을 암시.

손에 이 병이 발병했을 때 관절증은 손바닥-손가락뼈와 손목 관절에는 영향을 주지 않는다. 그러나 손목-손바닥뼈(métacarpo-phalangienne)(엄지손가락 뿌리(base))와 손가락 사이(interphalangienne) 관절(관절 아래)에 발병한다. 손의 병변에 대한 특징을 나타내는 도식(피로·체중 감소·전신 쇠약

등 부재).

손가락 관절의 발병은 염증을 나타낼 수도 있고 일정한 고통이나 부기의 원인이 되기도 한다. 또 병변은 서로 다른 시기를 두고(몇 개월 간격, 때로는 1년) 근위(proxime) 손가락 사이 관절 IPP나 원위(distale) 손가락 사이 관절 IPD까지, 또 한 손에서 다른 한 손으로 옮겨갈 수 있다. 자기 자신의 손을 모델로 사용한다. 점진적으로 이동하는 복합관절염에 비해 염증, 고통, 또는 '위상이 다른' 수종을 일으킨다.

속기 쉬운 증상에 주의해야 함: 염증성(inflammatoire) 관절증(부식성(érosive)) 관절증은 엑스선과의 용어)은 매우 염증성이 강하게 나타날 수 있다(홍반·부종·격심한 고통).

[도표 1C] 류머티즘성 다른 변이

(건선(乾癬)성 류머티즘, 산통(疝痛)성 관절염, 관절 경직성 추골 관절염, 라이터 증후군)

특징:
a. 좌우 대칭적, 하지 대관절
b. 손가락 사이 관절에서 빈번하게 발생(류머티즘성 복합 관절처럼 손가락 중골(métatarsophalangienne) 관절에는 발생하지 않음).

거의 모든 변이에서 다소간 심각한 양상으로 척추에 발병.

건선성 류머티즘은 손톱과 피부의 건선과 함께 상지 또는 하지에 발병할 수 있다. (예를 들면 손톱의 표피가 떨어지거나 부스러지고 원위 손가락 관절에 나타남.) 다양한 형태: 온몸으로 퍼질 수도 있고 '류머티즘성'으로 보일 수 있음.

관절 경직성 추골 관절염: 항상 척추에 병변.
피부 외상 무, 40퍼센트 정도에서 주의 관절까지 전이(넓적다리와 어깨를 포함).

산통성 관절염: 경직성 홍반, 피부 손상과 함께 내장과 관절의 임상학적 일치; 아니면 일치 없이 척추와 장의 이상만 생기는 경우, 위의 경우와는 약간 다르게 주변의 관절에 발병.

라이터 증후군: 고통 없는 피부와 점막의 손상, 요도염, 결막염, 특이한 손톱의 손상(손톱 밑이 부서짐).

특수한 증상
류머티즘성 복합 관절염보다 관절에 심하지 않게 발병, 하부보다 상부에 많이 발생(발은 예외, 매우 점진적이기는 하지만 심하게 발병할 수 있다).

드문 일반 증상 (열 · 체중 감소 · 피로) 이 경우는 특히
라이터 증후군과 관절 경직성 추골 관절염(SA), 그 중에서도 이 병이 매우 심각하게 작용하는 어린 환자들에게서 그 증상을 볼 수 있다.

공통 증상: 하지, 비대칭, 대관절, 손가락 사이 원위 또는 근위 관절, 발가락(MCP 또는 MTP에까지 이르는 불균형) 척추의 발병과 골부 착부 병변(enthésopathie)의 개념(골부 착부, 인대, 힘줄, 기저부(base)까지 연결된 — 골막의 염증)은 관절의 가장자리를 넘어 부종을 일으킨다. (소시지 모양의 발가락이나) 발꿈치의 고통(관절의 부재).

[도표 1D] 급성 전신성 홍반성 루푸스(LEAD)

다발성: 신장, 중추 신경 체계, 심장 혈관 체계에까지 영향을 미칠 수 있다.

열 · 발진과 복합 관절염이 임상 기록을 지배.

관절의 발병은 심하고 매우 고통스러울 수 있다. 질병의 주변 부속물에 ——막, 힘줄——매우 민감하지만 부기가 거의 없고 염증의 객관적인 징후가 나타난다. 크고 작은 관절에 발병할 수 있지만 류머티즘성 복합 관절염과는 다르다: 관절의 변형이나 점차적인 파괴도 없다.

여성에 빈번히 발병: 청소년기와 유년기에 보다 빈번함.
환자는 매우 쇠약해진다: 피로 · 체중 감소 · 근육이 녹는 현상.

특히 얼굴과 손의 발진.
태양은 발진 · 관절의 고통 · 피로 등의 증상을 악화시킬 수 있다.
레이노 현상 가능, 늑막염 유형의 가슴의 통증(다시 말해 심낭염이나 늑막의 출혈, 근염(myosite)).

특수 증세
관절은 류머티즘성 복합 관절염과 다른 양상을 띤다.
일반 증상이 매우 통상적이다.
다발성으로 생명이 위험해질 수 있다.
발진, 감광성
나이와 성별에 따라 차이가 있을 수 있음.

근염과 레이노 현상은 류머티즘성 복합 관절염과 관절염 병이 종류를 구별할 수 있게 한다.

일반적 관찰: 염증 증세가 관찰 가능한 임상 증세보다 빈번히 더 두드러진다. 환자들은 빈번히 '꾀병쟁이' 취급을 받는다.

[도표 1E] 통풍 관절병증

급성적 형태: 자기 제한적 관절염의 급작스런 발병, 매우 고통스러움, 고통이 관절의 한계를 넘을 수도 있다. 봉와직염과 비슷: 표피가 떨어질 수 있다. 일반적으로는 단순 관절이지만 때로 복합 관절에 발병할 수 있다: 격심한 염증이 류머티즘성 복합 관절염의 변이 종류와 대조적으로 완벽히 사라짐: '간헐적' 위기 중 정상 기간을 모색, 주기적인 형태: 반복되는 발작, 각 발작은 1주일을 넘길 수 있다. 관절과 관절 주변에 요산염 결정이 집중(토푸스: 통풍 결절): 혹들.

특수 증상들
거의 모든 관절에 발병할 수 있지만 엄지발가락과 무릎에 가장 흔하다. 여성보다 중장년층 남성에게 보다 흔하다. 남성의 통풍은 혈중 요산 치수 상승이 유발될 수 있다(예를 들어 티아자이드계 이뇨제).
관절 둘레의 주사로 진단.
치료를 위해 혈중 요산의 수치를 낮추어야 함

[도표 2]의 선언적 문장(1-28)에 대한 나의 해석은 다음과 같다. 즉 수련의는 가능한 광범위한 진단 영역을 소화시키고 있으며, 환자의 실질적인

반응과 추론을 [도표 1A-1E]에서 등장한 의학적 개념에 부합하는 선언적 유형의 지식으로 변형하여 종합을 꾀한다. 수련의의 주석은 차별적인 진단에 꼭 필요한 바탕의 일부를 이루며, 그 형식에 있어 전제-선언 양식을 표방한다.

  수련의는 그것들 사이가 연관되어 있다고 할 수 있는 어휘 항목 이상의 것인 의미론의 영역을 포괄해야 한다. 다른 말로 하면 의사가 일관성 있다고 판단할, 그리고 확연히 인과적이고 도식적인 관계를 가지거나 그러한 관계를 암시하는 주제와 소재를 설정해야만 한다. 이에 우리 학자의 임무는 화자나 기록하는 이가 주제를 유지하고 그에 따라 의미론적이거나 언어학적 영역에서 일관성을 유지하려 노력하는 방법을 연구하는 데 있다. 우리는 한 분야에서 다른 한 분야로의 이동을 표시할 수 있는 표식을 찾으려 한다. 다시 말해 추정된 한 분야에서 서로 다른 표현의 사용에 따른 일관성이나 변이성을 측정하는 것이다.

  의료 현장에서 이렇듯 우리는 기대되고 실행되는 담론과 텍스트로 된 표현 사이에서 관찰될 수 있는 차이, 즉 의료 활동에서 이상과 현실 사이를 구별할 수 있도록 하는 차이에 관심을 기울인다. 이런 경우에는 어떻게 수련의가 [도표 1A-1E]에 나와 있는 개념을 참고하고 있는지, 어떤 방법으로 이 도표를 이용하여 의사에게 보고하고 있는지를 지시하는 데 있다. 우리는 일상적 틀 안에서 응용과학에 대한 이해의 정도에 도달하기 위해 환자로부터 수정한 정보를 이 보고서가 어떤 식으로 재구성하거나, 아니면 반대로 변형시키는가를 보여 주려 한다.

  의사들이 요청 과정을 이용하고 환자의 반응을 해석하는 방법은 인간-기계 사이의 상호 작용에 꼭 필요한 선언적 형식 속으로 유입시키는 지식과 정신 모델의 이해에는 결정적으로 중요한 것이다. 사실 전문가 체계의 사용에 꼭 필요한 의사소통은 의사와 환자가 이용하는 의미론적 영역의 상호 작용을 전제한다. 이에 경험적인 문제가 대두된다. 즉 어떤 방법으로 유추적인 추론과 절차적 또는 암묵적 지식의 영역이 문진시나 신체 검사시 의사와 환자에 의해 이용되는가 하는 것이다. 나는 어떻게 한 이용자가 전문가 체계의 의미를 포착할 수 있는지를 이해하는 데 꼭 필요한 조건이 바로 거기에 있는 것이라고 추정하고 있다.

[도표 2] 수련의(S)와 상급 의사(M)와의 대화

1. 수련의. 그럼, 그 다음에는 엘레나 루이스군요.(배경 소리)
2. 맞아요, 이 여인은 44세이고 암 병동에서
3. 이쪽으로 보냈어요.
4. 그런데, 지난 2년간, 여러 병변을 겪었어요. 홍반이 있고 나서 부종이
5. 둘째와 셋째 손바닥뼈에
6. 그와 번갈아 가며 양손에 IPP 관절
7. 때로는 이쪽 손, 때로는 저쪽 손에,
8. 발목 관절염도 앓았군요,
9. 복사뼈 측면 가장자리 적반과 함께요
10. 측면 복사뼈의 그 다음에는 부종.
11. 물론, 적반이 먼저이고요, 다음에 동통
12. 스물네 시간 후에 부종이요.
13. 그렇게 며칠 계속되다가 다시 시작하네요.
14. 그런데 발작이 계속되는 동안에는 고통이 극심하군요.
15. 그 때문에 손의 기능이 심하게 제한받아요,
16. 보행에 많은 지장을 받고요.
17. 음. 사실 관절은 많이 앓지 않은 것으로 되어 있네요
18. 등과 다른 몇 관절의 뻣뻣함을 제외하고는요.
19. 팔꿈치에는 이렇다 할 문제가 없었어요,
20. 어깨에도요.

21. 음. 결절도 없었네요.
22. 레이노 현상도 없었고.
23. 쇠그렌 증후군도 없었어요.
24. 이 여인은 언제나 피곤한 상태이고요.
25. 양 다리에 경련이 극심해지고 있어요
26. 음, 가족 중에 관절염 병력은 없네요.
27. 아침이면 심장이 많이 아프다는데요,
28. 아니, 말도 안 돼 (?)……

29. 의사. 발병 시기는 언제지요?

30. 수련의. 2년 됐어요. 성미구엘 병원에서 불룸베르그라는 의사에게 검진을 받았다나 봐요,
31. 그곳에서는
32. 관절증이라고 했나 봐요.
33. 그 이전에도 다른 의사에게 진찰을 진찰을 받았는데
34. 그는, 류머티즘 유사 복합 관절염이라고 했어요.
35. 한동안 톨렉틴 치료를 받았군요,
36. 환자는 이 처방이 효과를 거두었다고는 생각지 않고 있어요.
37. 그리고 지금은 아무런 처방도 받고 있지 않아요…… 음.

[도표 3] 대화(다음)

38. 의사. 특별한 기관의 질병 같은 건 없나요?
39. 수련의. 원칙적으로는 없었대요. 아무튼 이 시기에는요,
40. 체중이 190kg까지 나갔었는데 현재는 100kg까지 감소했군요.

41. 리버달에서 장만곡이 된 일이 있어요,
42. 1970년경예요……
43. 의사. 이 환자가 정말로 장만곡증을 앓았어요?
44. 수련의. 환자의 말에 따르면서……
45. (의사에게 전화가 오면서 대화 중단)

[도표 1A-1E]의 형식 유형적 단언들은 아마도 문맥과 독립적인 그만큼의 서로 다른 의미론적 하부 영역을 재현하고 있으며, 우린 그것을 이상화된 이론과 가깝지만 경험적으로는 류머티즘 의학서를 토대로 세워진다고 볼 수 있다. 이 재료는 그러니까 전문가 체계에 포함되고 의사가 사용하게 되도록 기대되는 전제와 어휘 항목의 방법으로 사용되었다. 류머티즘 과목의 수련의의 지식을 평가하기 위한 방법들 중의 하나는 문맥과는 독립된 것으로 추정되는 자료 속에 들어 있는 제안들과 더불어 그녀가 말한 것과 [도표 1A-1E]들을 비교해 보는 것이다.

의사에게 말하기 위해 수련의가 구성한 서술 요약은 형식적인 분야로부터 고정되고, 은유적이며 관용어법적인 표현의 사용을 그 특징으로 하는 분야를 거쳐 수없는 단절을 의미한다. 적어도 두 종류의 기술적이고 일상적인 언어학적 영역에서 수련의와 의사가 동시에 사용하는 언어는 그와 병행한 처치를 추정케 한다. 비록 그것이 지배적인 형식적 의학 담론의 문맥과는 독립적인 영역이라고 할지라도 우리의 임무는 인지적·언어학적·담론적 그리고 사회문화적인 관점에서의 단절들을 이해하는 데 있다. 의사의 설명을 참작하여 수련의의 지식의 기반에 대해 의심을 가져 보면, 수련의와 환자와 있었던 최초의 면담과 그 결과를 의사에게 보고하는 방식을 우리에게 알려 주고 있다.

[도표 2]와 [도표 3]의 한 부분에 기록된 수련의와 의사간의 대화는 적적함과 같은 공유하는 지식적 바탕, 아니면 [도표 1A-1E]와 [도표 2]와 [도표

3]의 의미론적 요소들간의 일치를 전제한다. 게다가 우리는 이 대화가 '홍반' 또는 적반, '부종,' 측면 복사뼈 가장자리(발목뼈를 지칭하려고), '등의 뻣뻣함,' '레이노'(레이노 현상) 등의 개념과 기술적인 표현과 평상적인 표현 사이의 융합에 기대고 있음을 관찰할 수 있다. 전문의가 되기 위해 수련을 받고 있는 의사와 '진짜' 전문의인 이 두 의사는 일반적으로 관절염 질병과 류머티즘성 질병의 영역을 그 능력이 미치는 영역으로 인정하고 있다. 그 사실을 이해하기 위해 [도표 2]의 29번에서 의사가 하는 질문을 살펴보는 것으로 충분하다: "발병은 언제지요?" 이것은 그가 수련의가 한 긴 발표를 아무런 문제 없이 이해했다는 것을 명백히 한다.([도표 2], 1-28) 그런데 전문가 체계의 관점에서는 이것으로부터 무엇을 끌어낼 수 있겠는가? 이 질문에 대답하려면 IA의 학자들이나 IA의 문제에 관심을 가지고 있는 의사들에 의해 의학 분야에서 완성된 방법으로 회귀해야만 한다. 또한 이 의학 전문가 체계가 오진의 가능성을 점칠 수 있는지 자문하는 것이 좋다. 이 체계가 의사가 진단에 이르는 방법에 영향을 미칠, 예를 들어 시간의 제약이나 기관의 압력 같은 것을 고려하는가 말이다.

면담중에 의사는 자기 환자의 문화적이고 사회-경제적인 성격에 부합된다고 생각하는 언어를 사용하는 편이 좋다. 그런데 의사는 질문이 들어왔을 때 그것을 제대로 포착할 수 있는 능력이 환자에게 있는지 알려 주는 차이점들에 항상 민감하다고는 할 수 없는 것이 사실이다. 단 경험 있는 의사들은 바로 그 문제에 공감하고 의식을 갖는다.

그런데 의사와 환자의 정보 처리 능력은 전문가 체계의 유형화 프로그램에 전혀 참작되지 않았다. 이 체계는 의미론적 분야와 언어의 사용, 그리고 다른 말로 해서 문제나 답변, 자료의 원천 같은 것들의 지각에 대한 지역적 조건의 활동에 다름 아닌 적용된 추론이 진단의 틀을 잡는 방법 사이에 존재하는 관계를 해명하지는 않는다. 면담이나 검사를 구성하는 사회적 상호 간섭도, 조직적 상황(예를 들어 환자와 의사 또는 인턴과 상급 의사 사이의 위상의 차이)도 IA의 학자의 유형에 들어가지 않는다.

그것에 대해 우리가 지니고 있는 지식이 매우 부적합하고 IA 기존의 이론에 통합될 수 있는 형식이라고 할지라도 이 모든 요소를 참작하지 않고는 그것을 기대할 수 없다. 그러나 적어도 후일의 유형화 과정에서 통합시킬 요소의 초안을 잡기 위해 우리는 의사의 실수와 오진의 몇몇 양상에 대해 충분한 정보를 가지고 있다.

노먼의 글에 나타난 바 주요한 제안들 중 하나는, 서로 다른 원인을 가지고 있는 유사한 실수들의 확인은 우리로 하여금 원인들 사이의 이 차이점을 더욱 자세히 들여다보지 않을 수 없게 한다는 점이다. '인지적 이력 현상(기억 효과)' 개념──빠른 진단과 잇따른 확인 작업, 인식된 사건과 실제의 사건을 연결짓는 부분적 설명(실수를 야기하는)──실수·착각·오류 등을 주관하는 듯한 조건이 된다. 노먼에 따르면 착각은 의도의 형성 과정에서 나타나는 실수이고, 오류는 이 의도가 실행될 때 나타나는 실수이다. 그 원인은 다양하여 서로 다른 시정 방법을 갖는다. '오진'이라 불리는 착각은 일반적으로 부적절한 행동의 원인이 된다. 노먼은 '오류'를 밝혀내는 일이 좀더 쉬운데, 그것은 오류에는 의향이 포함되어 있지 않으므로 그 효과가 좀더 가시적이기 때문이다.

의사의 실수는 우리가 실상 이용하고 있는 함축적 지식과 조작 사이의 관계에 대한 일반 틀에 들어간다.(베이슨과 존슨 레어드, 1972; 당드레이드, 1989; 러멀하트와 노먼, 1981) 중심 문제는 규칙에 따를 것을 주체에게 요구하는 방법에 있다. 주체들의 지식이 매우 접근하기 어려운 절차적 형식에 포함되는 상황에 우리가 놓여 있는가? 아니면 그 법칙이 그와는 반대로 추론의 일반 법칙에 효력을 부여하는 선언적 형식에 들어가는가? 주체들은 주어진 상황에서 생산되어질 특수한 지식에 얼마나 신속하게 반응하느냐의 여부에 따라 성공을 하거나 실패한다.

의사는 면담 동안 형성된 추론 과정을 사용하도록 훈련을 받았지만 그는 그의 요청 과정을 환자의 능력에 알맞게 조정해야 한다. 아무리 질문이 객관적이고 형식적인 형식을 전제하고 있다고 하더라도 질문받은 환자는 그러한 질문에 항상은 대답할 능력이 없다. 다른 말로 해서 환자들의 대답은 의료 서류의 구축이 요구하는 형식적 범주 속에 포함되기 어려운 경우가 많다. 그러니까 의사와 환자는 해당 문제에 적합한 틀을 설정하여야 한다. 이 문제가 거의 일상적으로 증세가 나타나는 지역적 상황과 닮은 하나의 틀 속에 제시되자마자 환자는 의사의 질문과 의향을 이해할 수 있는 상태가 된다. 그 결과 차별적인 진단에 꼭 필요한 특수한 지식의 획득이 가능해진다. 또 다른 보다 일반적인 인지론적 상황에서 러멀하트와 노먼(1981)은 일상 생활의 조건 속에서 상황에 부속된 지식의 재현 체계가 제기되는 문제를 해결하는 데 꼭 필요한 모든 추론의 메커니즘을 보유하고 있는 것으로 보인다.

현재 우리가 인용하고 있는 임상례에서 감독 의사는 수련의가 면담중에 질문을 적절히 하지 못한 까닭에 환자의 상태를 잘 이해하지 못하고 있다고 느낀다. 그녀는 그러다가 언젠가는 병명이 '드러나거나' 자리를 잡을 것이라는 희망으로 가능한 모든 증후군을 단조로운 방식으로 훑고 있다는 인상을 준다. 오진으로 몰고 간 간단한 예를 들어 보겠다.

[도표 2]의 8-10에서 환자는 팔꿈치가 정상적으로 관절증에 걸리지 않는데 류머티즘성 복합 관절염을 앓고 있다고 지적하는 것으로 보인다. (한편 수련의는 [도표 2]의 17-28에서 류머티즘성 변이 종류, 즉 급성 전신성 홍반성 루푸스, 통풍 관절염의 가능성을 배제하고 있다.) 그럼에도 불구하고 수련의가 내린 진단은 관절증이라는 사실을 시사하고 있다. 잠시 후 기록을 검토하면서 의사는 환자가 말한 적반·부종과 고통이 류머티즘성 복합 관절염의 증상과는 차이가 나므로 이 병의 가능성을 배제하여야 했다고 나에게 확인시켜 주었다.

그러니까 내가 보기에 그녀는 오진을 내렸는데, 몇몇 신호와 그녀가 정확한 지속 기간을 기록하지 않았던 증상을 잘 구축하지 않았다.

결국 수련의의 진단은 환자의 상태에 있어 핵심적인 요소인 장만곡증([도표 3]의 39-42에 나타난)을 간과하고 있다. 이 진단은 의사도 놓치고 있는데, 그것은 수련의와는 다른 이유 때문이다. 즉 수련의가 류머티즘성 질병에 대한 경험부족으로 그것을 놓쳤다면 의사는 인지 과정에 개입한 외부의 방해로 인해 그것을 놓친다.(그가 장만곡증에 대한 정보를 받는 바로 그 순간 전화를 받았다. [도표 3], 43)

의사에 따르면 수련의는 환자가 자신의 증상을 말하는 방법에서의 비일관성을 끌어낼 수 있는 질문을 하지 않았다. 그녀는 환자를 내가 앞서 말한 '인지적 이력 현상' 개념에 들어갈 대답 쪽으로 밀고 갔다. 사실상 그녀는 자기가 관절증이라는 이름으로 세운 진단과 양립하는 증세를 모색하였고, 그가 관찰한 증상이 사실은 이 진단과는 일치하지 않는다는 사실을 납득할 능력이 없었다. 여러 번에 걸쳐 방향을 유도하는 수련의의 질문은 나중에 하나의 총체로 엮을 수 없는 산발적인 대답으로 이끌었다. 덧붙여 수련의가 환자의 생각을 선언적 확언으로 전환하는 방법에 나타나는 비일관성에 주목해 볼 수 있다. 전체적으로 의사가 지적하고 있듯이 수련의는 환자가 지적하는 특수 증상을 간과하는 데까지 이르며, 환자가 고통받고 있는 이상들을 잘 기술할 줄 모르고 있다. 마지막으로 우리는 수련의의 보고서가 직접적으로나 간접적으로 환자의 말을 그대로 옮기고 있다는 것을 지적할 것이다. 그 때문에 '붉은 반점' '부종' '혹' '액상의' 등의 개념의 속어가 정확히 어디에 적용되고 있는지를 언제나 알 수는 없게 된다.

이 글은 비교적 그 한계가 명확한 속에서 환자의 문제를 재구성하는 방법에 있고, 최초의 의료 면담의 중요성을 지적하려 노력하고 있다. 의사의 목적은 일반의학이나 전문의학적인 진단의 범주에 보내기 위한 부분적인 선언적 형식 속에서 환자의 증세와 증상들을 해석하는 것에 있다. 이 임상례에서 감독의는 아주 결정적인 정보인 장만곡증에 대한 정보를 잊고 있다. 진단은 그러니까 내가 1년 후에 의사와 함께 이 임상례를 다시 다룰 때까지는 틀린 상태로 있었다.

근본적인 문제는 의료 전문가 체계의 이용자가 진행중인 임무에 적용시키는 지식의 틀과 바탕을 설명하는 것에 있으며, 의사와 환자가 함께 면담 중의 의료 문제를 재구성하기 위한 작업에 기여하고 있다는 사실을 이해하는 것에 있다. 그러니까 의사는 전문가 체계의 의사에게 행해지는 수련의의 발표의 성격을 결정하는 문맥과 독립적인 형식화뿐 아니라 그 자신이 환자와 갖는 상호 과정이라는 지역적 조건의 지배를 받는 기억도 도입할 것이다. 또한 오진의 위험을 무릅쓰고 환자와 의사가 사용한 의미론적 영역의 차이를 포섭해야 할 것이다. (비교, 예를 들어 그들의 형식화된 의학적 지식을 적용하여 사용하는 의사들의 과학적 단어의 다양성에 대한 블루아의 관찰 1984.) 다른 말로 하면 어떤 방식으로 우리가 상황과 독립적인 형식으로부터 그 반대의 형식을 지나는 사실, 또 상황에 독립적인 조건 속에서 기억이 된 지식을 추출하기 위해 상황과 독립적인, 형식화된 틀을 사용하는 사실에 내재한 번역의 문제를 고려하지 않는 전문가 체계를 용인할 수 있는가 하는 것이다.

나는 이 책에서 전문가 체계의 구성이 제기하는 단지 몇 가지 문제만을 다루었다. 독자가 다음의 사실, 즉 전문가 체계는 전제적인 추측과 동시에 유추적인 추론, 그와 동시에 상호 작용이 일어나는 상황과 다양한 조직 내에서 발생하는 여러 유형의 지식을 함께 고려해야 한다는 사실을 납득했기를 바란다. 이 상호 작용과 조직의 문제를 끝까지 밀고 나아가는 것이 내게는 가능하지 않았었고, 때문에 그 두 가지 문제가 의사와 환자 간의 최초의 면담의 지배적인 상황을 이룬다는 사실을 여러 차례 확인하는 것으로 만족해야 했다. 그 문제의 역할은 [도표 2]와 [도표 3]에서 살펴볼 테고, 결론은 그 이후에 살펴보도록 하자.

IV
의사소통 상황의 얽힘: 의료 면담의 예*

---

* 〈The interpenetration of communicative Contexts. Exemples from medical Encounters〉, in A. 듀란티와 굿윈(감수), 재고(再考) 상황, 케임브리지, 케임브리지대학 출판사, 1992, p. 293-310. 아니 보르자익스의 프랑스어역, 크리스티앙 클레르 감수.

1. 서론

한 학자가 대화나 담론을 녹음하려고 결정할 때 그는 적절한 것으로 판명된 자료를 제한하는 상황적 틀을 설정하고, 어떻게 구성할 것인지를 고정시키며, 이 자료들이 따라야 할 분석과 추론의 유형을 결정해야 한다. 대화와 담론 분석은 학자가 녹음의 상황을 기술하거나 하지 않거나, 또 그가 설문 대상자와의 사이에 엮고 있는 관계에 따라 상당히 다양해질 수 있다. 또 다른 사회적인 상호 작용의 종류를 다루고 있는 연구들도 그와 유사한 문제점에 직면해 있다. 즉 그들의 조산의 장이 '참여하는 관찰'의 원칙에 바탕을 두고 있는 학자들은 요청 과정이 일상적으로는 의식하지 않고, 그들의 일상적인 환경에서 지역적인 상황에서만 고려되는 문제나 정보 제공자들에게 억지로 조건을 인식하게 하도록 종용할 수 있다는 사실을 잊어서는 안 된다.[43] 실버슈타인(1981)은 거의 모든 아니 모든 학자들의 주요한 관심은 너무나 복합적이어서 정보 제공자들은 우리의 기대나 희망에 부합하는 의미 작용을 형식화하는 데는 매번 역부족이라는 것이 밝혀

---

43) 제I장의 부록을 보라. 〈담론 문제로서의 요청〉, p.41-59.

졌음을 지적하였다. 학자들의 질문이 설정한 상황적 틀이 언제나 정보 제 공자들의 일상적 삶과 공존할 수는 없다.

매번 사회적 상호 작용과 관련 있는 연구소의 경험이 지위와 역할의 관계에 대한 관심에 집중되어 있다는 사실에 유추적인 문제가 던져진다. 학자가 연구의 대상으로 삼는 주체에게서 해당 실험의 필요를 위해 설정된 함축적이거나 형식적으로 정의된 '상황' 개념의 기능에 따라 이 위상과 역할 관계는 인식이 된다. 실험실에서 가상으로 시뮬레이션화된 사회적 관계가 연구 대상인 주체의 일상적 경험과 가까운가 반대로 그와는 거리가 먼가? 그 대답을 우리는 거의 알지 못한다.

비록 수많은 학자들이 '상황'의 이해와 대화의 교환은 시간과 공간 속에서 진보하면 떠오르는 과정에 속하고 상호간에 형성되는 것이라는 사실을 인정하고 있음에도 불구하고 모든 언어 사용의 전문가들이 다 민속 기록학적 자료, 참여자들의 술어, 말을 구성하는 사회 조직 형태가 대화 담론 구조 연구에 이용되어야 한다는 것을 인정하지는 않고 있는 실정이다. 예를 들어 대화 분석(삭스·슈글로프·제퍼슨, 1974; 슈글로프, 1987)은 분절적인 조직을 중요시하고, 이 조직이 어떻게 하여 대화의 교환을 구축하는 지역적 상황화의 작용 요소를 형성하는지를 자문하고 있다. 바로 이러한 전망에서 학자가 이용한 사회적 범주와 참여자의 입장에서 연구된 사건의 전형적인 범주가 연결되어야 한다. 그런데 매우 형식적인 한 유형 분석이 이 같은 방법론으로부터 생산될 수 있다. 그것은 담론 분석에 대한 언어학적 접근이라고도 볼 수 있다.(브라운과 율, 1983) 즉 이 방식은 민속 기술학적이고 조직적인 조건의 역할을 최소화하면서 언술적 분절 분석을 극단에까지 형식화하는 것이다. 명백하게 하는 과정에서 그 해명의 필요성이 특히 중요한 것은 특수한 자료를 녹취하거나 이용하거나 하는 것의 결정이 민속기술학적, 참여자의 술어, 훗날 자료의 분석에 선택적인 영향을 미칠 수 있는 사회 조직 형태와 같은 자료들에 대한 암묵적이거나 외연적인 지식에 바탕을 두고 취해지느냐 그렇지 않느냐에 있다. 사실 '상황'에 대해 독자에게 말하거나 보인 것을 학자는 언제나 잘 평가하고 있다.

우리가 암시적인 방법으로 묘사된 환경 속에서 상호 작용을 하는 미지의 인물들을 포함하는 형식적이거나 비형식적인 성격의 간단한 교환을 연구할 때, 대화나 담론 자료의 내용은 비공식적인 의사 교환 도중에 일어나는 친구들간의 평범한 대화를 연구할 때처럼 투명해질 수 있다. 만일 학자가 자기가 속한 사회에 대해 연구한다면, 또 독자도 그 사회에 속한 것으로 여겨진다면 공식적이거나 비공식적인 간단하고 일상적인 대화는 특히 연구하기 편한 자료를 이룬다. 이같은 의사 교환을 이해하려는 학자의 태도도 자명한 쪽으로 치우치고, 따라서 거의 또는 전혀 분석의 양상을 띠지 않을 것이다. 그러나 매번 그와는 다른 방식으로 분석이 전개되어야 한다. 즉 보다 심오한 대화 분석 여러 활동에 대한 민속기록학적 이해, 분석이 있을 때마다 대상과 사상들은 잘 이끌려야 하며 이전의 사회적 경험, 그것이 아니라면 기술·과학, 또는 이렇게 하여 우리는 완벽히 지역학적인 다른 전략에 도움을 청해야 한다.

언어적 상호 작용은 언제나 특수한 임무의 완성과 연결되어 있다. 즉 언어와 또 다른 사회적 수행은 상호 의존 관계에 있는 것이다. 하나의 의사 소통적 사건의 언어학적이고 언어 외적인 면모를 포착하기 위해서는 적어도 부분적으로라도 그것이 일어난 민속기록학적 환경, 타인들이 보여진 방법, 지역 또는 총체적 사회-조직적 조건과 그 성격을 알고 있는 것은 필수불가결한 일이다.

이번 글에서 나는 보다 광범위한 관료 조직에 통합된 여러 장소를 다룰 것인데, 모든 일상적인 환경에 내재하는 대화 교환의 일상적 양상의 특징을 짓는 '상황'이라는 말의 두 가지 의미를 밝혀 주는 데 도움을 줄 것이다. 이 용어의 첫번째 의미는 활동들을 제도적으로 '틀잡아' 주는 것을 말한다. 다시 말해서 사회과학 이론가들은 각 개인들에게 일정한 물리적 공간의 일정한 순간에 헌신하는 일정한 수의 변별적인 활동과 연계시켜 그들에게 직함과, 추정되는 직능, 의무와 책임을 할당하며 이끌기도 하는 동시에 그들을 제약하는 단체 규제법적 규범을 암시한다. 지역적으로 조직되고 협상된 보다 협소한 상호 작용의 의미에서 '상황'을 정의하도록 드러나는 대화 과정이 나타나는 곳은 바로 이 제도적인 상황(또는 활동의 '틀 잡기')의 내부에서이다.

대화 참여자와 분석가가 특수한 개념을 이용하여 범주화한 제도적이거나 일상적인 유형의 사건이 지극히 다양하다는 것을 학자는 알고 있다. 예를 들어 특수 환경의 분석자는 언어 사건의 녹음시에 실제로 있을 수도 있고 없을 수도 있다. '상황'의 개념을 보다 협소한 의미에서 이해할 때 녹음과 그 기록의 분석은, 그 한가운데서 언어적 사건이 일어나는 민속기록적 환경의 직접적인 경험에 의지하거나 그렇지 않을 수 있다.

만일 조사가가 해당 언어 사건에 대해 전혀 모르거나 거의 아는 것이 없을 때나, 해당 사건이 너무 간단하거나 관료 혹은 제도 활동에 들어가지 않는다거나 적어도 그러한 활동의 지배를 받지 않을 때 그것은 결국 대화 참여자가 가진 것으로 여겨지는 대화의 교환 속에 보다 쉽게 위치할 수 있는 상황으로 인정되고 만다. 이런 경우 조사자는 대화의 초기, 사용된 억양과 악센트, 어휘 항목과 문장의 내용, 정지나 주저의 순간, 말 차례의 추이, 주제가 도입되고 유지되며 바뀌는 방법의 분석으로부터 연구를 시작할 것이다. 그 다음부터 대화 참여자, 조사자, 그리고 독자가 광범위하게 암묵적이거나 비공식화된 지식을 공유한다는 것을 전제하는 대화 자료의 분절적인 조직에 관심의 초점을 맞출 수 있다. 이 대화 자료의 분절적인 조직들은 조사자가 대화 참여자들에 고유한 것으로 여겨지는 범주를 분석하려 하여 부분적으로나마 명확해진다. 결국 마치 조사자와 독자가 같은 자료를 검토하고, 제안된 분석의 명확성과 실체에 대한 논쟁과 반론을 교환한 것처럼 모를 과정이 지나간다.

문맥 상황적 정보의 원천의 층위에서 지역적 대화의 단편을 세우는 방법론적 전략(여기서 '상황'은 가장 협소한 의미로 이해)은 이롭다. 그 이유는 이 전략이 대화 참여자들의 과거나 현재의 조직적인 경험을 알아야 하는 상황으로부터 우리를 면제시킬 뿐 아니라 분석에 있어 자료의 특성에 더욱 적합하기 때문이다. 사회적 상호 작용과 언어 교환의 대부분의 전문가들에게 있어 그러니까 '상황'의 개념은 학자나 대화 참여자의 개인적이거나 조직에서의 관계도, 관련된 제도 환경의 복합적인 양상도 참작해서는 안 된다. 그러나 즉흥적이고 일과성의 언어 사건은 특히 고프먼(1959, 1963, 1971)이 잘 기술한 바, 공공 장소에서 갑작스레 일어나는 만남의 성격을 가진 제도적 성향의 규범적 특징으로 형성되거나 제약을 받는다. 게다가 이 간단한 의사 교환은 학자가 모르거나 간과하고 넘어가는, 대화 참여자가 이전에 가졌을 관계들만큼이나 중요한 문화적이고 비개성적인 '꾸러미'와 결합할 수 있다. 그 결과로 언어 사건에 마주한 학자는 독자에게 제시된 자료 유형에 따라 그 용어의 가장 넓은 의미로부터 협소한 의미에 이르기까지 '상황'이나 단어의 다양한 의미를 참작하려 애쓴다.

나는 '상황'이라는 개념의 이같은 두 양상, 즉 넓은 의미와 지역적 의미가 언어 수행 연구에 꼭 필요하다는 사실을 보여 주려 애를 썼다. 여기서 제안된 담론의 연구는 유일한 대화 자료에만 제한되는 것이 아니라 고립된 언표에도 적용된다. 내가 상황에 부여하고 있는 중요성이 여러 층위의 분석에서 확실해질 수 있도록 꽤 복합적인 환경을 분석하도록 하겠다. 다음에 계속된 내용에서 나는 우선 이 자료들이 수집된 조직 환경과 민속기술적 상황에 대한 간단한 정보를 제공하기 전에 세 사람의 화자 사이에서 벌어지는 대화에 관심을 기울일 것이다. 그후 어떤 다른 언어 사건들을 조명할 것이고, 결론적으로 상황이 아닌 즉각적인 양상의 고려가 일상 생활의 사회적 상호 작용과 담론을 이해할 수 있도록 하는가를 고찰해 볼 것이다. 그러니까 이 텍스트는 무엇보다도 말 차례, 측면 시퀀스, 주제화, 일관성 같은 언어 교환의 구조적인 특징에 관심을 기울이는 대화와 담론이론가들의 입장과는 구별되기 위한(작업에 비중을 실으면서) 모색이다. 나로서는 언어와 그 상호 작용 분석이 조사자와 면담원이 암묵적으로나 외연적으로 알고 있는 다중적 활동에 통합되는 것이 가장 중요한 목적이다.

2. 일상의 반복되는 대화

[예 1]에 소개된 언어 사건은 알 수 없는 (나중에 알게 될 것이다) 3명의 인물 사이에서 벌어지는 일상의 반복적인 대화로 정의될 수 있다.

[예 1] 의사 3명의 대화
두 단어 사이의 한 구두점: 1초
짧은 수직선은 대화가 중첩되는 순간을 말한다

1. AP : (?) (낮은 목소리) 전에 한 것과 같은 거예요?
2. 어제 보(았어요?)
3. AMI : 아뇨. 눈 여인이에요.
4. AP : (?)
5. AMI : 봉와직염[44]이오.
6. AP : 오.
7. AMI : A 그룹의 스트렙토[45]로요…? 쇼크 상태를 동반한.
8. AP : 쇼크 상태라 (가볍게 목소리를 높인다) 저런, 저런

---

44) 피부와 피하 조직에 세균 감염이 되어 생기는 질환으로 손과 발에 잘 나타난다. 며칠 이상 증상이 계속되는데, 국소적으로 부어오르고 압통이 생기며 림프절이 커지고 아파 온다. 혈관이 부어오른 것은 만져지지 않는다. 〔역주〕

45) group A β-hemolytic streptococcal infection은 pharyngitis, impetigo, pyoderma, cellulitis(봉와직염), erythema nodosum 등을 일으키며 group A strepto-coccal infection은 Acute poststreptococcal glomerulonephritis와 rheu-matic fever를 일으킨다. 〔역주〕

9. AMI : 균혈증.⁴⁶⁾
10. R : | 내가 (?)
11. AMI : | 그게 없었더라면 더욱 흥미로웠을 텐데요, 그런데(웃음: 목소리의 고조)
12. 지금은 | 균혈증이 있어요
13. R : | 좀
14. 그게 (목소리가 고조) 문제가 좀 있어요
15. 아무래도 좀더 자세히 보려면 가봐야 되겠어요, 가봐야 되겠어요
16. AM : 좋아요.
17. R : 어느 선까지 | 정말로 그녀가 쇼크 상태에 있었어요,
18. AMI : | 맞아요. 그랬었죠
19. R : 또 무엇 때문에(갑작스런 변화)? 간성이에요,
20. 아시다시피 나는 그녀의 일상적인 동맥 혈압 치수를 모르고 있어요
21. 우선은 | 아마 별로 높지는 않을 거라는 거예요.
22. AMI : 좋아요. | 좋아.
23. AP : 쇼크를 둘러싼 다른 증상은 없었나요,
24. 있었죠? | 그냥 저혈압증만 있었는지.
25. R : | 아뇨. 지금껏 한번도
26. 아시는지 모르겠지만
27. AP : 음- 음.
28. P : 맥압이 작아진 적도 없죠? 동맥 혈압도, 얼굴의 피부에 대리석 모양이 있지도 않고, 아무것도.

---

46) 균혈증(bacteremia): 피 속에 균이 들어 있는 상태. 우리 몸에 세균이 있더라도 혈관에 들어가면 백혈구에 의해 곧 제거되므로 피 속에는 세균이 없는데, 몸의 한 곳 또는 여러 곳에 염증이 심하여 세균이 아주 많을 경우 그것이 혈관을 타고 돌아다니는 상태. 〔역주〕

29. AP : 좋아요.
30. R : 나는 그리고 그녀가, 안
31. (갑작스런 변화) 당뇨병성
32. 신경병리학적 증상이라는 가정을 뒤집을 만한 사실이 하나 있어요. 왜냐면
33. 한편으로는 이런 발작은 3년 전부터 있었고, 다른 하나는 아시다시피,
34. 그녀의 신경계와 주변 혈관의 검사 결과가
35. 완전히 정상적이라는 것이에요. 예민할 수 있는 이상은 없어요. 말초 맥박도 좋은 편이고요
36. 그리고 게다가, 정말 이해가 안 되는 것은.
37. AP : 그래요.
38. R: 교감-교감 신경이 많았을 텐데요,
39. AP : 맞아요.
40. R : 전화요.
41. AMI : 이 두(竇; sinus)의 엑스레이가 있어요?

　　이런 유의 대화에 접근하는 최초의 방법은 독자에게 단숨에 이 대화는 3명의 의사가 연루되어 있다는 사실을 알리는 것이다. 1-12는 대화의 참여자들이 한 여자 환자의 건강 상태에 대해 토론하고 있다는 것을 명확히 한다. 자료의 장르에 대해 행할 조사자의 통제가 독자에게 소개될 것이고, 바로 그 순간은 서로 다른 해석적 틀을 설정할 뿐 아니라 그것이 상당히 다양화될 수 있을 것이다. 의사 3명이 그들끼리 이야기하고 있는 중이라는 것은 (다른 범주에 속하는 치료 인력이었을 수도 있었는데) 비록 어떤 서비스 병동인지는 명시하고 있지 않다고 해도 그들이 이러한 또는 저러한 의료 기관에 있다는 것을 암시한다. 그리고 이 여자 환자가 현재 그 자리에 있는지 입원했는지, 아니면 외부 진료 환자인지도 명시되어 있지 않다. 게

다가 해당 의사들의 성별이나 개인적인 성격, 또는 각자의 전문 분야에 대한 어떠한 정보도 찾아볼 수 없다. 이러한 정보들이 분석에 적합한지 그렇지 않은지는 차지하고라도 말이다.

[예 1]의 8번까지 '의사'라는 용어는 등장하지 않고 마찬가지로 1-3까지 '여자환자'라는 말도 등장하지 않는다. 일단 이 세 대화 참여자들이 의사라는 것을 확인한 후에 우리는 이들이 '눈 여인'이라 불리는 한 여인에 대해 이야기하고 있다는 것을 알게 된다. 왜 이 여인이 이러한 별명을 얻게 되었는지, 안과에 질병이 있어서 그런지는 아무도 알 수 없다.

비록 1-3의 내용이 '전의 한' 것과 같은 거예요? 어제 보(았어요)?가 특정 의료 서비스 병동이나, 특정 의사, 또는 안과에 이상이 있는 한 환자를 두고 말하고 있지는 않음에도 불구하고 5의 '봉와직염'이라는 용어는 분석가로 하여금 의학사전을 참고할 생각이 충분히 들도록 한다. 또한 우리로 하여금 직접 제공자에게 질문을 하거나 이 의사 교환에 대한 이해의 효과를 증진시킬 수 있으리라 생각되는 어휘 용어나 문자, 운율 표시나 비언어적 표식 같은 것들을 대화 속에서 발견하려 다음에 이어지는 대화의 분절을 검토할 수도 있다. 예를 들어 AMI("A 그룹의 스트렙토로요…? 쇼크 상태를 동반한……" 7)가 그 다음에 한 지식이 염증의 존재를 나타내는 것이라고 볼 수 있다. 반면 AP의 해설 또는 관찰("쇼크 상태라 (가볍게 목소리를 높인다) 저런, 저런" 8)은 일종의 관심의 표현, 또는 AMI가 제공한 범주에 보조를 맞추는 정겨운 놀라움으로 해석될 수 있을 것이다. 그 다음에 AMI의 지적(9,11,12 "균혈증, 그게 없었더라면 더욱 흥미로웠을 텐데요, 그런데(웃음: 목소리의 고조) 지금은 균혈증이 있어요")은 '봉와직염' 'A 그룹의 스트렙토' '쇼크 상태'와 '균혈증' 같은 용어가 AP뿐 아니라 AMI에게도 친숙한 표현임을 상기시킨다.

일정한 언표나 대화 시퀀스 속에서의 그의 자리, 뿐만 아니라 대화 참여자들의 지각에 대한 해석, 그들의 이러저러한 언어 사건에 대한 이해에 분석자가 부여하는 의미화는 빈번히 그후의 언표 분석으로부터 유래한다.(삭스 · 슈글로프 · 제퍼슨, 1974) 만일 한 대화 참여자들의 신분을 확인할 수 있도록 하는 지역적이고 제도적인 사회문화적 세목이 상기되지 않았다면 해당 의사 교환의 의미를 분석하기란 거의 불가능하다.

　이제 나는 갑자기 분석 방향을 바꿔 [예 1]과 이 자료를 얻은 방법에 대해 대화 참여자들의 기록을 읽는 독자들에게 설명을 할 것이다. 이 예의 경우 독자나 조사자나 기본 양식만 있으면 알 수 있는 '환자' '치료 서비스' '의료 서비스' '의료센터' '병원' 또 '의과대학' 같은 범주의 이해를 통한 환경에 대해 일반적으로 양호하게 이해를 하고 있을 것이다. 앞에서 인용한 대화가 의료 환경에서 일어났다고 해도 그것이 꼭 의사들 사이의 대화일 것이라고 단정할 수는 없을 것이다. 그러나 주어진 언어 사건의 참여자들은 특수 의료 환경의 특수한 멤버들에 부합되는 범주의 무게를 실어 주는 동시에 그들의 담론에서 이같은 범주를 사용하느냐 안하느냐 하는, 예를 들어 여기서 사용된 '환자'라는 용어는 적어도 두 가지 의미를 지닌다. 일정 결론의 추론을 요구하는 한 특별한 '여자 환자'에 대해(용어의 기술적인 의미에서) 벌이고 있다.

　독자들에게 있어 이 개념은 아마도 몸의 상태가 좋지 않거나 '아픈' 한 여인에 대한 통상적인 이미지를 불러일으킬지 모른다. 그러나 건강 분야의 전문가들은 그와는 반대로, 어떤 개인으로 그의 뇌생리학적 · 생물화학적 그리고/또는 정신병리학적 상태 또는 증상이 특히 기술적인 의미론적 영역뿐 아니라 임상적인 동시에 개인적인 경험 분야로의 고찰을 필요로 하는 누군가에 대해 생각할 것이다. 매우 빈번히 이 두번째의 정의가 선호된다. 이렇듯 매우 일상적인 '눈 여인'(3)이나 '간 여인'(19)이라는 단어조차 커다란 복합성으로 구성된 사회 활동들 속의 경험과 결합된다.

3. 연구의 틀과 참여자의 유형

　이 글에서 제시된 자료는 내가 미국의 두 군데 대학병원에서 조사하여 수집한 자료들 중에 아주 작은 부분에 지나지 않는다. 나는 서구 국가들에서 제공되는 치료 서비스에 전형적으로 부합하는 일상의 관료적이고 제도적인 활동을 연구하기 위해 그곳에 갔었다. 나의 관찰과 녹음은 특히 의사/환자, 의사/기술자, 또는 의사/의사간의 상호 작용에 주안점을 두었다. 물론 그 환경과 참여자들에 대한 수많은 영역을 포함하면서 말이다.
　여기서 연구 대상이 된 의료 환경은 인턴, 수련중인 기숙생들과 수련의 등에게 아무런 의학 교육을 실시하지 않는 개인 의원이나 병원 측을 대표하는 격이 아니라고 해도 전형적인 대학병원이다. 위계적 관계의 증가라는 특성을 지닌 교수의 존재와 이같은 병원에서 활발하게 유지되는 관료적 조건들은 이러한 병원들을 의학 교육이 실시되지 않는 다른 병원들과 구분짓는다. 나는 뒷부분에 가서 이러한 환경들을 규정하는 조직적 조건, 위상, 역할 관계, 전문성(환자)(또는 바탕 지식)에 대한 보충적 정보를 제공할 것이다.
　이같은 장소에서 관찰 가능한 언어 사건은 가장 다양하다. 즉 간단한 인사말·교환·수다, 환자나 직원에 대한 소문, 지역 야구 또는 축구 팀의 결과에 대한 해석 등등 말이다. 그리고 의사와 환자 간의 간략하거나 긴 대화, 의사와 간호사, 또는 전문의들 사이의 전문적인 토론, 보다 극적이고 감정적인 의사 교환으로는 환자 가족과 치료 팀 일원과의 대화일 수도 있다. 이같은 상호 관계는 병실이나 검사실뿐 아니라 회의실·복도·빈 승강기 안·카페테리아·엑스선실·간호사실이나 실험실에서 전개될 수 있다.
　몇 개월 동안 나는 다양한 임상적인 의사 교환을 관찰하고 녹음하기 시작하였다. 임상적 교환들은 때로는 최초로 검진받는 환자들을 대상으로 한 외부 진찰이나 이전의 진찰 결과에 따른 진찰, 또는 입원 같은 것들이다. 뿐만 아니라 매일의 회진에 의사와 레지던트를 동행하거나 엑스선실 또는 그 옆으로 나란히 붙어 있는 실험실을 방문하기로 하였다. 또한 매주 있는 교육 회진에 참석하기로 하였는데, 이것을 계기로 특수한 관심의 대상이 되는 임상례가 해당 병원 소속 의사들(말하자면 레지던트들을 감독할 능력이 있는 한 사람 또는 여러 사람의 의사들)뿐 아니라 다른 병원의 레지던트들에게도 소개되었다.

이같은 민속기술학적 연구에 몰두하면서 나는 나의 의학적 지식에 허점이 많다는 사실을 깨달았고, 전문가들에게 질문을 하여 그 구멍을 메우려 애썼다. 내가 지역의과대학과 맺고 있는 공식적 관계는 내가 현장에서 작업하는 데 유리한 여건을 심어 주었다. 나의 연구와는 독립적으로 몇몇 의사들을 잘 알고 있는 까닭에 전문가들에게 질문하는 경향이 있는 초보적인 질문보다 '바보스런' 질문을 하는 것이 보다 쉬웠다. 내가 의사가 아니라는 사실을 잊고, 때로 나의 동료들은 마치 내가 토론중인 기술적인 문제를 완벽히 이해하고 있는 것처럼 생각하였다. 그러나 나는 비록 후에 설명을 요구하는 일이 있다고 하더라도 시간이 나는 대로 적당히 정보를 얻어 진행중인 언어 사건으로 교란당하지 않도록 노력하였다.

나의 이전의 민속기술학적 경험, '의사'라고 불리는 개인들과의 꾸준한 만남, 때로 의학사전을 참고하는 등의 행동은 나로 하여금 아주 자유롭게 [예 1]의 자료를 기술할 수 있도록 하였다. 예를 들어 나는 독자들에게 이 여환자는 'A 그룹의 스트렙토'(7) '쇼크 상태'(7)와 '균혈증'(11) 같은 용어로 표기된 이상들을 동반한 안과의 이상으로 이미 병원에 입원한 적이 있다고 말할 수 있을 것이다. 그러니까 내가 전문의들 곁에서 정보를 얻을 수 있는 나의 능력만큼이나 우리 독자들의 양식을 믿고 있기 때문에, 감히 해당 의사들이 사실은 이 여자 환자가 염증 가능성에, 설상가상으로 보다 심각한 건강 문제에 직면해 있다는 사실을 단정해 볼 수 있다. ('쇼크 상태'와 '균혈증'에 대한 암시가 그러한 상황을 쉽게 미루어 짐작할 수 있도록 한다.) 그러나 9-12-AMI의 불확실한 지적이 보여 주듯, 이 임상례는 만일 환자가 균혈증을 보이지 않는다면 더욱 흥미로운 것이 되었을 것이다.

4. [예 1]의 의사소통으로 돌아와서

이 임상례에서 등장하는 의사 교환은 대화 참여자들이 환자가 다녀갔을 치료 병동에서 일을 한다는 것은 어느 순간도 보여 주고 있지 않다. 토론의 1번부터 도입된 주제("전에 한 것과 같은 거예요?")는 전날 있었던 무언가, 또는 누구, 또는 한 대상의 존재를 우리에게 상기시킨다.

나는 이미 이 글의 두번째 부분에서 이 예의 1-7까지의 가능한 내용을 분석한 일이 있고, 또 다른 학자들은 이 문제의 내용을 더욱 길게 다루지 않겠다고 결정했을지도 모른다. 그들은 개입의 규칙과 대답의 형성 과정, 말 차례의 동일화, 다음 화자의 선택, 주체화, 측면 시퀀스, 인접쌍(paires adjacentes), 이용된 영역, 주제와 해설 또는 지시소적 표현, 조응소, 은유와 환유가 차지하는 자리에 집중할 수 있을 것이다. 언어와 사회적 상호 과정의 관계에서 가장 빈번히 분석되는 단지 몇 가지 양상만을 인용하면서 말이다.

AP의 최초의 질문("전에 한 것과 같은 거예요?" 1)은 밝혀지지 않은 대상의 주제화로 해석될 수 있지만 다른 대화 참여자가 보다 일반적인 하부-총체를 인정하는 것 같아 보이는 특수한 유형일 수 있다. 용어의 가장 기술적인 의미의 '여자 환자'로 정의될 수 있는 문제의 대상으로 미루어 보아 우리는 대화 참여자들이 이러저러한 유형의 치료자들이라는 사실을 추론해 볼 수 있다.

3의 그의 대답에서 AMI는 또 다른 하부-범주를 암시하면서 밝혀지지 않은 것으로 추정된 범주의 특수한 하부-총체의 가능성을 버린다. 그러니까 문제의 환자는 '눈 여인'이라는 것을 명시하고 '봉화직염,' '그룹 A의 스트렙토' '쇼크 상태'와 '균혈증'(5,7,12) 같은 특수성을 기술하면서 '여자 환자'라는 범주를 명확히 한다.

　AP(1)의 최초의 질문은 그 두번째 부분이 AMI(3)의 '아니오'로 구성될 수 있을 인접쌍(다시 말해서 질문-대답의 시퀀스로서)의 첫번째 부분으로 해석될 수 있을 것이다. 만일 우리가 3의 이 '아니오'와 6의 '오'를 무시한다면 이러한 분석 가능성을 더욱 확대시킬 수 있을 것이다. 즉 이 인접쌍의 두번째 부분은 3,5,7 또는 12를 포함한다고 생각할 수 있다. 그러니까 이 의사 교환의 해설은 AP의 질문 "전에 한 것과 같은 거예요?"(1)이 AMI의 "아니요, 아뇨. 눈 여인이에요. 봉와직염이오. a 그룹의 스트렙토로요…?" 쇼크 상태를 동반한 쇼크 상태라 균혈증……"(3,5,7, 또는 12) 이같은 근사치 시퀀스 분석을 넘어 우리는 이제 학자가 그 자신을 납득시키고 해석의 정확함을 독자들에게 설득하기 위해 지역적인 상황을 알아야 할 필요가 있는지에 대해 자문해 보겠다.

5. 민속기록학적 세목이 적합할 수 있도록 하는 동인은?

　이 환자에 대해 말하고 있는 또 다른 류의 상호 작용뿐 아니라 이 [예 1]에서 나온 의사 교환에 참석하면서 내 기록에 따라 나는 PA가 최초의 질문("전에 한 것과 같은 거예요?" 1)을 하는 바로 그 순간 IDA로 주의를 환기시키고 있다는 것을 확신하게 되었다. 그러나 이 언어 사건의 뉘앙스는 만일 우리가 PA라는 명칭 Pathology Attendant(병리학과 전문의)(병리학과 소속, 또는 AP)이 지역 미생물학 연구소의 장을 지칭한다는 것과 IDA Infections Disease Attending(감염과 전문의)을 의미하며 감염 서비스 소속(또는 AMI)이라는 것, 또 R이 암시하는 것은 사실은 Infectons Disease Medical Resident(감염서비스 레지던트), 즉 다시 말해 이 의사 교환시 서비스가 가동중이던 전염 병동에 상주하는 의사를 말한다는 것을 알았다면 알아듣기가 훨씬 수월했을 것이다.[47]

[예 1]에서 보고된 토론은 R과 AMI가 환자와 면담을 갖고 함께 이 임상례에 대해 토론한 후에 이루어진 것이다. AP는 전문가이다. 매일 아침 11시 그는 거의 자동적으로 진행중인 생물학적 배양 실험에 관해 적힌 정보들에 대한 모든 기록을 검토한다. 그러나 AMI 또한 각 환자의 미생물학적 특별 소견에 대한 전문적인 지식을 가지고 있을 뿐 아니라 특히 다루어진 임상례의 임상적 분야에 있어서는 더욱 그러하다. AP는 실험실의 결론을 더욱 구체화하기 위해 전문적 임상학자인 AMI에게 질문을 한 것이다.

이 모임이 있었던 커다란 회의실(미생물 실험실 내부에 위치한)에서 다른 사람들도 일하고 있었다.[48] 이 장소에는 감염 서비스 병동에서 1개월간 수습기를 갖는 의과대학 4학년생, AP가 배양액, 현미경의 슬라이드와 커버글라스, 플라스크 같은 실험실 도구에 대한 설명을 할 때 그를 돕는 병리학과 레지던트, 소아과 병동 부속 감염과 레지던트, 전문의들을 자주 만나 볼 수 있다.

대학병원에서 일반적으로 AMI는 연구된 임상례에 해석을 붙이는 것으로 시작하지만 그후에 일반적으로 R에게 발언권을 넘긴다. 그 다음 AP는 해당 글라스나 배양액을 검사하고 스스로 포착된 미생물 구조의 형태를 기술한다. 이때 그는 학생, 수련의, 또는 그룹에 어떤 미생물 구조에 관한 것인지 이야기해 줄 레지던트를 초대할 수 있다. 그후에 AP는 이 미생물 구조의 특성, 그것이 야기시킬 수 있는 질병과 징후의 종류, 가능한 예측이나 직면 가능한 다양한 유형의 처치들에 대한 보충 설명을 기할 수 있다.

[예 1]의 서두의 두 줄은 아직까지는 누구인지 확인되지 않은 사람들이 전날 실행했던 미지의 활동과 연관지어 생각할 때 논리를 갖게 된다. 그러나 지금 막 보았듯이 이 활동의 주체들은 이 임상례에서는 R과 AMI이다.

---

47) 미국 의료 체계의 직함으로 번역된 것을 보려면 제V장의 주 2)를 보라.
48) 다음장(p.180)에서 실험실의 지도에 접할 수 있다. 다음장은 같은 자료를 가지고 다른 방향의 분석을 하고 있다.

3번의 대답에서 AMI는 '눈 여인'이라 불리는 환자에 대해 말하며 주제를 바꾸고 있다. 반면 4번의 잘 들리지 않는 AP의 해설은 연구된 임상례에 대한 보충적인 정보를 묻는 것이 될 수 있다. 우선 AMI는 '봉화직염'이라는 단 하나의 정보만을 제공한다. AP의 몸짓을 관찰하고 그의 목소리의 억양('오' 6)을 들어본 결과 나는 이 최초의 지적이 그의 흥미를 끌었을 것이라 단정지었다.

AMI가 AP에게 보충적인 확인을 해주고 난 후 AP는 "쇼크 상태를 동반한"이라는 마지막 문장을 되풀이하여 말하고("저런, 저런" 8) 같은 모종의 놀라움을 나타내는 말을 하면서 목소리의 톤을 가볍게 올린다. 바로 이 의사 교환이 있고 나서 AMI는 즉시 균혈증 진단이 없었더라면 이 임상례가 훨씬 흥미로웠을 것이라 말한다. ("균혈증 그게 없었더라면 더욱 흥미로웠을 텐데요, 균혈증이 있어요." 9,11,12) 그런데 R은 이 '쇼크'에 대해 의문을 가지고 있는 것 같아 보인다. "내가 좀, 그게 (목소리가 고조) 문제가 좀 있어요 아무래도 좀더 자세히 보려면 가봐야 되겠어요, 가봐야 되겠어요, 좋아요. 어느 선까지 정말로 그녀가 쇼크 상태에 있었어요"(10,13-17), 그의 의심은 균혈증이 꼭 쇼크 상태를 동반하는지 여부에 관련된 문제이다.

18번의 지적에서 AMI는 R의 입장을 되풀이하고 그의 관찰에 동의한다는 듯이 "맞아, 바로 그거야!"라 덧붙인다. R과 AMI가 이 임상례에 대해 함께 토론할 때 이미 그들 곁에 있었던 까닭에 나는 다른 의사들이 위에 상기된 '쇼크 상태'의 진위에 대해 의심을(두 개의 의료 차트가 그 사실을 확인시켜 준다) 가졌었다는 사실을 알고 있었다. 그러니까 R이 "또 무엇에 관한 거지요?"(19)라고 말하면서 17번에서 자신의 지적을 보완하자마자 주제를 바꾼 사실에 주목하는 편이 좋을 것이다. 그러니까 우리는 R이 이 환자가 가지고 있는 '쇼크 상태'와 명시되지 않은 요소 사이에 병렬 관계를 서둘러 구축하고 난 후 이 여인의 간에 대해 말하려 했다고("아시다시피 간 여인 아니에요") 추정해 볼 수 있다. 3번의 '눈 여인'이라는 표현에 '간 여인'이라는 은유가 덧붙여진 것이다. 독자가 아무리 기술적인 지식을 갖추고 있다고 할지라도 이 표현은 도저히 이해될 수가 없는 성질의 것이다. 만일 내가 이 내부 사정을 잘 알고 있지 못했더라면 이 여자 환자가 현재 진행중인 안과적 이상과 함께 알코올의 남용으로 인한 만성적 간 질환으로 고통받고 있다는 사실을 예상하지 못했을 것이다.

여러 명의 정보 제공자와 함께 가진 이전의 대화들 덕분에 나는 '쇼크 상태'의 임상적인 증세는 매우 약한 동맥 혈압에 기인한다는 것을 알고 있었다. 그런데 21번("그것(혈압)이 그리 높지 않아요")에서 R은 입원 절차로 행해진 혈압 검사에서 그녀의 혈압이 낮은 것으로 되어 있기는 할지라도 이 여인의 일상적인 혈압은 아무도 모르고 있다고 지적한다. '쇼크 상태'에 대한 가능한 추론은 그러니까 그녀의 일상적——알 수 없는——혈압에 달려 있으므로 미궁 속으로 빠지고 만다. AMI는 전날 있었던 대화에서 지적한 바의 사항을 R이 되풀이하도록 부추겼을지도 모르고, 22번에서 AMI가 두 차례에 걸쳐 말한 "좋아요"는 이 지적뿐 아니라 그 자체의 개입을 인정하는 것으로 보여질 수 있다. 그런데 이 대화의 기록을 읽고 나서 AMI는 또 다른 부연 설명을 내놓고 있다. 그에 따르면 자기는 이 두 번의 "좋아요"를 R이 좀더 빨리 일을 진행하도록 격려하는 의미에서 말했다는 것이다.

23-24에서 AP는 "그녀는 쇼크를 동반한, 그냥 저혈압증만 있었는지"라는 반-감탄, 반-의문문의 형식으로 발언하여 이 추정되는 쇼크 상태로 돌아온다. 아무리 질문하는 형식으로 보인다고 할지라도 이 참여자는 그렇게 확신하지는 않으면서도 사실 이렇게 말함으로써 '객관성'과 '확신'을 표방하는 억양을 이용하고 자신의 권위를 공고히 하고 있는 것이다. 여기서 AP가 중요한 전문가이며, 23-24의 지적을 통해 간접적으로 자신의 지위를 공고히 하고 있다는 민속기록학적 상황을 염두에 두자.

25-36에서 R은 상당히 깊은 의학적 지식을 전제로 하는 여러 임상적 문제를 무작위로 끌어낸다. 한 AP 전문가에게 R의 그것과 같은 지적은 감염 서비스 병동에 발령된 레지던트나 수련의들의 업무 수행 능력에 대한 조

IV. 의사소통 상황의 얽힘: 의료 면담의 예 151

직적 평가의 바탕을 이룰 수 있다. 우리 같이 단순히 사회적 상호 작용의 한복판에서 언어 수행을 분석하는 학자들은 그러니까 [도표 1]의 자료를 피상적으로밖에 다룰 수가 없다. 즉 전술한 의사가 아닌 학자들에게 꼭 필요한 것이다.

6. 민속기록학적 상황의 확장

나는 이미 장소의 선택과 언어 사건의 유형이 얼마만큼 학자가 독자에게 제안하는 자료들의 해석에 영향을 주기 쉬운지에 대해 기술한 바 있다. 그런데 나는 의료 환경에 받아들여지는 환자들의 입원 허가 절차나 다양한 치료 인력들이 발설하는 진단이나 처방들에 있어 직접적인 영향을 미치는 행정적·직업적 그리고 기술적인 절차에 대한 여러 자료들을 간과하였다.

현재의 임상례는 48세 백인 여자에 대한 특징으로, 이 여인은 병원에 받아들여져 신체 검사(그것에 대한 보증 정보는, 시쿠렐, 1987에서 찾아볼 수 있을 것이다)를 받을 당시 '왼쪽 눈의 염증'으로 고통을 받고 있었다. 나는 먼저 이 최초의 진단('안구 주위 봉와직염')이라는 진단명과 그것과 관련된 기술('안구 주위 봉와직염을 동반한 우측 눈꺼풀의 농양')에 관심을 기울였다. 나의 정보 제공자들은 위의 병명이 의미하는 것으로 이 여인의 좌측 눈은 감염되어 염증을 일으켜 눈은 감기고 부풀어오른 것에 더하여, 눈 주위의 피부는 피가 피부의 상피 조직까지 침입하여 거무튀튀한 자줏빛을 띠고 있다는 것을 알려 주었다. 이 여인의 얼굴 왼편 또한 그녀의 눈이나 귀처럼 부풀어올라 있고 한쪽 눈꺼풀에는 고름이 흐르고 있었다.

나는 R이 환자를 맞을 진찰실에 그를 대동하였다. 이 면담 직전 그는 그녀의 의료 기록을 살펴보려고 간호사실에 들렀었다. 이 특이한 임상례에 해당하는 여자 환자는 감염 서비스에 진찰을 권유하기 전 그녀에게 실험실의 검사를 처방한 2명의 다른 의사로부터 문진을 받았다. R은 이 검사 결과를 읽을 것이고, 이 독서가 그의 환자와의 면담에 지침이 될 것이다. 그가 그녀에게 주로 할 전염병을 중심으로 한 질문들은 이 앞의 사진들과 필연적으로 관련되어 고려될 것이다.

    게다가 면담은 R이 교육받은 방법으로 이루어질 것이다. 의과대학의 전염병 과목의 강의는 사실, 한 시간이나 두 시간의 미생물학(어떻게 학기를 짜느냐에 따라 달라지지만) 강좌에 국한되어 있을 수 있다. 나는 [예 1]에 등장한 AP가 맡은 강의 몇 개에 참석하기도 하고 그에게 질문을 하기도 하였다. 정보 제공자의 도움을 입어 나는 인턴이나 레지던트 경력을 시작하기 전에 그들이 노출되는 임상 경험과 과학적 지식에 대한 몇몇 양상을 알아보는 것이 가능해졌다. 이렇듯 대학이나 인턴기에 겪는 경험들에 대한 정보를 얻는 일은 언어 사건이 일어났을 때, 암묵적이나 외연적으로 그것을 동원하여 담당하는 배경 지식을 보다 잘 평가할 수 있음으로써 독자들에게나 학자들에게나 유용할 수밖에 없다. 미생물학 강의의 책임자인 AP와 있었던 면담 내용 전체를 여기서 소개할 수는 없는 까닭에 나는 [예 1]의 토론과 관련 있는 몇가지만을 강조하는 것으로 만족해야 할 것 같다.

    '전문의'의 신분을 얻기 전에 의과대학생들이 노출되는 과학적이고 임상적인 몇몇 개념을 짚고 넘어가려는 것이 이러한 약호화될 수 있는 지식들만으로 진단을 세우고 처방을 결정할 수 있으리라 말하려는 것은 아니다. 의학적 의사소통과 진단적 추론에 대해 내가 해온 모든 연구에서 나는 암묵적 임상 경험과 일상적 사회적 상호 관계에 대한 이해는 그 자체가 매우 중요하다는 점을 강조해 왔다. 사실 이러한 경험과 이해는 그 자체가 의료 환경이건 그렇지 않건 행위자들의 사유적인 검사를 벗어나는 명실 공히 공유되는 지식을 밝혀 주는 한은 말이다.(시쿠렐, 1982, 1986, 1987) 그렇다고 해도 나는 그 모든 체계가 관료적이건 그렇지 않건 언어 수행과 사회적 상호 작용에 대한 우리의 이해로 약호화된 지식(다시 말해 교육으로부터 얻어진 경험, 실험실의 실험, 강의, 의학 서적에서 나온 지식)을 체계적으로 통합할 필연성에 대한 많은 관심을 가지고 있다. 왜냐하면 사회언어학자는 사회적 상호 과정에서 진행중인 이야기에 관해서나, 그에게는 너무 자명한 것으로 보이는 그가 분석하는 대화 내용에 대한 그의 경험 때문에 그를 전문가 취급받게 할 만큼 다양한 일상적 사건에 관심을 가지는 경향이 있기 때문이다. 수많은 조직적 환경이나 다양한 정보 제공자의 역할을 강조하면서 나는 무엇보다 우리가 사회적 상호 작용의 한가운데서 언어 활동을 포착하려 애쓸 때 '상황' 또는 '지역적인' 그리고 보다 구체적인 문화나 사회 조직 개념 같은 개념의 복합성을 두드러지도록 할 작정이다.

나의 연구 초기에 면담을 나누었던 미생물학 책임자에 따르면 의과대학 생들이 이 과목에서 알아야 할 사항은 다음과 같다.

[예 2]

1. "인간의 질병 개념에서 어떤 박테리아들이 가장 중요하고
2. 그것들의 특수한 미생물학적
3. 특징은 무엇인가…… 연쇄상구균 박테리아(streptocogues)는
4. 용혈성인가 비용혈성인가
5. 그리고 초록색으로 나뉜다. 알파 용혈성이라 불리는 것은
6. 초록 군체를 생산한다. 그리고 베타 용혈성 중에는
7. A 그룹의 스트렙토가 있는데, 이것은 사실상 알려진 바
8. 박테리아성 인후염의 유일하게 알려진 원인이다. 연쇄상구균 박테리아는 고리를 형성한다.
9. 쇼도모나스와 장박테리아는 막대 모양을 하고 있다.
10. 음성 그램[49]은 그램 색소 검사시 위의 것들과 상당히 유사하다……
11. 연쇄상구균 박테리아를 1분 동안 바라보게 되면

12. A 그룹의 스트렙토는 특히 그 단백질 A로 인해 인후염을 유발
13. 시킨다는 것을 알 수 있지요……
16. 예를 들어 저 위에서 내가 혈액 배양[50] 시험관 준비하는 것을 관찰했던 여러분은
15. 그것의 정체를 알 수 있도록 하는
14. 특수한 미생물학적 특성은 찾아냈습니까?

---

49) 그램 착색은 박테리아를 착색하여 구분하는 방법이다. 이와 같은 실험 방법은 덴마크의 의사 크리스천 그램 박사(Dr. Christian Gram; 1853-1938)에 의해서 창안되었다. 그램 실험법을 사용하여 착색한 최초의 박테리아는 파라로살리닌의 메탈 유도체로 착색되었으며, 소위 젠티안 바이올렛(Gentian Violet)이라 불렸다. 그램 용액은 요오드:요오드화 칼리:물의 비율이 1:2:300인 혼합 비율로 만들어지며, 이 용액으로 처리된 박테리아가 청색을 띠면 포지티브(양성)이고, 무색이면 네거티브(음성) 박테리아로 구분된다.

양성 그램 박테리아에는 포도상구균(葡萄狀球菌), 연쇄구균(連鎖狀球菌), 장구균(腸球菌) 등이 포함되어 있다. Staphylococcus Aureus(스테필로코크스 아우레스: 포도상구균), Streptococcus Pyogenes(스트렙토코크스 파이오제네스: 화농성 연쇄상구균), Streptococcus Faecalis(스트렙토코크스 패칼리스: 장구균), Streptococcus Pneumoniae(스트렙토코크스 뉴모니아: 폐렴구균), Cornye bacterium Sp.(코네 박테리움: 티눈균), Bacillis(바실리스세레우스: 식중독균), Clostridium Perfringens(클로스트리디움 퍼프린젠스: 괴저장염균) Listeria monocytogenes(리스테리아 모노사이토젠스: 폐혈증균), Sporothrix(스포로틱스: 창상균,괴양균)이 있고 양성그램 박테리아에는 Escherichia Coli(에스체르치아 코라이: 대장균), Klebseilla Sp.(크레브지엘라 균류: 폐렴간균), Pseudomonas Cepacia(슈도모나스 아에루기노사: 녹농균), Pseudomonas Sp.(슈도모나스균류: 병원 등 2차 감염균), Salmonella Sp.(살모넬라 균류: 급성위장염균), Shigella Sp.(시겔라균류: 이질발병균), Enterobacter Sp.(엔트로바터 균류: 기회 감염균물, 토양, 동물, 인간)가 있다. [역주]

50) 혈액 배양(BLOOD CULTURE)의 목적은 위험한 감염의 하나인 균혈증의 경우 신속하게 병원체를 검출하여 동정하기 위한 것이다. 혈액에는 세균·진균·바이러스·기생충 등이 병원체로 검출될 수 있다. 그런데 진균이 혈액에서 검출되었을 때는 대단히 위중한 상태이며, 이는 신체 어느 부위에 진균 감염이 있음을 뜻한다. 채혈 시기는 열이 나기 직전 혹은 열이 날 때이며, 배양은 혈액이 접종된 배지를 접수한 즉시 Incubator에 넣는다. 야간에 접수된 것은 접수에서 실온에 두었다가 다음날 Incubator에 넣는다. 혈액 배양은 적어도 7일간 배양하며 매일 한 번씩 세균 증식이 있는지 관찰한다. 미생물의 증식이 있으면 용혈, 혼탁, 가스 생성, 세균 덩어리 등의 변화를 볼 수 있다. 이 검체는 도말표본을 제작해 Gram stain을 하고 5,7일간 배양하며, 이틀째 중간 결과를 보고하고 7일째에 최종 결과를 보고한다. [격주]

17. 이 여자 환자는 봉와직염이나 림프관염을 가지고 있나요?
18. 좋아요. 그럼 아마 A 그룹 스트렙토인 것 같습니다."

인터뷰시([예 1]의 실험실에 있었던 대화와는 아무런 상관도 없고 그 전에 이루어진) 병리학자가 말한 바, 기술적 고찰은 의과대학생들이 미생물학 강의에서 익혀야 할 임상학적 효과를 그 특징으로 한다. [예 2]에서 언급된 '연쇄상구균 박테리아' (3) '베타 용혈성' (6)과 'A 그룹의 스트렙토' (7)는 12번의 '인후염'과 직접적으로 연결된다. 이러한 낱말들을 사용한 위의 예는 진단적 추론에서 매우 의미심장한 양상으로 간주된다. 또한 '봉와직염'과 'A 그룹의 스트렙토' (17-18)의 관계도 마찬가지로 밝혀졌다. 병리학자의 지적은 어떻게 하여 의사들의 최초의 교육이 그들에게 전문적 유형의 언어 사건의 생산을 조건짓는지 보여 주고 있다. 이 교육은 연주자 뿐 아니라 사건들의 참여자에게도 매우 중요한 것으로 밝혀진다. 사실 이 학자는 의사들 사이의 의사소통을 이해하고, 의료 환경이면 어떤 환경임을 막론하지만 그 중에서도 특수한 경우인 진단적 추론의 의미론적 구성물을 밝혀내려 애쓰고 있다.

[예 2]에서 병리학자가 언급하고 있는 개념은 1차 교육의 틀에서 배운 책에 나오는 단순한 지식에만 국한되지 않는다. 여기 나온 개념들은 모든 의과대학생들이 실험실에서 배워야 하는 것으로 간주되는 미생물 유기체(micro-organisme)의 경험을 통합하고 있다. 서적을 통한 학습, 강의의 참여, 실험실의 실험에 참여함으로써 얻어지는 이같은 바탕 지식이 없다면 [예 1]의 대화 참여자들은 전적으로 해당 그룹의 일원으로 인정받는 것에 거북스러움을 느낄 것이다. 특히 R은 그의 인턴기에 [예 1]의 자료와 다소간 비슷한 자료들에 대해 토론을 한 적이 있다.

의료 환경에 고유한 언어 사건에 영향을 주기 쉬운 배경 지식의 또 다른 원천은 아직 수련중에 있는 초보자들에게 주어지는 최초의 강의(아니면 복사물로 된 자료를 나누어 줄 수도 있음) 내용이다. 다음에 나오는 강의노트는 감염과 서비스이자 전문의의 기능을 수행하는 한 조교수의 것이다. 나는 여기서 대학병원에서 교육을 받고 있는 인원에게 주어진 단 몇 단락의 복사 자료만을 인용할 것이다.

[예 3]

1. I. 패혈증-혈액 내 미생물 병인……
2. 임상 상태……
3. 의 **갑작스런 변동**으로 밝혀진 혈액
4. 감염의 진단을 내리게 되었다
5. 모든 요소가 저혈압을 유도한다. 그러나
6. (폐의) 산소 결핍과 심부전증 없이
7. 내독소증[51]을 동반하는 음성 그램 균혈증은
9. 언제나 지속적인
8. 저혈압의 원인이 되지는 않는다……
10. D 감염성 쇼크의 다른 요인들 :

---

51) 내독소증. 이미 1백여 년 전에 그람 음성균이 열에 안정한 독소, 즉 내독소를 지니고 있다는 사실이 알려져 왔다. 로버트 코크(Robert Koch)의 제자 중 한 사람인 리차드 파이퍼(Richard Pfeiffer)는 보툴린(botulin)이나 파상풍 독소(tetanus toxin) 같은 외독소(exotoxin)와 구별하기 위해 이를 내독소라 이름지었다. 내독소는 그람 음성균의 외부 세포막, 즉 세포벽에 존재하며 세균 표면적의 75퍼센트를 차지하고 있다. 내독소는 세포벽에 견고하게 부착되어 있지만(Raetz, 1990) 세균의 성장 주기 동안 지속적으로 주변으로 방출되고 있다. 세균은 영양소가 거의 없는 극한 환경에서도 생존이 가능하므로 사실상 내독소는 지구상 어디에나 존재한다고 할 수 있다.
 내독소는 크게 세 부위로 구성된 올리고지질(lipopolysaccharide)이다. 즉 비극성 지질인 lipid A와 중심 올리고당(core oligosaccharide), 그리고 표면 항원으로 작용하는 O-항원(O-antigen)으로 구성되어 있다. 〔역주〕

13. 연조직……
14 의 감염(일반적으로 심각한)과 결합된 박테리아의 부재로
11. 3. 가장 자주 관찰되는 것은 연쇄상구균 박테리아성 쇼크(A 그룹 스트렙토)이다.

"혈액 내 [존재하는] 미생물 병인" "임상 상태의 **갑작스런 변동**으로 밝혀진 혈액 감염"의 진단(2-4), 그리고 "기관들이 저혈압을 유도(할 수 있다)한다" "내독소증을 동반하는 음성 그램 균혈증"(5,7)과 같은 암시는 매우 흥미롭다. 임상 상태의 갑작스런 변동이 생물 내에 혈압의 강하(저혈압)를 불러일으킬 수 있으며, 박테리아의 전파와 그것을 원인으로 하는 내독소증으로 인한 쇼크 상태가 나타날 수 있다. 10-13에서 보다 간결하게 드러난 바 그 지적은 [예 1]의 상황을 명백히 한다. **AMI**가 해당 여환자가 'A 그룹의 스트렙토'와 '균혈증' (확인됨)에 감염되어 있다고 강조한 후에 우리는 당시까지는 확인되지 않은 가정이었던 추정된 쇼크 상태에 대한 **R**이 말한 것을 기억하고 있다. 다시 말해 [예 3]에서 인용된 지적(내가 연구를 진행하고 있는 두 병원에서 직원의 교육에 이용하는 모든 자료)은 이 기초 자료를 [예 1]에서 보고된 의사 교환이라는 특수 양태와 결합할 수 있도록 한다.
끝맺기 전에 내가 위에서 상기한 바 **R**과 여자 환자 사이의 면담의 한 부분을 추출하여 인용하겠다. 이 만남은 [예 1]의 회합이 있기 전에 있었다.

[예 4]

1. 혈압(?)을 재드리겠어요, 동맥 혈압이오(?)
2. (…) (우물거리며) 많은 사람들이 박테리아에 감염되죠.
3. 그들의 피 속을 뚫고 들어가는, 그리고 사람들은 쇼크 상태에 빠져요.

(낮고
 4. 단조로운 목소리) 혈압이 강하하면,
 5. 그것이 무엇이냐 (?) 박테리아가
 6. 이곳(?) 저곳(?)에 독소를 뿜는다는 거죠. (목소리가 커진다)
 7. 부인 대체로
 8. 저혈압인가요?

　내가 그와 함께 진찰실로 들어가기 전에 이 환자의 서류를 훑어보았던 R은 이미 이 여인의 임상적 병력을 알고 있었다. 그는 이 여인이 세번째로 병원에 왔다는 것과 박테리아 감염으로 인한 쇼크의 가정적인 진단을 받고 있다는 것, 또 다른 종류의 의학적 가정들이 세워지고 있다는 사실을 모두 주지하고 있었다. 여기서 제안하고 있는 설명은 전염병학 전문의가 요약한 보고서와 병리학자에 따라 의과대학에서 모든 의사들이 꼭 익혀야 할 미생물학과의 자료와의 관계에서만큼이나 의사가 면담 전에 훑어본 서류에 적힌 임상학적 병력과 연결되었다. 또한 R도 환자의 혈압 강하가 '모종의 독소'의 확산에 의한 것일 수도 있다고 말하였다. R이 가진 면담과 마찬가지로 이 모든 사전 정보들은 [예 1]에서 AP, AMI, 그리고 R이 가진 대화에 영향을 주었다.

7. 결론

　나는 이제 막 어떤 유형의 만남을 막론하고 언어 수행의 지역적 상황을 구축하는 매우 밀접하게 얽히고설킨 복수적 사건들 중에 몇 예를 펼쳐 보았다. 또한 문화적·조직적 제약과 함께 지역적 언어 사건의 전개를 주관하는 즉각적인 조건과 규범적인 기대에 지역적 상황 개념을 엮으면서 그것을 명확히 하려 애썼다.
　'의료적 의사소통 상황의 중첩' 개념은 말 그대로 문맥의 상호적 격식화를 사회적 상호 과정 중의 추론과 사회 조직의 구조적이거나 과정중인 양상 속에 통합시키는 것을 지향한다. 이 글에서 자료를 이용한 의료 환경은 세 의사간의 의사소통이었다. [예 1]의 자료는 언어와 상호 작용의 관계에서, 또 배경 지식과 상황의 개념에 합치하는 장소에서 학자의 방향에 따라 상이한 해석들의 대상이 된다.
　[예 1]에서 기술된 지역적 상호 작용은 확고하여 제약을 요구하는 제도적 언어 사건과 사회적 상호 과정에 대해서뿐 아니라 외부 조직적 경험에 독자의 관심을 끄는 것을 지향하였다. 사실 이 사회적 상호 작용과 제도적 언어 사건은 지역적 교환이 생산하는 방법을 틀림없이 밝혀 줄 것으로 생각된다. 예를 들어 [예 1]의 상호 작용은 대학 1학년 교육 프로그램 중에 인력에게 소개된 패혈증([예 3])에 대한 강의뿐 아니라 미생물학 강의에서 설명된 내용과 밀접한 연관성이 있다. 모든 사회적 상호 작용과 언어 사건은 언제나 그것들과 유사한 이전의 사회적 경험을 전제로 한다.
　건강 분야의 3명의 일꾼 또는 전문가 사이에서 벌어진 의사 교환으로써 자료 [예 1]을 기술하려 맘먹으면서, 나는 그 적절한 것으로 검토하고 인정한 언어 사건의 대화 참여자들에게 돌려진 사회적 범주를 동시에 강조하면서 독자만큼이나 학자가 동화된 문화적 문맥을 단숨에 설정하였다. 학자가 담론과 문화 사이에 또는 언어학 이론과 담론 사이에 구축된 관계보다는 사회언어학적 개념(주제화, 말 차례, 언어 행위의 범주, 일관성, 지시의 유형, 할애된 표현, 선호되는 시퀀스 등)에 중점을 둘 것인지 아닌지에 따라 독자는 서로 기대가 충족될 수 있거나 그렇지 않거나 할 것이다.
　[예 1]의 참여자는 의사들이고, 이 의사 교환은 대학병원의 미생물학 실험실에서 빚어지는 것이며, 해당 환자는 아마도 균혈증성 쇼크를 겪었을지도 모르고, 그녀의 혈액 샘플을 검사하는 중이라는 것을 독자에게 명시함으로써 위의 모든 요소들은 학자나 독자로 하여금 진행중인 사건을 보

다 잘 이해할 수 있는 문화적 상황을 제공한다. 우리의 이해는 만일 이 의사들이 하나는 병리학과 전문의이고 다른 하나는 감염과 전문의, 또 하나는 감염과 레지던트의라는 사실을 알고 있을 때 더욱 보완이 될 수 있다. 교환의 형태와 내용은 역할 관계와 조직적으로 제약된 위상에 달려 있을 뿐 아니라(화자의 말 행위의 순서, 행동으로 넘어가기 전의, 이러저러한 행위와의 관계에 있어 우세하거나 압력을 지니는 생각) 학자와 독자가 의료 전문가로부터 광범위한 조언을 받는 일은 숨겨진 사회문화적 내기의 의미를 포착하는 데 없어서는 안 되는 것으로 밝혀졌다.

이 글에서 소개된 임상례는 학자와 함께 R이 균혈증성 쇼크의 희생자였을 한 여자 환자의 의료 서류를 보러 대학병원 간호사실로 가면서 시작되었다. 이 환자는 감염 서비스 병동 관할이 이 진찰을 제도적으로 받게끔 되어 있었다.

위 부분에서 인용되었던 미생물학 강의에 대한 구절은 의과대학 학생들이 알아야 할 어떤 정보를 포함하는 한편, 수련중인 직원들이 받는 강의 내용의 발췌는 인턴 같은 초보자들보다 환자와 대담하기 전 의료 기록을 훑어보아야 하는 레지던트들을 위한 현장 경험 자료에 대한 가르침이 들어 있다.

여기에 소개된 임상례가 미생물학 실험실의 회의에서 토론의 대상(비교, [예 1]의 대화)이 되기 전, AMI는 이미 이 환자를 문진하였다. R과 AMI가 이미 이 임상례에 대해 자세하게 토의하였을 뿐 아니라 AMI는 이 여인을 면담하였던 것이다. 그는 두 권의 미생물학 저서를 참고하면서까지 그녀의 의료 차트를 읽고 부가 내용을 기록하기까지 하였다.

1,2,3, 그리고 4의 예에 나온 재료는 상호간에 겹쳐진 훨씬 방대한 상황의 총체에서 작은 한 부분에 지나지 않는다. 나는 최소한의 자료에 의존하면서 어떻게 나의 정보 제공자들이 지역적 언어 사건, 조직적 조건들을 이해하는 데 도움을 주는가를 보여 주려 하였다. 물론 실제의 경험만큼 임상적 지식을 필요로 하는 복합적 개념과 의료 절차의 의미에 대해 명확히 하

려 애쓰면서 말이다.

  수많은 독자들은 아마 하나의 질문을 지금껏 거두지 못하리라 짐작이 된다. 그것은 어떤 상황을 막론하고 '모두' 말하려는 욕심 많은 관찰자를 위협하는 끝없는 퇴보이다. 이 야망은 물론 비합리적인 것이 어느 누구도 한 상황의 가장 일반적이고 지역적인 양상에 대해 모두 말할 수 있을 것이라 착각을 해서는 안 되기 때문이다. 그 어떤 언어 사건의 참여자도 그렇듯이 관찰자와 학자는 연구 대상이 된 개인이나 그룹의 일상과 밀접하게 연결된 그들의 연구 대상과 떼어 놓을 수 없는 실제 상황에 끝없이 직면하게 된다. 이로써 우리 학자들은 다른 상황들은 철저히 최소화시키거나 무시하면서 한 상황의 특정 양상에 집중하려 할 것이다.

  관찰자는 발설된 이론적 목표, 채택된 방법론적 전략, 그 논쟁과 분석의 힘과 일관성과의 관계에 있어 그들의 선택을 정당화시켜야 한다. 일상의 의미화와 이해는 인지적이고 언어학적인 활동을 드러낸다. 다시 말해서 이것들은 어휘 용어 · 문장 · 언표, 또는 개인적 경험과 결합할 수 있도록 하는 환유 · 은유, 또 모든 상상적 구조와 같은 언어 구조를 사용할 수 있음을 전제한다. 그 때문에 모든 학자의 상황 기술은 이러한 언어 활동이 태어나 살이 붙고 진화하는 장소인 환경을 참작해 조건들의 표지가 어떻게 경험적인 만큼 개념적으로도 '상황'이라는 단어의 다양한 의미를 더욱 잘 이해할 수 있도록 하는지를 밝히는 데 온 힘을 기울였다.

  찰스 데이비스와 엘리자베스 지글러에게 우선 그들의 아낌 없는 지원과 소중한 조언에 감사하고 산드로 듀란티 · 찰스 굿윈 · 더글러스 메나르 · 휴 미한 · 제임스 베르슈와 익명의 두 비평가에게 이 텍스트의 초고를 읽고 검토한 것에 감사드린다. 이 초고의 한 부분은 미국 인류학협회의 연례 학회의 '상황' 재고찰하기: 상호 작용 현상으로서의 언어. 1부 의사소통 파트에서 소개되었다. 이 텍스트 이전 본은 《사회심리학 쿼털리》에서 출판되었다. 더글러스 메나르의 편집적 문제에 관한 조언도 내게는 매우 유용한 것이었다.

V

의료 팀의 진단에서 전파된 지식의 통합 과정*

* 〈The integration of Distributed Knowledge in Collaborative Medical Diagnosis〉, in J. 게일거 외(감수), *Intellectual Teamwork. Social and Technological Foundations of Cooperative Work*, Hillsdale, N. J., 로렌스 얼바움 연합출판사, 1990, p.221-242. 영어의 프랑스어 번역본. 프랑스어 번역은 파스칼 조셉과 베르나르 코나인, 크리스티앙 클레르가 감수. 이 책의 초판 프랑스어 번역본은 《직장사회학》에서 출판되었다. n° 4, 1994, p.427-449.

1. 서론

만일 적절한 처치를 처방하는 능력이 진단의 정확성에 달려 있다면 한 환자의 증상들을 설명할 수 있는 정보를 얻는 것은 수많은 경우 복잡하고 반복적인 임무를 이룬다. 진단을 맡은 의사는 다양한 원천(실험실의 결과, 방사선과 의사의 엑스레이 사진, 의료 기록 등등)과 의학적 지식이라는 유일한 빛으로 평가할 수 있는 모든 정보들로부터 나오는 자료들을 통합해야 한다. 이 분야의 결정 양태에 대한 많은 논문들(클라인문츠를 볼 것 1986: 이 학자가 분석한 논쟁 문제는 곧 이 분야의 연구 흐름에서 주류가 되었다)은 많은 환자들이 이 임무의 인지적 복잡성을 오래 전부터 인식하고 있다고 지적한다. 그러나 진단은 단지 인지적인 관점에서만 복잡한 것이 아니라 사회적인 관점에서도 그러하다. 그러니까 진단은 빈번히 같은 수준도 아니고 같은 전문적 영역도 공유하지 않는 개인들의 의견을 수렴하고 평가하는 일을 포함한다.

원칙적으로 우리는 진단 단계가 형성됨에 따라 생겨나는 불확실성을 축소하고 두 가지 타입의 복합성을 제거할 수 있어야 한다. 사실상 그것이 내포하는 가장 커다란 문제는 의학적 지식의 진보에 끊임없이 발맞추어

나가야 하는 이러한 문제들을 의식하는 것과 인간적 판단에서의 체계적 실수, 가장 일반적인 경향과(츄베르스키와 칸만, 1974)의 증거에 대해 인식하는 것이다. 그런데 그것은 전문가 체계의 도입과 컴퓨터를 통한 정보 수집 과정(클라인문츠, 1986)으로 진단을 합리화해야 할 필요성을 부른다. 이 모든 수단들이 의학적 결정의 효력과 신뢰성을 높이는 것을 지향한다. 이것들이 그렇게 효력 있는 것으로 보임에도 불구하고 이 수단들은 일반 의료 팀의 일부가 아니다.

이 글에서 나는 컴퓨터를 통한 진단 구축 과정의 형식화에서 가장 커다란 걸림돌이 되는 것들 중의 하나는 의사들이, 정보 제공자가 환자이건 다른 의사이건 막론하고 정보의 원천의 명백한 신용을 척도로 의료 정보의 정확성을 평가한다라는 사실에 있다고 암시할 것이다. 예를 들어 의사들은 빈번히 환자들을 '병력을 잘 말하거나 잘 말하지 못하는' 존재들이라고 한다. 그러니까 '병력을 잘 말하는 환자'는 자기의 건강에 대해 신뢰할 만한 정보의 원천을 가진 셈이고, '병력을 잘 말하지 못하는 환자'가 기술한 증상은 회의적으로 받아들여진다. 마찬가지로 '좋은 의사'로 인정받는 의사가 주는 조언은 커다란 가치를 가질 것이고, 신뢰가 덜 가는 원천으로부터 나온 생각은 무시당할 것이다. 비록 병력을 잘 말하는 환자나 좋은 의사가 어떤 사람인지에 대해 정확한 판단 기준은 어렵다고 할지라도 의료적 의견의 원천은 그 효과에 있어 결정적이다. 그러니까 나는 이어질 내용에서 진단적 결정을 좀더 광범위하게 유형화한다는 것이 환자이건 의사이건 막론하고 정보의 원천만큼이나 불편한 일(그것은 어떤 체계의 방법론을 사용하더라도)이라는 것을 보여 주려 애쓸 것이다. 그것은 위의 환자와 의사가 앞서 인용한 정보의 적용과 개념화를 할 때 충분한 주의를 기울이지 않았기 때문이다.

여기서 인용한 임상례에서 나는 여러 의사들간, 의사들과 다른 직급의 치료 인력들 사이의 담론 교환을 연구할 것이다. 그것은 어떻게 사회적 상황이 의료 진단의 완성 과정에 개입을 하느냐와, 한편으로는 의료 정보의 명백한 합당성 다른 한편으로는 정보의 명백한 신용이 어떻게 연결되어 있는가 하는 것이다. 그리고 의료 진단을 다듬는 사회 체계의 양상에 두는 관심은 어떻게 하여 컴퓨터를 통한 의료 결정의 형식화를 밝혀 줄 수 있는지를 살펴볼 것이다.

2. 배분된 인식과 사회 담론

사회적으로 배분된 인식의 개념은 공동으로 일하는 개인들이 서로 다른 지식을(시쿠렐, 1974; 슈츠, 1964) 가질 수 있고, 그러니까 그들의 자원을 공동의 것으로 만들기 위해 대화를 하고 이러저러한 임무를 완성시키기 위해 그들의 차이점을 협상한다는 사실을 의미한다. 즉 이 개념(허친스, 1985)은 배분된 지능(찬드라세카란, 1981; 고메즈와 찬드라세카란, 1981; 스미스와 데이비스, 1981; 베이슨·헤이스 로스·버주·슈타츠와 선샤인, 1981)[52]이 자동화 체계 속에서 문제에 대해 배분된 결정은, 문제들이 그 근원이 다르고 서로 다른 과정 속에 위치한 지식의 탈중심화적이고 유동적인 모임에 의해 배분적으로 해결된다는 것을 암시하였다. 왜냐하면 어떤 지식의 원천도 필수적인 일의 완성에 충분한 정보를 가지고 있지 못하며, 때문에 서로 협력할 수밖에 없다는 것이 그 숨겨진 전제이다. 허친스 (1985)에 따르면 인지 활동의 사회적이고 일시적인 조직은 작업중의 수행이 여러 분야의 특성을 갖거나, 그 전제에 따라 이러저러한 그룹 고유의 인지적 전략의 사용에 중요한 영향을 미치는 전제를 명확히 할 필요가 있을 때마다 지성이나 개인의 인식력에 더욱 많이 의존한다고 한다. 앞에 인용한 작업은 인간의 수행력의 다양성을 정확히 이해하기 위해서는 학자들

---

52) 작가는 여기서 여러 정보 매개체의 협력을 유형화시키는 정보 개념인 배분된 인공지능 개념을 참고한다.(B. 코나인의 주석)

이 그들의 접근 각도를 바꾸어야 한다는 것을 암시한다. 개인의 지적 속성에 중점을 두기보다는 자연스런 환경 속에 녹아 있는 그대로의 그룹의 속성을 연구해야 한다.

대학병원에서 내려진 결정들은 어떻게 담론이 매개하는 사회적으로 배분된 인지 과정이 특수한 임무의 완성과 관련되어 있는지를 밝혀 준다. 위에서 이미 지적했듯이 이 병원의 인력은 이러한 임무를 완성하기 수월하도록 만들어진 정보화 체계를 가지고 있다. 그러나 진단을 돕기 위해 고안된 이 모든 자동화 체계가 사용하는 유형화는 지역적으로 사용되는 임상적 지식의 배포를 과소평가하고 있다. 어떻게 의료 지식이 배포되고 이러한 배분이 어떻게 해서 진단 구축 과정에 영향을 미치는지를 이해하기 위해 나는 여러 대학병원에서 일하는 의사들, 의과대학생들, 또 의료계의 다른 전문가들의 의사소통을 연구하였다.

진단 상황의 개인 단위의 참여자들, 덜 공식적이지만 자기네들끼리 토론하는 의사들은 그들 상호간의 능력을 평가하고 보여 줄 뿐 아니라 해당 그룹 내의 일정한 지위를 차지하거나 굳건히 할 수 있도록 하는 자발적이고 조직화된 담론을 유지한다. 이러한 유의 의사 교환에의 참여는 다시 말해서 타인에게 자신의 능력을 입증하는 기회가 될 수 있다. 이같이 과시된 능력은 그룹의 목표 달성에 꼭 필요한 협력적 작업에도 영향을 미친다. 이 그룹의 참여자들의 다양한 위상과 그것을 지배하는 경쟁적 분위기는 이러한 유형의 상호 작용에서 중요한 양상이다.

실험실과 그룹의 작업이 이루어지는 장소에 대한 연구가 결정에 숨겨진 의사소통과 집합적 생산성을 암묵적으로 참고하고 있다고 할지라도, 연구는 직업적 담론이 그것들을 더욱 직접적으로 검토하는 대신에 자명한 쪽으로 흐르고 있다는 것을 보여 준다. 어느 지점까지 지배와 권위의 구조가 담론 속에 나타나는지를 가늠하기란 매우 어렵다. 또 그것이야말로 아마도 이같은 간과에 대한 유일한 설명이 될 것이다. 그러나 제도적 환경의 이 양태는 나름대로 고려될 것인데, 왜냐하면 그것이야말로 모든 문제의 협력적 해결에 내재하는 배분된 지식과 신뢰·유동성·의향들에 대해 대화 참여자들, 때로는 학자에게까지 정보를 주기 때문이다.

3. 의료 결정의 제도적 상황

병원이라는 상황은 어떻게 제도적인 환경이 지역적인 활동의 틀을 이루는 경향이 있는지 보여 준다. 우선 집합적 규범이 특별한 순간에 특수한 임무를 완성해야 하는 특수한 물리적 공간을 지향하며, 자질·능력·특수한 책임을 갖는 인력들을 이끈다.(시쿠렐, 1987) 그러나 사회적이고 물질적인 환경은 인간의 활동을 다듬는 것에만 만족하지 않는다. 그것들은 진행중인 상호 작용의 역동성에 따라 보다 제한되고 보다 지역적이며 타협적인 다른 유형의 상황을 설정하는 언어적 상호 교환의 탄생을 부추긴다. 이러한 지역적인 담론의 언어적이거나 암묵적인 구성 요소의 내용과 형식은 문제의 해결 방법에 영향을 줄 수 있다. 함께 일하면서 얻은 대화 참여자들의 경험, 예를 들어 그들이 이룬 이러저러한 평판들은 지식의 사회적 배분과 관계 있는 모종의 신뢰를 배양한다. 또 그러한 것들은 자기 편에서 그것을 참고로 하는 이들에 영향을 미치기도 한다. 이처럼 지역적 담론은 다중의 효과를 갖는다. 그들의 직함이나 맡고 있는 책임에 따라 개인들에게 일정 지식을 부여하는 것뿐 아니라 직함이나 책임에 관련된 결정의 조직적 조건에 꼭 달리지는 않은 지식의 추정이나 암시적 배분을 낳는다.

이러한 제도적 환경의 또 다른 중요한 양상은 그곳에 존재하는 기능적이고 사회적인 배분에 있다. 의료 제도는 수직적 또는 수평적으로 구축되어 왔고, 특히 대학병원에는 전문의[53]들이 일을 하는데 그들은 상당히 자유로운 전문의들이며 분과, 진찰 단위(클리닉), 또는 병원 단위(ward)로 이루어진 피라미드의 정상을 차지한다. 의사소통은 지역적으로 제어된 솟아오르는 기대만큼이나 조직적으로 정의된 역할과 위상 관계로써 틀이 잡히고 안내를 받는다. 이 피라미드에서 차지하는 위치에 따라 각 개인은 같은 정보에 접근할 기회에 차등이 있거나, 이같은 기능적 분과의 내부와 외부에서 의사소통을 시도할 때부터 동료들로부터 같은 방법으로 지지를 받지 못할 수 있다.

대학병원의 임상적 기능은 매일의 문제들을 해결할 몇 가지의 방법을 장려하며, 의사와 또 다른 치료 팀의 인력 사이의 몇 가지 특정 인간 관계와 위상을 반영하는 인력망(그래노베터, 1973, 1974, 1976, 1983)을 통해 지배된다. 비록 때에 따라 다른 전문가나 기술자의 도움을 청하지 않고 엑스레이 사진을 검토하거나 분석 결과를 연구하는 일도 있기는 하지만 의사들은 빈번히 다른 전문의들이나 전문가들의 조언을 구한다. 이들의 상당히 강한 유대 관계는 진찰 활동에도 영향을 미칠 수 있다. 그러니까 이 관계는 진찰 과정에 참여하는 인력들의 위상뿐 아니라 그들 사이의 관계에 있어 배분된 인지 전략을 반영한다.

마지막으로 치료 서비스 제도 시스템은 이러저러한 정보를 다루며 그들 사이의 의사소통을 가능케 하고 수정할 수 있도록 하는 다양한 기술에 달려 있다. 예를 들어 의료 서류는 일반적으로 최초의 혼돈스런 메모와 기술적 관계의 혼합물이라 할 수 있다. 그러니까 이 서류는 여러 행위자들이 서로 다른 방법을 이용하여 모은 정보들의 합작물인 것이다. 그런데 이 정보는 해당 환자의 이후의 처방을 계획하기 위해 사용될 수 있을 뿐 아니라

---

53) 이자벨 바즈쟁거의 조언에 따라 attending을 '전문의'로 resident를 '레지던트'(한글 번역본에서는 레지던트를 살림), house staff는 치료 인력으로 번역하였다. 미국의 병원에서 이루어지는 기능이 프랑스 병원의 그것과 같지 않기 때문에 그에 합당한 단어가 없었다. (비교, 바즈쟁거, 〈번역에 앞서〉, in A. 스트라우스, 《협상의 틀》, 파리, 아르마탕, 1992, p.65-67) '레지던트'는 인턴이 아니고 인턴을 끝낸 젊은 의사로 전문의 과정을 밟고 있는 의사를 말한다. 바즈쟁거는, 2년간의 의무 인턴 기간을 마치고 '젊은 의사들은 '레지던트' 직을 맡게 되는데, 이는 그로 하여금 병원에서 일하며 전문의 과정을 밟을 수 있도록 한다. 레지던트 과정 후 의사는 전문의(assistant-attending)가 되고 후에는 소속의(associate attending), 마지막으로 분과의 책임자인 주치의(attending physician)가 된다.(B 코나인의 주석)

일정 그룹의 증상과/이나 질병들을 범주화시켜 놓을 수 있기 때문에 다른 환자들이나 환자군에게 유용한 것이 될 것이다. 하나의 의료 서류에 담긴 자료에 주어진 해석은 인지 능력의 분배에 기여하는 사회 전문적인 관계와 기여의 복잡한 총체에 비추어 행해질 것이다.

4. 병리학과 권위의 내재적 조직

병원 바깥의 의원에서 구축되고 실행되는 진단과 처방에 관련된 임무의 분배는 특히 권위 관계 구조를 알려 주는 잣대이다. 만일 학생들과 레지던트들이 환자들의 건강 상태에 대한 정보를 얻기 위해 그들과 대화하기 전에 환자들의 의료 서류를 검토하기 시작할 때, 이 임무를 잘 이행하기 위해 다양한 층위의 전문가들과 협력하는데 이때 초보 인력과 전문 인력 사이가 구별이 된다. 그러니까 초보 인력들은 환자에게 문진하거나 진찰하는데 더욱 시간을 끌 뿐 아니라 그로부터 얻은 정보도 차이가 난다. 바로 이같은 면담과 진찰을 통해 진단이 추론되고 처방 프로그램이 완성되며, 이러한 연습이 하루에도 몇 번씩 계속된다(때로는 강한 정신적 압력하에).

그와 동시에 학생이나 또 다른 치료 인력의 종속적인 지위는 그들의 결정이 직접적으로나 간접적으로 통제되고 해당 분야의 전문가가 그들이 활동에 대해 주지하고 있어야 한다는 사실을 의미한다. 초보자들로서는 이같은 감독은 지역생태학적 제약에 따라 그 강도는 달라지지만 일반적으로 상위 계급의 일상적 면담으로 해석된다. 시간이 가장 중요한 요소로 작용하는 상황 속에서의 정규적인 의사소통을 이 통제가 필요로 하는 상황에서조차 모든 임상례들은 경험 많은 의사들이 샅샅이 검토하고 통제하기란 불가능하다. 그럼에도 불구하고 일반적으로 대학병원 조직은 초보자와 전문가의 의료적이고 의사소통적인 능력을 끊임없이 평가하기에 특히 적합한 것으로 드러난 경쟁적인 분위기를 고무시키고 전제한다. 학생이나 레지던트가 전문의와 갖는 관계는 비대칭적 능력의 관계로 묘사될 수 있다. 즉 이 두 층위의 인력은 초보자가 제안한 진단과 처방이 전문의로부터 비판당할 수 있다는 사실을 잘 알고 있다.

　전문의는 학생과 레지던트로 하여금 질 좋은 치료를 베풀 것을 가르치고, 그것이 그의 책임이기도 하다. 우리는 초보자들이 환자를 문진하고 진찰하며 진단과 처방을 내릴 것을 기대한다. 간호사들은 다양한 양상의 환자들의 의료 서류와 친숙해지며 학생들과 레지던트 · 전문의와의 사이에서 중개 역할을 한다. 이들은 엄밀한 의미로 진찰과 다양한 검사에 앞서 진행되는 다양한 의료 행위를 감당(체온 · 맥박 · 혈압 · 몸무게 등을 측정)하여 이 모든 결과를 레지던트와 학생들에게 전달한다. 이제 언제나 치료 인력과 환자와 상호 작용을 하면서 전문의들은 학생들과 레지던트가 제안한 진단과 처방을 평가하며, 때에 따라서는 다른 진단과 처방을 생각해 볼 것을 요구하기도 한다. 그는 일반적 태도와 이용하는 의학 용어, 또는 이러저러한 선택의 동기가 되었을 추론의 유형들에 따라 치료 팀을 평가한다.

　병원과 의원은 전문의와 레지던트에게 주어진 역할 분담에서 차이를 보인다. 예를 들어 내가 연구 활동을 한 두 대학병원에서 의료 팀 구성원들의 책임은 그들 상호간의 위상에 달려 있었다. 이 두 병원 중 하나에서 전문의의 존재는 매우 중요한 것이었고, 그들의 급여는 그들이 시간을 할당하는 매 임상례에 따라 달라졌으며, 그들이 환자들의 건강의 책임자였고, 그들은 레지던트와 학생들의 행위를 커버하였다. 일상적 임무의 관리에 있어서는 전문의의 책임이 더욱 컸음에도 불구하고 레지던트 장격인 의사가 임상 활동의 부분적인 책임을 맡는다.

　소아과 · 감염과 또는 일반 외과 같은 각 분과에서, 예를 들어 검사실은 유동성 있고 자율적인 체계 단위로 인식된다. 간호사는 때로 그들의 서류를 외부에 놓고 환자를 검사실로 인도한다. 그러나 이같은 작은 지역적 단위라도 그들 사이에 의사소통이 이루어지지 않은 것은 아니다. 학생 · 인턴 또는 레지던트들이 전문가(레지던트 장격인 의사나 전문의)에게 보고하기 전에 잠시 들를 수도 있고, 전문가도 초보자들의 의견을 평가하고 결정짓기 위해 지역 단위에 들어갈 수 있다. 의료 서류의 분석을 결정하는 시간이 환자·초보자·전문의들 사이에 일어나는 의사 교환의 질에 달려 있다는 의미에서 각 지역 단위는 자율적이다. 그런데 지역 단위가 균형 상태에 이르기 위해 환자는 유용한 정보를 제공해야 하고, 초보자와 전문의는 그들의 노력을 통합하여야 하며, 보고서가 해당 환자의 의료 서류에 첨부되어야 한다. 그때부터 지역 단위는 여러 유형의 전언을 생성하고, 그것은 문제에 대한 선택적인 보고서의 형태로 구체화된다. **마지막으로** 의료 서류는 간호사실과 미리 정해진 기간 안에 균형잡힌 임상분과가 진행할 연구 틀 안에 들어간다.

그러니까 대학병원의 진찰 서비스는 치료만 이루어지는 장소가 아니라 미래의 의사들을 교육하는 장소이기도 하다. 이같은 목적을 지닌 대학병원은 다음의 두 가지 목표에 부응한다. 그 하나는 의과대학 학생과 전문의 과정을 준비하는 레지던트들로 하여금 조직적으로 구축된 환경과 진단의 영역과 잠재적인 처방의 영역을 넓힐 수 있도록 세분화된 기술에 친숙해질 수 있도록 하는 것이고, 다른 하나는 강의·책·신문기사·환자의 의료 서류들이 이루는 '선언적 지식'에 훗날 통합될 암묵적인 지식의 획득에 적합한 개인 관계의 복합 구조에 초보자들을 노출시키는 것이다.[54]

수많은 기술적 인공물과 다양한 서비스 활동에 기대고 있는 의료 행위는 의사라는 인간 자체와 밀접하게 연관된 개인의 자발적 시도가 필수적인 활동이다. 이러한 시도를 잘 이끌어 나가기 위해 획득한 능력과 지식은 의료 팀이나 환자에게나 의사의 권위를 의미한다. 그러니까 직업 환경은 사회 계층의 미시 체계이다. 그리고 이 체계가 태어나 생존하도록 하는 사회

---

54) 인공 지능 전문가들은 '선언적 지식'이란 전제적, 참과 진실로 가려질 수 있는 객관적인 지식이라고 간주한다. 이 지식은 비전제적, 암묵적, 상황과 관련된 경험적인 '절차적 지식'과 대조된다.(B. 코나인의 주석)

문화적 조건은 직업의 제도적 틀이라는 공식적인 목표보다 우세하게 작용한다.

진찰센터나 치료 서비스 같은 단위들이 어떻게 다른 의료 활동 단위나 기술 팀과 연계되어 있는지를 보여 주기 위해 현대치료센터의 한 부분이 되어 있는 미생물학 연구소의 특수한 양상을 간략하게 기술하고자 한다. 이에 우리는 모든 팀워크로 구성된 일을 포함하는 협조 · 이해 · 지식 같은 것이 이러저러한 목표를 달성하려는 개인들에게 있어 어떻게 공유되며, 어렵게 해결책을 타협해 가는지 볼 것이다. 여기 묘사된 실험실의 특수성이 어쩌면 미국의 다른 병원에서는 찾아볼 수 없는 것일지도 모른다. 그러나 여기서 다루고 있는 협력이라는 특성 자체는 이러한 류의 기관이 잘 기능하기 위해 꼭 필요한 것이다.

5. 대학병원 실험실의 위계질서와 협력

대학병원은 과학적 감정, 임상 경험, 인정된 전문적 지명도가 있는 권위적인 형식의 연구에 특히 적합한 실험실이다.(부르디외, 1981; 프라이드슨, 1970a, 1970b) 막스 베버는 지배의 사회학(1968, p.941)에서 권위와 능력이 어떻게 사회 활동의 조건을 지우는지를 보여 주었다. 베버에게 있어 사회 활동을 만들어 내고 그것에 영향을 주는 '전문적인'[55] 성향은, 그 전문적 지식의 이용을 통해 타인에게 권위를 행사하는 전문적 지식에 바탕을 둔 능력으로 간주될 수 있다. 대학병원에서 전문의의 지식에 대해 환자, 학생, 레지던트, 다른 치료 팀이 이의를 제기하는 경우는 매우 드물

---

55) 여기서 말하는 '전문적인'의 의미는 당연히 앵글로 색슨 전통의 것이다. 다시 말해 하나의 지식 분야에 적합한 전문적 지식의 구사에 바탕을 둔 임무를 수행하는 사람의 그것을 말한다.(B. 코나인의 주석)

다. 의사의 능력은 한 환자의 육체적이고 정신적인 조건에 대한 '객관적인' 재현을 만들어 내는 그의 능력으로부터 유래한다.

전염병 전문가들에 대한 나의 연구는 여러 유형의 초보자들과 전문가들을 다루고 있다. 그들은 의과대학 학생들, 레지던트들, 감염과의 1명 또는 여러 명의 전문의, 미생물 실험실을 지휘하는 1명의 병리학과 의사들로 구성되어 있다. 만일 인턴들이 다양한 병동에서 이루어진 토론에 참여할 수 있다면 내가 알기로는 진찰 서비스나 실험실 활동에서는 제외된다. 반대로 간호사들은 대부분 내가 특히 흥미를 가진 임상례들에 직접적으로 연루되지 않은 상태에서 위에 기술된 의료 활동들을 완수한다.

나의 연구가 진행된 두 병원에서 감염과 전문의(AMI)와 병리학과 전문의(AP)[56] 사이에 존재한다. 그들은 정기적으로 서로의 입장을 비교하며 매일 아침 11시 미생물학 실험실에서 만난다. 이들은 매주 교육 회진을 하는 전문의 그룹의 일원이기도 하다. 이들은 이러저러한 전문가의 개인적인 경험과 지식을 이용하여 자신의 지식을 보충하여 다양한 의학 전문 분야에 겹쳐진 지식의 교환 기회로 삼는 협력을 도모한다. 이 '교육 회진' 덕에 의사들은 다른 전문가들과 공식적이고 비공식적인 관계를 유지한다.

수많은 임상례의 전염병은 다른 서비스 병동으로부터 이전된다. 즉 전염 병동에서 알게 될 전염병 진찰 요구의 대부분은 외과 · 외상센터 · 화상센터 · 일반의 등의 서비스로부터 받아들여진다. 채취된 샘플을 배양할 때마다 감염과 서비스는 특히 담당 의사가 진찰을 요구할 때 이러저러한 환자가 곧 전염 위험성이 있을 것이라는 정보를 받는다. 내 연구의 감염 분야 전문의(AMI)는 그들끼리만으로도 이러저러한 환자로부터 미생물-구조를 찾아낼 수 있을 미생물학 · 바이러스학 · 조직학 실험실의 직원들과

---

56) 이 개념에 해당하는 약자들, PA(병리학과 전문의: Pathologist Attending), AP(medecin en pathologie), IDA(감염과 전문의: Infectious Disease Attending), AMI(médecin attaché en maladies infectieuses); MR(레지던트의: Medical Resident), RMG(Résident en médecine générale).

왕성하게 협력한다.

　내가 주로 들르던 미생물학 실험실은 문제의 해결 능력을 상당히 높일 수 있는 기술적 인공물에 기반한 특수 절차를 요구하였다. 예를 들어 즉각적 현미경 검사가 끝나고 (혈액 도말 표본 검사만 제외) 플라스크에 조직을 채취하면 해당 환자의 건강 상태를 신속히 가늠할 수 있다. 해당 환자에 대한 정보는 모든 환자의 전염병에 대해 자료를 얻고자 하는 의사들이라면 누구나 정보를 얻을 수 있도록 하기에 컴퓨터 정보 체계에 입력이 된다. 이같은 정보력의 바탕에 힘입어 실험실은 환자 개인에 대한 조사를 계속할 수 있을 뿐 아니라 모든 자료들을 날짜별, 인구 유형별, 처방된 의약품별 각 시기마다 확인된 미생물-조직의 유형별로 구분해 놓을 수 있다.

　이같은 정보 기록 체계뿐 아니라 또 다른 수많은 기술을 이용하여 질병을 찾아낸다. 예를 들어 일정한 유형의 병리학은 엑스레이 사진으로부터도 변별될 수 있다. 이 대학병원 인력의 전문적인 작업 수행은 협동적인 직장의 틀에서 특수한 역할을 한다. 그러나 이같은 기술과 그것을 이용하는 양태 사이의 보다 정확한 연구는 이러한 것들이 진단의 도구로서 한계를 가지며, 개인적이고 배당된 인지야말로 의료 환경에서 이루어진 결정의 주요한 구성 요소가 된다.

　제VIII장 《지능적 팀워크》[57]에서 허친스(1990)는 이러저러한 임무를 수행하는 인지적 자원을 이용하는 기술과 그 정보 처리 능력이 이용된 기술을 구분하였다. 이러한 대조는 진단 과정에서 의료 기술의 역할을 이해할 수 있도록 돕는다. 사실 거의 대부분의 경우 의사가 통상 이용하는 기술로부터 나온 정보는 임상학적으로 적절한 것이 되기 위해서는 여러 인력의 검토와 해석을 필요로 한다. 비록 테스트나 검사 결과에 대한 정보가 의심

---

[57] 《지능적 팀워크 *Intellectuel Teamwork*》이라는 저서이다. 협동 작업의 사회적이고 기술적인 기초, 졸렌 게일거와 로버트 크라우트의 지휘로 이루어진 공동 연구 작업: 아롱 시쿠렐의 이 저서의 현재 장은 이 책에서 발췌되었다.

의 여지가 없어도 임상적 적절함에 대한 평가는 언제나 의사의 몫이다.

예를 하나 들어 보자. 미생물학자가 채취한 샘플로부터 그 근원이 알려질 때 그는 이러저러한 근원을 가진 미생물-구조의 번식에 대해 그가 알고 있는 지식을 동원하여 서로 다른 매체에 이식할 수가 있다. 여러 환경의 다양한 배양액에 채취 샘플을 이식하는 과정은 정보 처리 능력이 이용됨으로써 강화된 의료 진단 기술과 같은 선상에서 이해될 수 있다. 비록 얻어진 결과의 임상적 적절함이 개인적으로 또는 다른 의사들과의 협력 하에 전문의로부터 평가되어 확인 절차를 거쳐야 하지만 말이다. 그러니까 한 환자의 건강 상태에 대한 인식은 여러 기술(또는 정보의 원천)의 이용에 속하며, 사회적으로 배분된 정보 처리 체계의 완성의 결과이다. 또한 결국은 전문의가 평가하고 관리할 책임을 지고 있는 집합적 기초 자료에 도달할 수 있도록 한다. 다음 내용은 경험적 기술에 대한 묘사가 될 것이다.

6. 의료 진단의 조직적 양상

매일 실험실을 방문함으로써 어떻게 배양된 샘플이 지난 하루 동안 변화하였는지 살펴볼 수 있다. 이 회진의 참가자들은 기기들이 꽉 들어찬, 미생물 바이러스 · 조직학 · 실험실의 내부에서 회합을 갖는다. 다음에 계속될 내용에서 나는 나의 연구의 터전이 될 두 병원 중 하나의 예를 다루겠다.

[도표 1] 미생물학 실험실의 일부분을 그린 도식

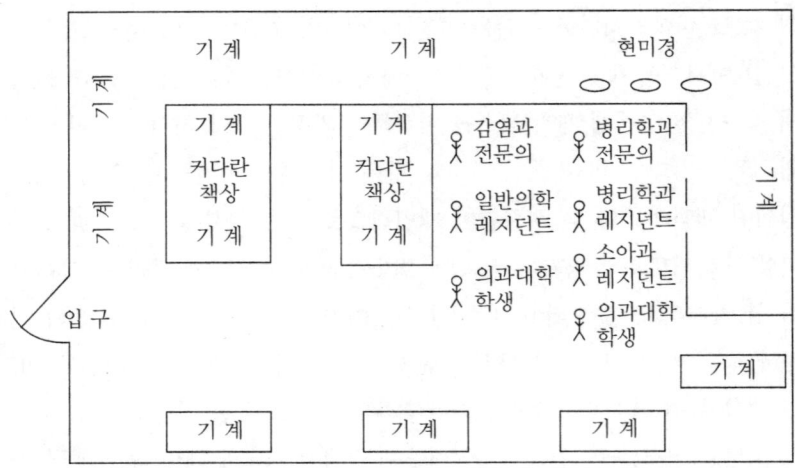

이 그룹의 구성원이 그때그때의 상황에 따라 바뀔지라도 1명의 감염과 전문의(AMI)와 병리학과 전문의(AP)는 매일 이 회의에 참석한다. 거기에 일반의학 레지던트 1명과 병리학과 레지던트 1명 또는 2명, 1명 또는 여러 명의 소아과 레지던트와 감염 서비스에서 1개월 동안의 수습 기간을 가지는 의과대학 4학년생들 1,2명이 덧붙여진다.

회의가 이루어지는, 물건으로 가득한 실험실의 한편 구석에는 렌즈가 여러 개 부착되어 여러 사람이 동시에 샘플을 관찰할 수 있는 현미경이 있다. 게다가 자유롭게 접근 가능한 미생물학 배양액뿐 아니라 각각의 샘플에 붙은 꼬리표는 어떤 미생물-조직이 이러저러한 환자에게서 발견되었거나 발견 가능성이 있는지를 보여 주고, 병리학 레지던트는 때로 실험실의 검사 결과를 종합하거나 보호하면서 병리학과 전문의의 보조 역할을 한다. 일반의학과 소아과 레지던트는 때로 그들의 작은 메모 수첩을 참고해 가며 그들이 검사했던 환자들에 대해 이야기를 나눈다. 참고로 이 메모 수첩에는 환자의 나이·체중·인종·민족·동맥 혈압·맥박의 고저 또는 일상적인 검사, 즉 기체 정량 검사나 소변 검사 같은 검사의 결론이 적혀 있다. 마지막으로 AMI나 AP도 해당 환자에 대한 정보를 제공할 수 있다.

이 모임의 최고참격인 전문의는 병리학과 전문의로, 그가 토론을 주도하여 일반적으로 감염과 전문의와 회의상의 언어 공간을 공유한다 AP와 AMI는 병원 다른 편에 각각 사무실이 있고, 사무실과 나란히 개인 실험실을 갖추고 있어 개인적인 연구를 계속할 수 있게 되어 있다. 이 사무실들은 같은 복도에 면하고 있어서, 여러 과의 감염과 전문의들은 하루나 1주일에도 몇 번씩 병리학과 전문의를 만날 것이라 짐작된다. 이 병원의 AMI와 AP 사이에 구축된 물리적인 근거리성과 협력 관계는 그들 상호간의 작업에 유리하게 작용한다. 크라우트 · 에지도 그리고 게일거가 《지능적 팀워크》 제Ⅵ장에서 강조하고 있듯이, 근거리성은 개인의 능력에 대한 평가와 과학적인 정보를 최소한의 경비로 공유할 수 있도록 하여 학자들간의 상호 작용에 유리하게 작용한다.

내 연구의 터전이 된 두 병원에서 감염과의 전문의와, 미생물학 · 바이러스학 · 조직학 실험실의 병리학 전문가들은 서로 긴밀하게 협조하고 있었다. 이 상호 교환에 수련중인 레지던트가 참여하고, AMI는 그룹이 조직한 임상 치료 구조의 책임을 다하는 동시에 환자들을 치료하고 초보자들을 감독한다. 병리학 레지던트와 기술 인력의 활동은 실험실장의 통제를 받는다.

대학병원에서 적용중인 경쟁과 평가의 분위기가 또한 실험실에서 벌어지는 모든 회의의 분위기를 지배한다. 레지던트는 적절한 정보를 요약 보고해야 하며, 상급 의사들은 그가 환자의 문제를 간단히 정리할 능력을 입증해 줄 것을 기대한다. 병리학 전문가는 레지던트 · 의과대학생과 일반의에게 현미경에서 관찰된 이러저러한 미생물 조직을 확인하고 그것의 형태, 생물학적 성격, 환자의 처방에 있어서의 임상적인 중요성을 기술할 것을 요구한다. 초보자들이 습득한 전문 능력은 그러니까 끊임없는 암묵적인 또는 형식적인 시험에 노출된다. 그들의 임상 돋어로 추론할 수 있는 능력, 그들의 기존의 생각과 이러저러한 미생물-구조에 대한 기초적인 과학적 특성과 임상적인 표출에 대해 그들이 알고 있는 것 사이의 관계는 얼마나 그들이 경쟁적인 동시에 협력적인 양상을 가진 건강 체계에 통합되어 있는지를 밝혀 준다.

이 관찰들에서 보여지듯이 팀 단위의 작업은 참여자들 사이의 다양한 관점의 차이들만큼이나 충돌의 가능성을 배제하지 않는다. 때로 일어날 수 있는 의견의 불일치는 팀의 이러저러한 일원이 이런 느낌을 가끔 받는다고 할지라도 '기분 나쁜' 행동을 보인다거나 '긴장되어' 있는 것을 의미하지 않는다. 대학병원에서 관찰될 수 있는 행동 유형은 훨씬 다양하다. 요약하면 개인 상호간이나 전문적인 성격의 배분뿐 아니라 개인의 능력과 연관된 중요성도 일터라는 상황에서는 정상적인 양상이다. 이 모든 것이 배분된 인지 체계의 유형화 속에 통합된다.

7. 미생물학 실험실에서 행해지는 일반적인 대화

이 임상례는 이미 앞부분에서 기술된 바 있다.(시쿠렐, 1987a, b)[58] 해당 환자는 48세의 백인 여성으로 병원에 입원 허가가 날 당시 '왼쪽 눈의 부종'으로 고통받고 있었다. 최초의 진단은 '눈 주위의 봉와직염'으로 다음과 같이 기술되었다. '눈 주위의 봉와직염을 동반한 우측 눈꺼풀의 농양'; 나의 정보 제공자들에 따르면 이 환자의 상태는 왼쪽 눈이 감염되어 감기어 있고 부은데다가, 화농이 심하고 눈 주위의 피부가 거무튀튀한 보랏빛을 띠고 있는 것으로 보아 혈액이 피부 조직의 상피까지 침투해 들어갔음을 알 수 있다. 나의 관찰에 따르면 이 여인의 왼편 얼굴은 눈에서 귀에 이르기까지 부어 있으며, 한쪽 눈꺼풀은 곪아 있었다.

---

58) 이 임상례는 제IV장 보충 부분에서 소개된 바 있다.

[도표 2] 레지던트(R)가 전문의(A)에게 하는 구술 보고

1. A : 마담 프라이스에 관한 것이로군요.
2. R : 네, [포브 프라이스예요? 포브 P. 프라이스예요?]
3. A : 두번째 이름의 이니셜이 무엇인지까지는 몰라요.
4. R : (웃음) 48세의 백인 여성이고요, 에……
5. 알코올 중독, 만성 췌장염, 심장 이상,
6. 복부 헤르니아, 2,3년전부터 제2형 당뇨, 현재는
7. 인슐린 치료를 받고 있으며, 중풍의 전력도 있군요. 5일 전
8. 일요일 저녁, 6일 전, 에, 마치 벌레한테 물린 것 같은 느낌을 받았다고 했네요.
9. 눈에요. 왼쪽 눈이요.
10. A : 한밤중에요
11. 아님 낮에요
12. 한밤중에요, 벌레라고 생각했던 것을 짓이겼다는군요,
13. 코에 있던 건데, 무엇지는 잘 모르겠어요. 그런데
14. 그후 얼마 지나지 않아. 오심과 구토를 호소하기 시작했어요
15. 그리고는 오한을 동반한 열이 나기 시작했어요. 그녀는
16. 열이 펄펄 끓었다고 말하네요 : 체온을 재지는 않았지만
17. 펄펄 끓었대요. [이야기는 다음의 스물네 줄로 이어진다.]

이 대화를 녹취하기 이전에 나는 환자의 서류가 있는 간호사실까지 감염과 레지던트를 동행했었다. 레지던트는 문제가 되던 여러 이상들을 내게 설명하기 위해 내 앞에서 서류를 살펴보았고, 이내 우리는 함께 환자를 만나러 갔다. 환자의 눈과 얼굴을 자세히 검사하면서 그는 그녀와 함께

병력을 재구성하였다. 앞서 이 임상례를 자세히 검토한지라[59] 이 최초의 발췌문의 내용을 빠르게 훑고 지나가겠다. 나의 바람은 그저 임상의와 레지던트가 이 특수한 임상례에 대하여 어떤 식으로 상호 교환을 하고 있는지에 대해 독자의 주목을 끌었으면 한다. 왜냐하면 이 의사 교환은 단순히 대학병원의 기능을 보여 주는 것일 뿐 아니라 의료 팀이 어떤 식으로 구성되고 교체되는지를 보여 주기 때문이다.

임상의는 환자의 이름을 인용하면서 단숨에 주제를 정의하여([도표 2], 1) 레지던트의 대답("네")은 그 가정이 적절한 것임을 확신시킨다. 레지던트가 언뜻 내비치는 유머는 관찰자로서 친숙한 의사 교환의 장에 참여하고 있다는 나의 인상을 확고히 해주었다. 그리고 레지던트의 다음의 지적(4-9)은 환자의 병상 전력을 구술로 요약하는 과정이다. 이것은 모든 레지던트가 환자와 최초로 면담을 가진 후 임상의가 있는 자리에서 할 수 있어야 하는 일이다. 환자의 나이, 인종적이나 민족적 특성, 과거와 현재의 병력의 내용이 전보 문체로 소개되었다. 7-9까지 이 여인으로 하여금 진찰을 받으러 대학병원에 오도록 한 징후와 증상들을 레지던트는 길게 묘사한다. 이같은 묘사는 소위 벌레 물린 것 같은 아픔에 대해 임상의가 해명해 줄 것을 요구하고 난 후 리듬을 찾는다. 즉 12에서 17까지 레지던트는 환자의 몇몇 증상들을 계속해서 기술한다. (나의 분석에 그다지 새로운 것을 가져다 주지 못한 다음 내용은 생략하였다.[60])

이 레지던트는 가능한 질병의 가능성을 포함시키거나 배제시키면서 여러 증상들을 기술한다. 또한 그가 받고 있는 교육 프로그램에서 그와 전문의와의 협력은 필수적이다. 전문의가, 이 레지던트는 의료 임상례를 적합하게 기술할 수 있으며 적절한 진단과 치료 요법을 위한 정보를 소화할 능

---

59) 독자는 140-144과 147-148페이지를 참고할 것.
60) 다음에 계속되는 긴 녹취 부분은 환자의 혈압, 혈액 검사 결과 다른 임상적인 이상의 유무, 추정된 감염을 위해 처방된 치료 방법 등을 자세히 밝히고 있다.

력이 있는지 여부를 결정하는 것은 바로 이같이 레지던트가 소개하는 자세한 묘사와 일반적인 추론을 통해서이다. 그러니까 레지던트는 해당 환자 고유의 임상 정보와 환자가 고통을 받는 질병이나 특수한 감염으로 이끌린 과학적 연구 사이의 연결부를 구축할 수 있어야 한다.

[도표 2]에서 채택된 소개 방법은 해당 레지던트의 교육 프로그램에서 발췌되었다. 전문의의 지위 자체는 레지던트의 능력을 평가한다는 것을 의미하며, 레지던트의 미래의 지위도 이 평가에 달려 있다. 임상의의 감정은 다른 글[61]에서 내가 증명하고 있듯이 그의 모든 담론 속에 나타난다. 다음의 단편적 내용([도표 3])은 임상의와 레지던트가 만났을 때의 서로 다른 몇 가지 감정의 예이다.

[도표 3] 한 레지던트와 감염과의 전문의간의 대화: 지식적 기반에 있어서의 차이를 묘사

A: 감염과 전문의
R: 감염과 레지던트

46. R : 에, 다른 문제는, 내 생각에는 모균증[62] 같은데……[A: (?)]
47. 그렇게 말다툼이 있고 나서야, 그렇게
48. 소리 한바탕 지르고 나서야 [A :그래요] 그 불쌍한
49. 병원 직원에게 뭐라고 하셨죠?
50. 아뇨, 뭐라고 소리친 적 없는데,

---

61) 비교. 제I장과 제VI장.
62) 모균증(Mucormycosis): Mucor와 Rhizopus 속을 포함하는 Zigomycota 곰팡이가 주범. 이 곰팡이는 산성 상태에서 형광색을 띠며, 당뇨병이 조절되지 않는 환자에게서 심한 케토산증(ketoacidocis)을 일으킨다. 또한 주요 혈관에 침투하거나 막아 허혈성 괴사, 탈저, 큰 조직의 손상을 초래한다. 〔역주〕

51. 그저 모두들
52. 임상적으로 말하는 모균증의 정도를 알아볼 수 있어야 하지 않을까 하고 말했을 뿐이에요. 그리고
53. 이 임상례를 학회에 소개할 생각중이라서
54. 병원 내 치사율에 대한 학회요 [R : 으 음] 그래서
55. 이 임상례와 저 임상례 사이의 훌륭한 대립 구조를 얻을 수 있을 거고요.
56. R : 학회가 보다 기분 좋은 것이 되었으면 좋겠는데
57. 적어도 어제 것보다는요……. 에, 그런데 임상적인 관점에서 어떻게
58. 곰팡이균과 봉와직염을 구분하세요……
59. 박테리아성 말이죠?
60. A : 아 그건, 에, 가장 확실한 절차 중 하나는 보이자마자, 에
61. 곧바로 들여다보는 거예요, 에 (R: (?))
62. 현미경을요? 그, 그 안에 무언가 중요한 것이 있을 때 색칠한 부분은
63. 바로 그 때문에
64. 오늘 이 샘플을 필요로 했던 것이고요 [R: 샘플이 도착했어요]
65. 그것이 도착했어요.
66. R : 117 - H로군요
67. A : 그가 저 위에 있어요. 알겠어요. 그러니까 뭐가 중요한 것이 보이면,
68. 그게 바로 차이를 알리는 열쇠라고요: 만일 예를 들어 중요한 박테리아가 보인다
69. 그게 모균증의 가능성을 배제하지 않는다고 해도 말이죠. 모균증 말고 또
70. 다른 게 있는데, 그건…… | 환자의 시력이…… 극도로 악화되었다면
71. 그런데 그녀의　　　| 시력은 정상이 아니죠?
72. R : | 아뇨 아뇨,

73. 사물이 | 이중으로 보이지는 않는데요, 아니에요.
74. A : | 그게 그렇지는, 네, 그런데 (…)

46-52까지의 약간은 혼란스런 대화는 이전 상황, 즉 전문의가 특수 병인균 때문에 병원 직원을 야단친 사건에 대한 언급으로부터 시작된다. 이처럼 이 임상례에서 모균증에 대해 이야기한다는 것은 그다지 적절하지 않은데 이 대화를 통해 우리는 레지던트가 그의 대화 상대자, 즉 전문의의 관심을 끄는 분야에 대한 자신의 지식을 나열함으로써 그에게 깊은 인상을 심어 주려 한다는 것으로 이해할 수 있다.

전문의는 곧 치사율을 주제로 한 학회에서 모균증을 발표하려 한다는 계획을 비치고 있다. 참고로 이 학회는 정기적으로 열리며, 수련중인 인력의 직능을 평가하는 또 다른 수단으로 이용되고 있다. 52-53에서 임상의는("이 임상례를 학회에 소개할 생각중") 지적하고 있다. 이 문장에서 지시사적 표현인 (이는) 그것을 이해할 때 특정 지역적인 상황을 필연적으로 주지해야 한다.[63] 비록 이 임상례에서 다루고 있는 문제가 눈에 염증이 생긴 환자의 경우와는 하등 상관이 없음에도 불구하고 이같은 모호한 지시 대상이 이 임상례에서 그만큼이나 모호한 또 다른 지시소적 지시 대상과 연결되어 있다("이 임상례와 저 임상례 사이에서 훌륭한 대립 구조를 얻을 수 있을 거예요")라며 임상의는 54-55에서 단언한다.

여기서 말하는 대립 구조에 대한 교육적 함축 의미는 즉시 설명되지 않는다. 레지던트는 '털곰팡이균, 박테리아성…… 봉와직염 사이'에 존재하는 임상적 차이에 대해 강조하여 이 지시소적인 표현의 의미를 해명하기

---

[63] 지시소적 표현은 하나의 지시소를 포함한다(대명사, 시간이나 장소를 나타내는 지시사와 부사). 다시 말해서 그 지시 대상이 문맥의 기능에 따라 변화하는 개념이다.(B. 코나인의 주석)

에 앞서 위에서 이미 언급한 학회로 주제를 바꾼다.(58-59)

60-65에서 전개된 그의 대답에서 전문의는 우선 어떻게 박테리아의 구조와 병인균의 구조가 차이가 나는지 명확히 한다. 그러니까 이 모든 의사 교환은 레지던트가 박테리아성 봉와직염에 걸린 것으로 묘사된 여환자의 병명을 정의하는 협동적 교육 유형의 한 예로 간주할 수 있다. 또한 위에서 본 '모균증'이라는 개념은 전문의와 병원 직원 사이의 소란스런 말다툼을 야기시킨 이전에 일어난 의학적 문제를 암시한다. 적어도 [도표 3]에 나온 지적들은 분명함과는 거리가 멀다. 왜냐하면 이 의사소통의 이해가 의학과 미생물학과 밀접한 다수의 의미론적인 장에 대한 깊은 지식을 전제하기 때문이다. 예를 들어 '모균증'이나 '박테리아성 봉와직염' 같은 용어들은 어떤 류의 특수한 이미지를 불러일으키지 않는다. 다만 유전학적인 닮은꼴로 나뉘고 형태학적·분자론적·생물학적인 특성에 따른 이미지를 포함한 의미론적 장만이 활성화되어 있을 뿐이다. 이 때문에 [도표 3]에서 재기록된 의료 발표는 두 가지의 기능을 가진다. 우선 이 발표는 레지던트가 의사에게 자기는 해당 문제에 민감하며 그 문제를 중요시하고 있다는 사실을 보여 주는 것과, 다른 하나는 위에 언급한 두 의사와 서로가 관심 없는 문제에 대한 보충 지식을 부여할 수 있는 가능성이다.

의사와 전문의 간의 의사 교환은 이후 서른 줄로 이어지고, 그 중에서 단지 아홉 줄만이 여기서 인용되었다. 미생물학 실험실에서 토론을 계속하고 거의 고전적인 유형으로 비치는 생물화학의 고전을 끊임없이 암시하면서, 이 두 의사는 이같은 담론 사건의 교육적 양상이 그렇다고 해서 꼭 권위와 힘의 역학 관계에만 들지 않는 상태에서 그들의 담론의 교육적인 특성을 충분히 인식하고 있다. 대화는 형식적이지 않고 내가 보기에는 친밀성을 유지하고 있다.

토론은 대학병원 고유의 고용 조건에 명시되어 있는 것이다. 기술적 장치에 언제든지 접근 가능하고 필요하면 이용할 수도 있다. 특히 지위의 차이는 정보를 요구하는 쪽을 상사로 분류한다. 이렇듯 레지던트들은 환자에 대해 얻은 정보에 대한 대화 속으로 미끄러져 들어가면서 초보자로서 그가 일을 적절히 수행하였다는 것을 입증하려 노력한다.

독자에게는 매우 불분명해 보이는 의사가 60-63에서 말한 것(가장 확실한 절차 중 하나는 보이자 마자, 에 곧바로 들여다보는 거예요, 에 (R: (?)) 현미경을요? 그, 그 안에 무언가 중요한 것이 있을 때 색칠한 부분은, 바로 그 때문에⋯⋯)을 통해 우리는 레지던트가 이 지적을 좀더 분명한 것으로 해명해야 했다고 이해할 수 있다. 토론의 교육적 형식은 레지던트를 전문가들 사이의 토론에 참여시키고 정보를 제공하면서 의료 팀의 완전한 일원으로 인정하는 모양새를 갖는 것으로 보인다.

67에서 71까지 임상의는 다음의 가르침("A : 二가 저 위에 있어요. 알겠어요. 그러니까 뭐가 중요한 것이 보이면 그게 바로 차이를 알리는 열쇠라고요: 만일 예를 들어 중요한 박테리아가 보인다 그게 모균증의 가능성을 배제하지 않는다고 해도 말이죠. 모균증 말고 또 다른 게 있는데, 그건⋯⋯ 환자의 시력이⋯⋯ 극도로 악화되었다면 그런데 그녀의 | 시력은 정상이 아니죠?")의 중요성을 인정하고 ("시력이 극도로 악화될 수 있는") 또 다른 임상적 증상을 제시한다. 이같은 시력에 대한 언급은 모균증의 감염이 의심되는 모든 환자에게 적절한 진단으로 분석될 수 있다. 전믄의는 그 둘이 함께 관찰한 최근의 두 임상례에 대한 레지던트의 관심을 끌면서 박테리아성 감염과 균성 감염이 어떻게 다른지를 해명하려 노력한다.

비록 그것이 환자의 진단적인 문제를 해결하려는 목표를 가지고 있지 않다고 할지라도 이같은 레지던트와 전문의 사이의 교육적인 의사소통은 그 두 사람 사이의 이해를 매우 용이하게 해주는 동인이 된다. 이 대화가 있은 지 얼마 지나지 않아 같은 미생물학 실험실에서 모임이 열렸다. 그것은 앞에서 이미 설명한 바 병원의 직원들과 전문의들이 지난 스물네 시간 동안 병원에서 일어난 상황들을 보고하는 '교육적 회진'의 하나이다. 이 회의에서 의사들은 '눈 주위 봉와직염'에 걸린 여인의 임상례를 언급한다. 이렇게 하여 나는 단순히 교육적인 목적만을 갖지 않는, 치료 과정에 필요한 모든 일상적인 양상을 이루는 사건에 참여할 기회를 갖게 되었다. 만일 감염과와 병리학 서비스 전문의들이 이같은 회진을 기화로 진단과 처방에 대해 토론을 나눈다면, 이 토론은 임상 행위가 교육과는 뗄 수 없는 상황에 들어간다는 것을 증명하는 것이다. 교육과 임상 행위의 연관성의 토대 위에서 이 모든 토론들은 의사들로 하여금 주어진 임상례를 병원 직원들이 이해하였는지 그렇지 않았는지를 질문할 수 있다.

어떤 다른 유형의 직장에서 벌어지는 상황과도 마찬가지로 이같은 모임의 참여자들은 권위와 전문성 사이의 관계에서 야기되는 자잘한 세목을 헤아릴 줄 알아야 한다. 세번째 발췌문([도표 4])은 의사들간의 전형적인 대화로, 여기서 그 특징을 짚고 넘어가겠다. 나의 현장에 대한 연구에서 나는 이런 유형의 의사 교환을 여러 번 다룬 바 있다. 독자는 이 세 의사 참여자가 누구인지를 알 방법도, 그들의 지식을 가늠할 길도, 또 그들 서로 간의 권위의 위계질서도 알 도리가 없다. 의학사전을 들여다보고 나서 병원건물에서 일하는 3명의 의사 AP, AMI, R의 신분을 확인한 후라야 독자는 비로소 이 대화를 이해할 수 있을 것이다. 그 때문에 [도표 4]에서 기술된 대화는 만일 대화 참여자들, 학자와 독자가 화자들 모두가 신뢰하라고 추정하고 난 후만이 이해 가능한 것이 된다. 이러한 종류의 상황에서 초보자나 전문가들은 그 모호성의 단계, 바라는 의견 일치와 가능한 의견 차이의 유형들을 인식하면서 서로 다른 정보들의 원천에 주력하는 경향이 있다.

[도표 4] 미생물학 실험실에서 가진 교육 회진에서의 의사 교환

AP : 병리학 전문의

AMI : 감염과 전문의

R : 레지던트(영어: Medical Resident, 또는 MR)

두 단어 사이의 매 구두점: 1초

1. **AP** : (?) (낮은 목소리) 전에 한 것과 같은 거예요?
2. 어제 보(았어요?)
3. **AMI** : 아뇨. 눈 여인이에요.
4. **AP** : (?)
5. **AMI** : 봉와직염[64]이오.
6. **AP** : 오.
7. **AMI** : A 그룹의 스트렙토로요…? 쇼크 상태를 동반한.
8. **AP** : 쇼크 상태라 (가볍게 목소리를 높인다) 저런, 저런.
9. **AMI** : 균혈증
10. **R** : | 내가 (?)
11. **AMI** : | 그게 없었더라면 더욱 흥미로웠을 텐데요, 그런데 (웃음: 목소리의 고조)
12. 지금은 | 균혈증이 있어요
13. **R** : | 좀
14. 그게 (목소리가 고조) 문제가 좀 있어요
15. 아무래도 좀더 자세히 보려면 가봐야 되겠어요, 가봐야 되겠어요.
16. **AM** : 좋아요.
17. **R** : 어느 선까지 | 정말로 그녀가 쇼크 상태에 있었어요,
18. **AMI** : | 맞아요. 그랬었죠!
19. **R** : 또 무엇 때문에(갑작스런 변화)? 간성이에요,
20. 아시다시피 나는 그녀의 일상적인 동맥 혈압 치수를 모르고 있어요
21. 우선은 | 아마 별로 높지는 않을 거라는 거예요.
22. **AMI** : 좋아요. | 좋아.

---

[64] 봉와직염. 피부와 피하 조직에 세균 감염이 되어 생기는 질환으로 손과 발에 잘 나타난다. 며칠 이상 증상이 계속되는데, 국소적으로 부어오르고 압통이 생기며 림프절이 커지고 아파온다. 혈관이 부어오른 것은 만져지지 않는다. 〔역주〕

23. AP : 쇼크를 둘러싼 다른 증상은 없었나요,
24. 있었죠? | 그냥 저혈압증만 있었는지.
25. R : | 아뇨. 지금껏 한번도
26. 아시는지 모르겠지만.
27. AP : 음-음.
28. P : 맥압이 작아진 일이 없죠. 얼굴의 피부에 대리석 모양이 있지도 않고, 아무것도.
29. AP : 좋아요.
30. R : 나는 그리고 그녀가, 안,
31. (갑작스런 변화) 당뇨성
32. 신경병리학적 증상이라는 가정을 뒤집을 만한 사실이 하나 있어요 왜냐면,
33. 한편으로는 이런 발작은 3년 전부터 있었고 다른 하나는, 아시다시피,
34. 그녀의 신경계와 주변 혈관의 검사 결과가
35. 완전히 정상적이라는 것이에요. 예민할 수 있는 이상은 없어요. 말초 맥박도 좋은 편이고요.
36. 그리고 게다가, 정말 이해가 안 되는 것은,
37. AP : 그래요.
38. R : 교감-교감 신경이 많았을 텐데요,
39. AP : 맞아요.
40. R : 전화요.
41. AMI : 이 두(sinus)의 엑스레이 있어요?

"전에 한 것과 같은 거예요?"(1)의 표현은 이 말이 있기 전에 어떤 임무나 활동이 있었다는 상황을 의미한다. 그리고 감염과 전문의(AMI)는 3에

서, 그 문제는 5에 가서야 밝혀지겠지만 이것은 앞의 임상례와는 다른 임상례의 환자에 대한 자료라고 지적한다. 최초의 말 차례로부터 병리학과 전문의가 한 질문은 특수한 유형의 정체가 밝혀지지 않는 대상 주위를 맴돈다. 그런데 이상을 다른 의사 참여자들은 일반적 범주의 하부 구조에 속하는 대상으로 간주한다.

5,7,11,17,19,28,32,34,35,41에서 이용된 용어들은 일반의학뿐 아니라 소위 'A 그룹의 스트렙토'라고 하는 특수 감염과 관련된 병리학적 상태로부터 나온 방대한 지식의 구사를 전제로 한다. 그러니까 병리학과 전문의의 최초의 개입은 그가 해당 환자의 병리학적 상태와 관련하여 그룹 내 최고의 전문가라는 사실을 우리가 주지할 때 아마도 적절한 것으로 인정받을 것이다.

프라이스 부인의 임상례가 전문의들의 흥미를 끈 것은 그녀가 정말로 쇼크를 겪었는지 전혀 확인되지 않은 상태였음에도 불구하고 저혈압에 'A 그룹의 스트렙토'를 가지고 있었기 때문이다. 9에서 12까지 **AMI**는 매우 복합적인 문제를 말하고 있다. 균혈증이 발견되기 전에 환자가 쇼크상태에 접어들었을 것이라는 것이다. 현실적으로 그녀의 혈액 중에 박테리아성 병인이 있었지만 그것이 이미 말한 바 쇼크 상태를 설명하지는 못한다. 23-24에서 **AP**는 환자의 쇼크 상태가 모호하다고 하면서 이 문제를 강조한다. 이 두 전문의 사이의 이런 유의 의사 교환은 이같은 임상례가 의학이나 임상 연구에 있어 중요한 의미를 가지는 만큼 매우 흥미로운 것이다.

실험실의 회합 중 샘플(플라스크)을 현미경으로 관찰하였고, 이 실험에 대해 현장에 있던 모든 사람들이 토론을 한다. 그런데 이렇듯 모두의 참여 속에 이루어지는 활동은 치료 행위인 동시에 초보자들을 위한 교육 과정이 될 수 있다. **AMI**는 이러저러한 환자에 대해 몇 마디 언급을 할 수 있지만 증상과 실험실의 결과 사이의 관계를 해명하는 데 꼭 필요한 임상적 세목을 제공하는 일은 레지던트가 맡는 것으로 되어 있다. 또한 이 토론에는 **AP**의 참여도 기대된다.

병리학과와 감염과 전문의들은 각 임상례의 임상적이고 병리학적인 양상에 대한 결정적인 정보를 제공해야 한다. 비록 그들의 지식이 매번 합치한다 할지라도 작업의 분리는 자명하다. 전문의는 초보자들이 환자의 건강 상태에 대해 말할 때 주의 깊게 경청한다. 초보자들이 사용하는 언어로부터(비교, 예를 들면 19-36) 그들의 임상례에 대한 이해와 그로부터 적절한 추론을 하는 적성이 평가된다.

  그러니까 이같은 의학 교육의 현장은 기술과 작업이 끊임없이 상호 작용을 벌이는 장이다. 그런데 여기 기술된 상호 작용의 유형은 모든 작업 상태에 공통적이다. 즉 한 개인의 지위와 평판은 초보 의사들의 관찰과 결론의 적절함이 정확히 판단될 것이라는 보장과 함께 그의 해설에 신용을 부여한다. 초보 의사들뿐 아니라 전문의들은 사회 구조의 일반적이자 지역적인 그들의 지식으로부터 제약을 당하고 이끌리기도 한다. 차별적으로 배분된 인지가 모든 치료 행위의 목적에 도달하는 장소는 바로 이 사회 구조의 한복판이다. 지역적·언어적 또는 비언어적인 상호 작용의 틀을 규정하고 이끄는 암묵적인 문화적 정규성은, 진단과 치료 요법상 문제 해결에 직면했을 때 이같은 위상의 차이와 지식의 차별적 배분이 의학 교육에 스며드는 방법으로 작용한다.

  문화적이거나 조직적 우연성으로서의 불변수는 기술의 속성이 일상적 이용과 양립되지 않을 때마다 이러한 기술의 허용과 이용에 한계를 짓는다. 이렇듯 의학적 결정을 용이하게 하려는 목적의 정보의 기초 자료들은 진단이 이루어지는 생태학적이고 임상학적 지역의 조건에는 너무나 작은 정보를 제공한다. 비록 아무도 이같은 전문가 체계가 진단 작업의 부담을 상당히 덜어 준다고 자신 있게 주장할 수는 없더라도 중요한 것은, 진단 작업의 중요한 요소는 환자의 이전 임상 병력이 그의 의료 서류 작성을 위해 재구성되는 순간 사용되는 추론이다.

8. 결론

대학병원에서 사용되고 있는 다양한 기술은 의료 행위 자체에 유리한가 그렇지 않은가? 내가 이 글에서 소개한 관찰은 이 질문에 대답하려 노력했다.

내가 연구를 계속했던 모든 장소에서 의학적 결정의 용이함을 위해 동원된 모든 정보적 기초 자료의 이용은 실험실을 이용하는 것만큼이나 명백하였다. 즉 예를 들어 혈액이나 조직 배양 분석은 조금이라도 샘플의 근원을 알고 있다면 진단을 확고히 해준다.

나는 진단에 도움을 주는 정보적인 전문가 체계의 이용을 비판하였다. 우선 이러한 체계가 진단 과정의 작업을 매우 경감시킨다고 할지라도 임상적·진단학적 활동의 전개뿐 아니라 생태학적이고 지역적인 조건을 충족시킬 수 있는 정보를 제공하기에는 역부족이기 때문이다. 의료 면담과 신체 검사 중에 이용된 추론 양식과 이후 의료 서류에 기입된 추론이나 가정이 이같은 전문가 체계 속에 통합되어야 한다.

진정으로 의학적 진단에 적합한 전문가 체계와 기초 자료의 완성에 걸리는 장애물은, 내 생각에는 다음의 사항에 조금만 더 관심을 기울이면 극복될 수 있는 것으로 보인다. 즉 정확한 임무를 완성시킬 뿐 아니라 의학적으로 유용한 과학적 개념이나 임상적 경험을 동원할 수 있도록 하는, 서로 얽혀 있지만 배분된 인지적 자원을 의사와 환자가 활성화시킬 수 있는 초기 의사소통 과정에 관심을 기울임으로써 그러한 장애들을 극복할 수 있다.(칸만과 밀러, 1986) 가정들이 가능한 여러가지 진단에 적용될 수 있는 것은 바로 이 기억의 요소와 지역 인지적 조건과의 상호 작용으로부터이다.

프라이스 부인의 케이스는 협력은 의학적 진단에 내재한 추론 과정의 완성뿐 아니라 의사의 교육에도 그만큼 중요하다는 사실을 보여 주는 임상례이다. 위에서 본 바와 같이 레지던트와 감염과 전문의가 이 여자 환자의 임상적 증상들과 그것이 그녀의 왼쪽 눈의 감염과 갖는 관계에 대해 가진 토론은 어떤 참여자가 전문의이고 초보자인지를 알 때에만 이해 가능하다. 환자로부터 끌어오는 정보 획득 과정에서 가능한 차이점들에 더하여 이같은 토론들은 전문가로 하여금 초보자가 얻은 정보의 내용을 잘 이해하고 있는지, 적절한 진단을 내리고 있는지, 이러한 정보로부터 적합한 처방 계획을 가지고 있는지를 확인할 수 있도록 한다.

병원에 받아들여졌을 당시 이 여환자의 심한 저혈압 상태는, 다시 말해 혈액 속 독소의 존재 가능성에 대한 의심을 불러일으켰다. 일반화된 패혈증이 아니라면 감염에 따른 부분적 박테리아성 쇼크의 위험이 있다고 두 전문의는 추정하였다. AMI는 또 다른 인터뷰에서 이 여인이 병원에 도착하자마자 "그녀의 혈압이 너무 낮았기 때문에 모두들 쇼크 상태라고 가정했다……"라고 내게 다시 한 번 말해 주었다. 해당 의료 팀은 그러니까 무엇보다도 먼저 이 상태가 정말로 쇼크 상태였는지 아니었는지를 찾아내야하는 것이었다. 그런데 이 상태의 최초의 임상적 증상은 동맥 혈압의 하강에 있었다. 그러나 프라이스 부인의 임상 도표는 언제나 모호한 채로 남아 있는데, 그것은 바로 그녀의 이전 혈압·나이·만성 간질환에 대한 정보가 없다는 것으로부터 기인한다.

[도표 3]에서 레지던트가 한 질문은 전문의의 추론을 이해하고 싶은 마음으로 고양된 것처럼 보였다. 그러나 임상적 징후들이 너무나 불확실한 까닭에 어떤 유의 범주적 결론도 끌어낼 수가 없었다. 이 경우는 다른 입장과 같은 논리에서 설명된다. 즉 이 환자가 거미 같은 것에 물렸는지, 아니면 두(sinus)와 눈으로 올라가기 전에 이미 목으로부터 감염이 시작되었는지는 도무지 알 수 있는 방법이 없다.

이 임상례가 실험실의 회의에서 소개되었을 때([도표 4]) 이날 이미 얻어진 박테리아 지수는 최초의 샘플 분석('그램 염색 실험')과 이후에 이어진 보다 정밀한 실험실의 검사들 사이에서 실행된 처치의 효력을 확인해 주었다. 그러니까 [도표 4]의 의사 교환은 교육적이자 동시에 치료 요법적인 기능을 가지고 있는데, 전문의들을 이 의사 교환을 통해 상대적으로 결정적인 진단을 내리고 있을 뿐 아니라 진행중인 처방의 효력을 확인하고 있기까지 하기 때문이다. 그렇다고 해서 모든 문제가 해결된 것은 아니다: 어떠한 경로를 통해 이 환자가 발견된 미생물 병인에 감염되었는가? 그녀가 정말로 쇼크 상태에 빠졌었는가? 이 두 부분은 여전히 미지수로 남아 있다. 결과적으로 2명의 보조 의사는 이 임상례가 상당히 흥미로운 것이라고 결정하여 주간교육회의에서 소개할 생각을 한다. 그들의 목표는 쇼크 상태의 가정을 확인하고 감염의 원인을 밝히는 것이다.

나는 이 책의 앞부분에서 대화 분석 학자들은 현장 연구에서 내가 채택한 방법인, 인지학적인 동시에 사회학적인 민속기록학적 방법을 정착시키는 데 전력을 다해야 할 것이라 말한 바 있다. 그 방법에 따른다면 학자가 담론과 작업의 임무에 결합된 기술적 활동을 해석하는데, 그를 도울 수 있는 정보 제공자들의 조언 없이는 분석을 시작할 수 없다. 예를 들어 미생물의 배양과 엑스레이 사진의 다양한 유형들에 대해 구술로 진행되거나 문서의 형식으로 된 의사 교환은 질병이나 이상을 추리해 내고 적절한 처방을 내리기 위해 사용된다는 사실을 아무도 부정할 수는 없을 것이다.

여기에 기술된 직업의 장은 한 개인이 특수한 위치를 점하기 위해 지녀야 할 기본적 감정이나 지식 유형을 특징으로 하는 다양한 업무가 이루어지고 변별적 문제들이 해결되는 제도화된 작업장의 분할된 장이라는 성격을 가지고 있다. 미래의 의사들의 육성, 진단과 치료법의 효능은 모두 이 조직의 중요한 목표가 된다. 이 체계는 비록 이 조직의 감독자들의 평가가 직접적으로 표현되지 않을 때까지를 포함하여, 치료 인력과 다른 전문의의 활동을 제어하고 가늠하는 다양한 감독자들 사이에서 항구적인 **반향 효과**가 구축될 때에만 올바르게 기능할 수 있다.

대학병원의 다양한 협력자들은 이러저러한 기술적 장치가 상호 작용을 벌이는 환경 속에서 서로 다른 동시에 겹친 재현들을 함께 만들어 낸다.

끊임없이 활성화되고 구축된 지식은 그 연역적 절차를 통해 초보자들과 전문의들의 창의성이 결정적인 역할을 하는 모든 상황에서 동시에 변화될 수 있다. 의학적 연역과 귀납적 사고의 출발 조건은 수많은 불확실성과 실수의 요인이 공존하는, 빈번히 전복되는 요청 과정에 달려 있다.

의료 전문가가 제안한 진단과 처방이 모든 종류의 기술적인 기재에 바탕을 두고 있다고 할지라도 이같은 임상 활동은 치료센터의 사회적인 조직뿐 아니라 그 속에 사회적으로 구조화된 의사소통 과정에 달려 있다. 수직적이고 수평적인 권위 구조의 조직은 그러므로 이론상은 유효함에도 불구하고 기술과 감정이라는 만족할 만한 기기에 장애물로 작용한다. 직원들 사이의 관계, 전문의, 기술자, 그리고 환자에게 부여된 신뢰는 때에 따라서 팀워크 관계에 바람직한 요소로 작용할 수도 걸림돌이 될 수도 있다.

나는 내게 매우 유용하였던 익명의 독자들의 비평에 감사드린다. 또 이미 출판된 바 있는 이 글의 마지막 두 부분을 정리하는 동안 편집 분야에서 제안과 충고를 아끼지 않은 졸렌 게일거에 감사한다. 또 나에게 아낌없는 원조와 격려와 조언을 해주었을 뿐 아니라 나의 순진한 질문들에 참을성을 가지고 대답해 준 찰스 데이비드 박사와 엘리자베트 지글러 박사에게 감사드린다.

VI

전문의와 초보자 사이의 진단적 추론의 차이를 변별해 내기 위한 자원으로서의 의학적 언어 사건*

---

* 〈Medical Speech Events as Resources for inferring Differences in Expert Novice Diagnostic Reasoning〉, in Uta M. Quasthoff(감수), *Aspects of Oral Communication*, 베를린, 월드 드 그뤼터, 1995, p. 364-387. 이 텍스트는 미국 인류학 협회주재의 학회에서 1989년 11월에 발표한 바 있는 내용인 대화체를 다시 정리한 것이다.

이 대화체 내용의 이전 초고를 해설해 준 페기 밀러와 엘리노어 오크스에게 감사하고, 이후 출판본의 1장을 조정할 것을 내게 조언한 유타, M. 케스트프에게 감사의 말을 전한다. UC의료센터 의학부 임원인 마이클 바이스만 박사는 도표에서 재인용한 임상 정보에 대해 귀중한 정보를 제공해 주었고, 따라서 그의 아낌없는 원조와 조언에 깊은 감사를 드린다. 영어본 프랑스어역; 크리스티앙 클레르.

1. 서론

초보자, 전문의의 관계는 분명한 (이러한 경우에는 제도적으로) 임무가 달성되어야 하는 환경 고유의 언어의 사용과 지식의 재현이라는 핵심적인 문제를 제기한다. 건강 서비스의 제도적 기능의 완벽한 한 부분으로서의 구술적 의사 소통의 역할에 대해 이 장에서 특히 주력할 것이다.

인접한 층위에서 상호 작용을 하고 특수한 제약을 만들어 내는 여러 층위의 설명(특히 구술적 의사소통, 문서 형식의 의사소통)의 존재를 우선 전제하면서 나는 치료 인력들(인턴·레지던트 또는 수련의), 환자들과 전문의(한 환자나 한 병동의 책임자)[65]가 공존하는 의료 환경 속에서 일상적으로 또 합동으로 일어나는 구술 담론이 어떻게 하여 진단의 변화에 영향을 미칠 수 있는지에 특히 중점을 두어 연구하였다.

여기서 지식과 인지의 사회적 배분(시쿠렐, 1964, 1974, 1990; 허친스, 1989; 폴라니, 1958; 슈츠, 1945, 1953)은 여러 층위에서 분석 가능한 구술 의사 교환을 만들어 낸다. 예를 들어 권위와 권력의 관계가 초보 의사, 환

---

[65] 제V장의 주 2)를 보면 미국 병원의 기능을 번역해 놓고 있다.(p.149)

자, 보조 의사 사이에 사회학적으로 배분되어 있다. 이같이 다양한 의사 참여자가 상호간에 가지고 있을 것이라 추정되는 수련 전략과 의사 소통의 능력, 지식의 배분 자체의 차이들은 일상의 모든 종류의 문제 해결에 꼭 필요한 것으로 증명된 사회적으로 배분된 하나의 인지를 생산해 내려 앞 다투어 경합을 벌인다.(허친스, 1989)

진단의 기본을 이루는 추론은 의사가 증상과 징후를 찾아내고, 환자의 호소와 이상을 평가하며, 적절한 치료 요법적인 계획을 수립하는 것을 의미한다. 대학병원에서 추론은 전문의로 하여금 초보자들의 행동과 향상을 평가할 수 있도록 한다. 환자와의 관계에 있어 초보자의 지위는 이 추론이 촉구하는 의사 교환과 평가로 합법화될 뿐 아니라 그들의 상호 과정은 관료적이고 제도적인 기능을 완성하기도 한다. 즉 이같은 의학적 추론은 초보자로 하여금 점차 전문의의 위상을 획득할 수 있도록 기여하면서 그에게 일종의 신임과 상징적인 위상을 부여한다.

이 글의 첫 부분에서 나는 의료 부문 초보자들의 사회화 과정의 제도적이고 조직적인 양태가 기능하는지, 또 이 사회화 과정이 포함하는 정보의 처리 방식은 무엇인지에 대해 기술할 것이다. 그것은 다음과 같은 형식을 갖는다.

1. 제도화된 교육과 임상 활동이 어떻게 사회적으로 정의된 공간 속에 들어가는가;
2. 근본적으로 과학적인 개념과의 관계에서 약호화된 동시에 수행적인 지식이 어떻게 동원되는가;
3. 어떤 기재의 사용이 어떻게 하여 환자나 전문의가 조화롭게 일을 진행해야 하는 상호적인 상황을 낳는 데 좋은 조건으로 작용하는가.

비록 환자가 임상의학 분야의 초보자라고 할지라도 우리는 그 속의 적어도 한 부분은 반사적으로 자신의 증상을 타인들에게 기술하려 했다는 점에서는 전문가적인 지식을 가지고 있다고 간주할 수 있다. 이같은 환자의 감정 능력은 진찰로 인해 야기되는 사회화 경험을 통해 증식할 수 있다. 특히 그가 자신의 증상을 감지하고 증상과 치료 요법 프로그램을 관리하여야 하는 만성적인 질병에 걸려 있다면 말이다.

  이 책의 두번째 부분에서 나는 전문의의 평가를 받을, 진단을 내리기 위해 노력하는 2명의 초보 의사의 경우를 비교해 보기 위해 대학병원 류머티즘 병동의 치료 인력 중의 2명의 레지던트를 선택하였다. 치료 인력, 환자, 그리고 전문의 간의 대화는 의사가 제기한 문제를 다루는 데 동원된 지식의 적절성과 깊이에서 그 많은 차이를 보인다.

  우리는 특히 다음의 관계에 관심을 기울여야 할 것이다.

a. 한편으로 강의 시간에 교수가 가르친 내용과 책으로부터 얻어 소화한 내용
b. 다른 한편으로 의사소통 능력과 구술 담론 형식의 개인적인 감정은
c. 초보자의 감정을 평가하기 위한 결정적인 판별 기준의 역할을 한다. 이러한 의미에서 구술 능력을 갖춘다는 것은 개인이 가진 지식의 정도를 타인에게 증명할 뿐 아니라 감정의 올바른 이용에 필수 불가결한 양상이다.

이 글의 세번째와 네번째 부분에서 나는 의학적 임무가 이루어지는 환경에 특수한, 전문의로부터 나왔건 초보자로부터 나왔건 암묵적이거나 외연적인 지식이 어떻게 하여 모든 진단적 추론이 이루어지는 실질적인 결정을 이해하는 데 도움을 줄 수 있는지 보여 줄 것이다.

2. 의학적 사회화 과정의 양상들

직업적인 한 그룹의 한가운데에서 일어나는 한 성인의 사회화 과정은 젖먹이나 어린이의 사회화 경험과 비교될 수 있다.(오크스, 1988; 시플랭, 1990) 우리는 사실 이러한 경험의 효과를 전 생애 동안 확대할 수 있다는 것을 알고 있다.(부르디외, 1977; 시쿠렐, 1989) 어떤 그룹에서도 초보자들은 그들을 매일 치료하고 정서적인 버팀목이 되며 물질적인 기반을 제공하는 전문가들에 종속되어 있다. 이같이 초보자와 전문가 사이의 일상적 교환은 그렇지 않아도 물리적일 뿐 아니라 상징적인 권력 관계에 포함된다. 피에르 부르디외는 가정과 학교에서의 사회화 경험이 극히 오래 지속되는 상상적 권력의 형태로 열린다고 암시한 바 있다.

의과대학 학생들은 다양한 공식적인 요구들을 변경시킬 수 있는 판단과 마찬가지로 매우 명시적이고 제도적인 판결 기준에 따라 선별되었다. 마치 젖먹이들과 어린이들처럼 학생들도 두려워하고 존경하는 선생님들과 상호 교환을 한다. 그러나 아이들과는 반대로 학생들은 그들의 미래의 지위를 준비하는 입장에서 공식적이고 제도적인 존경심을 가지고 교수들을 대한다.

그것이 내포하는 권력 관계와 사회화 경험에 대한 기술은 아이들의 교육이나 노동 조건만큼이나 우리에게 친숙한 사회적 활동에 대해 토론할 때마다 자명한 것으로 여겨지고 마는 문화적 개념에 대한 고찰을 요구한다. 이 부분에서 나는 나의 독자들이 서구 의료 환경과 의료 활동에 친숙하다고 가정할 것이다. 다음 부분에서 나는 이처럼 통상 친숙한 것으로 여겨지는 부분이 어떻게 하여 처음에 그런 것 같았던 것에 비해 더 많은 문제를 내포하고 있는지를 보여 주려 한다.

의과대학 학생이 갖추어야 할 입학 조건은 서구식 의료 활동과 교육 활동이 실시되는 모든 나라에서 상대적으로 표준화되어 있다. 대학 1학년에 배우는 물리학과 생물학 기초뿐 아니라 의학 공부는 즉시 또는 그후에 의사나 다른 종류의 의료 인력에게 유용할 것으로 여겨지는 기초과학으로부터 어김없이 시작된다.

의과대학에서 진행되는 강의나 임상 수습 기간의 교육이 모든 의학 전문 분야를 다 포함하는 것은 아니다. 집합 이론 교육은 전문가가 다방면에서 통제를 받는 환자와의 접촉이라는 개인적인 경험으로 점차적으로 대치된다. 또한 자기보다 한발 앞선 초보 의사들과 만나고 그보다는 기회가 덜 하겠지만 전문의들과도 만나면서 학생 자신의 근본 지식을 깊이 할 뿐 아니라 임상례에 대한 공부를 시작한다.

때로는 현재 활동중인 의사가 일시적으로 초보자가 되는 일도 생긴다. 예를 들면 대학의 수업, 수습 교육 같은 기회에 임상신경학 강의를 들을 기회가 거의 없는 까닭에 그들이 맡고 있는 환자 중에 신경학적 문제를 가지고 있는 일반의나 전문의는 자신의 의학 교육을 보완하고 그것을 위해 대학 강의를 꼭 수강해야 한다고 생각한다. 그러나 환자로서는 그의 주치의가 임상신경학에 정통한지 그렇지 않은지를 알 도리는 없다. 그와 비슷한 경우를 예로 들어 보자. 전과목 교직이수자격증을 받은 한 교원이 자신 없는 과목(수학·과학 등)을 가르쳐야 할 상황에 처해 있다. 이런 경우에도 그의 교원으로서의 합법성이나 이 과목을 가르칠 만한 적성이 되는가 하는 문제로 학생들이 항의하는 일은 없다.

의학 전문가가 초보자를 감독하는 행위는 두 참여자가 인식하는 상징적 권력을 교묘히 숨기면서 전문의의 지배가 동료애의 분위기를 가장하는 것으로 보이는 권력과 교환 관계라는 복잡한 거미줄 속에 포함된다. 또한 의사와 환자 사이에 구축된 권력 관계는 초보자와 전문가 사이의 교환과 대등한 관계를 이룬다. 그런데 여기에는 풀기 어려운 문제가 하나 있다. 그 개념이 순수하게 객관적인 층위에서 매력적임에도 불구하고 이 상징적인 권력 개념을 단숨에 설득적인 자료의 대물림만으로 인정하기에는 어렵기 때문이다. 이 글의 여러 목표들 중 하나는 어떻게 비경험적인 상황에서 돌발하는 언어 사건들이 상징 권력의 드러남에 따라 제약이 되거나 반대로 그것을 용이하게 하는지 살펴보는 것이다. 그와 동시에 과연 어떠한 담론적 표식으로부터 전문가와 초보자 모두에게 기여할 수 있는 구조적 지식과 의사소통적인 능력이 구별될 수 있는가를 밝히는 일도 이루어져야 했다.

구조화된 지식을 이용하고 드러나게 하는 능력은 그 자체 이미 전문가의 상징적 권력의 표식이다. 이렇듯 전문가는 질문을 할 권리뿐 아니라 일관성 있는 답변을 받을 권리를 기대한다. 그의 경험의 유무와 조직의 기능 또는 이 답변의 태도에도 불구하고 말이다. 때로 환자는 의사가 하는 질문에 대해 그 결과가 주는 파장이 무거울지도 모를 정보를 밝힌다는 사실을 인식할 때도 있다. 전문가의 얼굴과 각각의 질문과 대답 내용을 관찰하면서 환자는 다음에 이어질 병력 구술과 신체 검사에 대한 고민을 증가시킬 수도, 억제시킬 수도, 다른 곳으로 환기시킬 수도 있다.

'초보자'나 '전문가'와 같은 꼬리표는 '학생' '인턴' '수련중의 실습생' '레지던트' '레지던트 3년차' '전문의' '교수' 또는 '고문' 같은 용어가 그같은 다양한 명칭이 대표하는 초보성과 전문성의 정도에 대해 충분한 정보를 줄 수 없는 것처럼 모호한 표현이다. 제도적인 구조 내에서 전문가에게 하여야 하는 '초보자'의 보고는 언어학적으로 말해서 화자가 책임지는 권위의 생산에 대한 언어학적 원천으로 간주될 수 있다. '초보자'(그는 환자일 수도 있고 의과대학생이나 레지던트일 수도 있다)는 전문가의 권위에 노골적으로 또는 간접적으로 항의하는 질문 리스트를 전문가에게 제시할 수도 있다. 이 글의 마지막 부분에서 나는 치료 인력이 어떻게 환자나 전문의와 상호 작용을 하는지 보여 주면서 '초보성'과 '전문성'을 분류하고 상대화시키는 언어학적 기재를 선별해 보도록 노력하겠다.

모든 의과대학생은 이러저러한 의학 전문 분야의 특징짓는 임상적이고 경험적인 다양한 경험을 하기 시작해야 한다. 초보자들은 그보다 앞선 초보자들이나 여기서 연구하고 있는 다른 전문 분야의 전문가들과 접촉하게 된다. 비록 그들이 단순한 '의과대학생'으로 소개되었음에도 불구하고 지역적인 상황은 환자들이 그들을 '의사선생님'이라 부르며 말을 걸어올 때는 초보자들을 약간 예민한 상황으로 몰고 간다. 이러한 상황은 레지던트가 매번 환자와의 면담을 시작하면서 자신을 의사로 소개할 때는 더욱 복잡한 양상을 띤다.("안녕하세요, 저는 X 의사인데요, 오늘은 어디가 안 좋으세요?")

다시 한 번 되풀이하지만 초보자는 특히 복잡한 권위와 교환 관계 속에 놓여 있다. 두 참여자 사이를 눈에 띄는 권력이 지배하고 있음에도 불구하고 전문가의 지배는 이 분위기를 동료 사이의 그것으로 가장한다. 이렇게 하여 환자와 초보 의사 간에 정착되는 권력 관계는 초보자/전문가라는 작업상의 상호 작용을 반영하게 된다.

3. 방법론적 문제

초보자/전문가 사이의 교환의 특성의 정체를 알아내고자 하는 학자는 결단코 의료 현장의 인력과 민속기술학적인 든든한 지식을 가지고 있어야 한다. 그때 이러한 교환이 함축하는 문화적이고 조직적인 제약, 이 교환들이 지역적으로 불러일으키는 개인들간의 기대, 그 교환에 내재한 상황 등에 대한 특성을 고려해야 할 것은 물론이다.

기능적으로 또 지역적으로 관리된 담론 분석은 사실 특수하고 일반적인 지식을 보유할 것을 요구한다. 즉 초보자와 전문가의 결정 활동이 어디에서 차이가 나는지를 이해하기 위한 것이다. '자연스럽다'고 할 수 있는 상황의 대화 분석은 언제나 학자가 다음과 같은 조건으로 교환중인 의사소통의 의미 과정을 포착할 수 있다는 가정에 바탕을 두고 있다. 그러니까 학자가 지역적으로 나타나는 상황, 지역적인 기대와 동시에 개인들 상호 간의 기대, 일반적인 문화와 조직적인 제약, 범주화, 명명화와 같은 의식

(儀式)에 대한 학자 자신이 그의 지식에 기대어 의미 작용을 포착할 때 분석은 가능하다.

그와 동시에 대화 담론 분석의 전문가들이 극히 드물게 제기하는 문제가 하나 있는데, 그것은 어떻게 학자는 대화 참여자들이 서로 나누거나 그렇지 않는 의미론적 지식의 영역을 변별해 낼 수 있는가 하는 문제이다. 학자가 의료 구조만큼 매우 심하게 제도화된 장소에 대한 조사를 할 때, 그는 환자의 역할에 대한 함축적 지식과 의료 현장에 대한 외연적인 지식을 가지고 있어야 한다. 또한 의사가 암묵적이거나 외연적으로 드러내는 전문화된 지식에도 어느 정도는 기본적인 지식을 가지고 있어야 한다. 그는 그 자신의 일상적 지식을 신뢰할 정도가 되었을 때라야 이러저러한 일상적 상호 작용의 고유한 언표와 밀접한 의미화와 그 기능에 대해 감히 언급할 수 있다. 그와 마찬가지로 그는 녹취된 대화가 그 속에서 벌어지는 일상적 활동과 제도화된 구조에 대한 그의 지식으로 틀이 잡힐 수 있는가에 대해서도 스스로 자문을 해야 한다.

연구의 목표가 되는 영역이 제도적이건 문화 외적이건 언어 외적이건 간에 언어학적 개념(주제화, 지시소와 일관성) 사회문화적 개념(조직된 일의 역할, 지위, 조건들의 차이)들간의 필연적인 겹침을 목격할 수 있다. 또 이 같은 여러 개념은 다음의 하부 구조를 갖는다. 즉 한편으로는 일상적 언어 사건에 연결된 정신 상태(의도와 신뢰)와 그것의 배당, 다른 한편으로 인지적·문화적·조직적·상호 교환적·언어학적인 원천에 도움을 구해야 하는 문제 해결 활동으로 간주될 수 있다.

학자가 특수한 영역에 대해 기술하려 하든지 '실험적인 연구실'에 주체들을 도입하는 활동을 하든지, 담론이나 이미지를 시뮬레이션을 사용하거나 그 언표의 그럴 법함이 주어진 언어 내에서 수긍할 수 있을 언표들을 지어내며 가정적인 상황을 이용하든지 학자는 상호간의 간섭과 활동을 낳는 지시 대상의 틀을 설정하고 그것이 나타나도록 한다.(칸만과 밀러, 1986) 하나의 분명한 임무에 바쳐진 환경에 보다 객관적인 시선을 보내기 위해 어떤 이방인도 할 수 있는 것처럼 그저 그 환경을 이해하는 체하여 충분할 것이라고는 어느 누구도 말할 수 없을 것이다. 그러나 카메라나 녹음기를 가지고 환경을 녹화하거나 의사 교환을 녹음한다고 해서 지각에 대한 개인적 특이성을 최소화하는 것은 극히 힘든 일이다. 이같은 녹음과 녹화는 그저 주어진 환경의 내부 투사로만 만족할 뿐이다. 그 객관성에의 시도가 너무나 엄정하여 관찰자는 그 감정·욕망·싫증뿐 아니라 감각적 지각에까지 영향을 미치는 문화적인 환경에 꼼짝없이 연루된다.

초보자와 전문가가 어디에서 차이가 나는지 보여 주기 위해 나는 환자, 초보 의사, 그리고 경험 많은 의사 사이에서 행해진 대화 몇 개를 발췌하였다. 내가 고려한 그 어떤 도표를 막론하고 화자나 청자가 초보자이거나 전문가인 것을 해명할 나의 능력은 그것을 가늠할 독자의 선의지에 달려 있다. 독자는 내가 관찰·참여 그리고 수집된 자료에 관해 대화 참여자, 그 중에서도 특히 전문가의 조언에 바탕을 둔 오랜 현장에 대한 연구를 위해 내가 주력하였다는 나의 단정을 받아들이지 않을 수 없으리라 믿는다.

통사적이고 의미론적이며 추상적 분석의 이상적이고 가정적인 세상에서 의사/환자, 그리고 의사/의사 간의 의사 교환의 참여자는 이러저러한 특수 언어의 '도착적 화자들'을 구성하는 **대략** 동질적인 그룹의 능력 있는 일원으로 간주된다. 그러니까 우리는 각각의 대화 참여자가 통사론·음운론·의미론과 그가 말하는 말 차례의 체계를 정확히 구사하고 있다고 추정하는 수밖에 없다.

어떤 대화 분석 전문가는 옮겨 적어진 기본 자료로부터만 언술; 말 차례, 선호되는 시퀀스 등만을 합법적으로 해석할 수 있다.(헤리티지, 1985) 위에서 이미 언급한 바 그들은 그들의 분석상의 기술인류학적 양상을 간과하고 있을 뿐 아니라 그들이 연구하는 제도적 영역에 대한 그들 고유의 일상적인 지식과 대화 참여자들이 가치를 두거나 그렇지 않은 역할 행동 장르를 무시하는 척한다. 게다가 사회적 상호 작용에 참여하는 사람들에게 정신 도식과 인지적 과정을 배당하는 것도 피하거나 배제한다. 이런 방식의 연구에서 정신 상태는 대화 참여자들이 그것을 확인시켜 줄 때에만 흥미로운 것이 된다. 그러나 관찰자나 분석가의 지식은 그것이 전적으로 개인적인 것이건 기록된 사항을 관찰하여 얻는 것이건, 또 일상적 삶의 특징을 가진 것이건 의미론적 추론의 결과이건 담론 분석에 필수적인 인지적이고 문화적인 양상을 띤다. 중요한 것은 언표의 내용이 지어진 것이건 녹취한 것을 옮겨 쓴 것이건, 각각의 대화 참여자의 말이 주목받을 수 있도록 너무나 잘 조정이 되어 잘 제어하고 있는 듯한 인상을 주는 사회학적으로 배분된 지식을 잘 설명할 수 있다.

간단히 말하면 한 대화나 면담이 시작하는 데 꼭 필요한, 사회적으로 배분되고 자기 고유의 여정을 따르며 일종의 자가-조직적인 늘임표에 다다르는 인지와 지식은 대화 분석자들이 기술하는 서두, 말 차례, 측면 시퀀스와 분석이라는 명백한 차원으로 간주된다.(삭스·슈글로프·제퍼슨, 1974; 헤리티지; 1985) 대화 분석자에게 있어 지역 사회의 기술인류학과 개인적인 지식, 조직의 역할, 제약적인 행동, 대화 참여자의 기대는 그만큼 적절한 변수로 인정되지 않는다. 그 바탕과 동기가 튼튼한 모든 민속기록학적 담론 분석에서는 바로 위의 요소들이 가장 중요한데도 말이다.

두 초보 의사들이 어떻게 한 환자와 면담을 가지는지를 비교할 때, 나는 사회학적으로 배분된 지식과 정보 처리의 제한된 능력이 교환의 구성에 제약이 되고 말 차례 활동의 시작·계속·종말의 기초가 된다고 짐작한 바 있다. 그것이 아무도 체계적으로 구성된 말 행위의 엇갈림을 정의하는 데 필수적이라고 해도 그러한 체계가 어떻게 또 왜 한 관찰자가, 그가 자료로 가지고 있는 사회적으로 배분된 지식과 인지를 출발점으로 하여 초보자와 전문가를 추론해 낼 수 있는지를 설명하기에는 불충분하다. 덧붙여 하나의 의사 교환의 내용에 대해 판단을 내리거나 의료계의 초보자와 전문가가 녹음된 언어 사건을 옮겨 적은 것을 볼 때는 다른 상황에 맞게 이루어진 진단을 확인하는 것이 학자로서는 절대 쉽지 않다는 것을 지적하고 넘어가는 일은 중요한 일로 보인다.

대화의 녹취는 분출하는 사회문화적 상황 속에서 또 주지의 조직적 환경의 한복판에서 일어나므로 이렇듯 학자가 매우 개방적인 사회언어학적 분석방법을 이해하는 임무는 이루어져야 하는 환경의 특성을 구분하고 이러한 임무의 성취에 참여하는 남녀의 상호 관계를 정의하며, 관찰 가능한 상호 작용의 자발적·비자발적·의식적 양상 사이에서 그것이 일으키고 구분하는 의사 교환의 성격과 실체를 이해하기 위해 너무나 중요한 일이다. 가정적인 성격과는 고립된 언술의 언어학적 구축은 언제나 암묵적 사회 구조의 존재를 전제로 한다. 이런 과정을 거치면서 학자는 언술의 창조와 분석을 위한 그만큼의 자원만큼 자신의 직관적이고 선언적인 지식을 다룬다. 물론 이때 시퀀스 체계와 말 차례의 자기-주관자, 선호되는 시퀀스, 측면 시퀀스, 서론, 결론 등을 골라낼 수 있을 뿐 아니라 이러한 언어의 문법적이고 의미론적인 속성도 증명할 수 있다.

만일 학자가 자기 고유의 문화와 다른 문화적 장에 대한 암묵적 지식에 기대어야 한다면 이 원천은 말할 것도 없이 정성껏 검토되어야 할 것이다. 사실 상호 작용일 일어나는 생태학적 틀은 언어 사건에 부여하는 편이 좋은 해석에 도움을 주며, 기대되어진 것과 생겨나는 것에 영향을 미친다. 그런데 어떻게 보충적인 민속기술학적인 세목과 일반 정보 요구가 끝없이 퇴행하지 않을 수 있는가? 언어학과 사회언어학에 의심을 갖는 모든 사람들이 끊임없이 제기하는 이 문제에 대해서 몇 가지의 답변을 해볼 수 있겠다.

그가 참여한 언어 사건의 모든 세부 사항을 대화 참여자가 해명하지 않은 상태에서 비록 일상적인 여러 사건이 일어난다고 해도 언화 행위의 처음과 끝은 대화와 담론 분석 전문가가 노력하며 밝힌 바 수많은 언어군을 통해 알 수 있다. 어떻게 한 그룹이나 사회의 일원들이 일상 생활의 사건들을 정규적인 방법으로 구성하는 그들의 언어적이고 상호 교환적 의사 교환을 창안하며 계속하고 결론을 맺는지 연구하면서, 어떻게 일상의 상호 작용이 잠재적으로 무한한 세부 사항 전체를 관리하는지 이해가 가능하다.

한 어린이가 화자-청자 또는 초보 추론가일 수 있도록 돕고, 어린아이들이 도중에 어떻게 행동하는지를 관찰하며, 그들의 목소리를 녹음한 것에 귀 기울이기 위해 문화적인 해석이 경험적 주제로서가 아니라 암묵적 자원으로 이용되어야 한다는 해석을 해야 한다. 우리는 언제나 성인과 어린이 사이의 상호 작용은 녹음된 자료와 학자의 감정을 받을 준비가 되어 있으면서 가능할 것이라 추정한다. 엘리노어 오크스(1988)와 밤비 시플랭(1990)은 모든 말 차례의 기원은 어떤 사회화의 조건이 정확히 밝혀질 때라야만 이해 가능한 것이라는 사실을 밝혀 주었다. 만일 그녀들이 잠재적인 민속기록학적 장, 성인 참여자들의 기본 성격과 언어 활동이 포착된 내부의 사회 구조에 대해 알고 있지 않았더라면 그녀들이 수집하고 그것으로부터 결론에 도달했던 자료들의 분석을 오크스와 시플랭이 할 수 없었을 것이다. 이러한 관점에서 볼 때 언어 속에서 또 언어에 의한 사회화 과정의 초월 문화적이고 초월 언어적인 연구는 직업 전선의 감정과 양질의 또는 매우 기술적인 활동 연구와 동일선상에 있다. 결과적으로 이 모든 것들은 지역적 장소에서 언사 행위를 아주 관심 있게 연구해야 한다는 사실을 보여 준다.

언어 사건이 녹취되는 장소인 일반적이고 지역적인 장소의 기술인류학적인 특징을 조사하는 것이 꼭 끊임없는 퇴행이나 끊임없는 보충 정보의 요구로 이어지는 것은 아니다. 그것은 매우 단순한데 지역적인 언어 사건을 녹취하기 전에 이미 학자는 해당 그룹의 일상적 활동을 명확히 이해하고 있어야 하며, 어떻게 2명의 구성원 또는 보다 많은 인원으로 이루어진 그룹이 대화의 서두 · 과정 · 결론을 만족시키는 것에 대해 자문해 보아야 하기 때문이다. 이러한 개입의 판별 기준에 대해 공개적으로 토론하기 전에 말이다. 말 차례 체계는 그 자체로 사회문화적으로 구축된 언어이며, 지역적으로 규정된 의향과 규범적 신뢰와 상응하는 정신적 모델이다. 그런데 이 지역적으로 규정된 의향과 규범적 신뢰는 의료 면담, 증인 심문, 물품 판매, 고객에 대한 서비스 같은 대화의 실천적 양상을 지배한다. 참여자들의 일상적 활동을 이해하기 위해 그것을 한편으로는 사회화 과정으로, 다른 한편으로는 성인의 활동으로 이해해야 한다.

학자는 이러저러한 언어 사건의 체계적인 녹취를 결정할지 안할지를 위해 기술인류학적이거나 조직적인 조건을 확인해야 한다. 이같은 선별은 이론적 판별 기준이 그룹 활동의 일상적 사이클을 대표하는 것으로 여겨지는 장소와 요소로 보존됨을 전제로 한다. 이러한 실질 문제를 다음 부분에서 여러 각도로 살펴볼 것이다.

다음의 토론이 너무 장황해지지 않도록 나는 일반적으로는 사회적 상호 과정을, 특수하게는 언어 사건을 규정짓는 사회적 인지의 특징을 설명하기를 삼갔다. 삶을 단순하게 살기 위해 사회 행위자들은 일상적인 삶에서 논리적인 추론에는 거의 도움을 요청하지 않는다고 해야 할 것이다. 그들은 논리적인 결론에 도달할 수 있기 위해 정신 모델의 지역적인 예증에 기댄다. 그런데 이 정신 모델의 지역적인 예증은 지역적으로 효력 있는 조건과 의미론적 기억 사이의 상호 작용으로부터 유래되었다. 이처럼 지역적으로 예증되고 사회적으로 배당된 인지는 빈번히 최초의 정보의 원천을 이룰 상호 작용과 말의 바탕이 된다. 그런데 사실 이 최초의 정보의 원천으로부터 성취된 교환의 성격과 구조 그리고 문제의 해결 방법이 추론될 것이다. 수많은 전문성 있는 논문이 이 문제를 다루고 있는데, 나는 그 중에서 유용해 보이는 것 몇 개만을 인용하는 것으로 만족할 것이다. 하부 토론의 열쇠 개념에 대한 자료에 관심 있는 독자는 다음의 자료를 참조하면 될 것이다. 시쿠렐, 1974, 1990; 당드레이드, 1981, 1989, 1990; 허친스, 1989; 칸만과 밀러, 1986; 노먼, 1981; 러멀하트와 오터니, 1977; 칸만, 슬로빅과 츄베르스키, 1982; 츄베르스키와 칸만, 1981. 보다 즉각적인 효율성을 지닌 방법론과 이론적인 자료들은 담론 분석, 말의 기술인류학과 대화 분석에 대한 연구에 바쳐진다. 브라운과 율, 1983; 바우만과 셰르체, 1984; 시쿠렐, 1974, 1978, 1986; 듀란티, 1988; 굿윈, 1981; 굼페르츠, 1982; 굼페르츠와 하임스, 1972; 하임스, 1972와 1974; 오크스, 1979; 오크스와 시플랭, 1984; 삭스 · 슈글로프와 제퍼슨, 1974.

4. 류머티즘 병동의 2명의 초보자와 1명의 전문가

서구 사회의 전형적인 미시-환경은 사방이 '벽'과 '천장'으로 둘러싸여 있고 '검사 테이블'이라 불리는 물건이 있으며, 수도가 있고 온갖 종류의 의료 기구와 의약품들이 겹겹이 쌓여 있는 방 옆에 있다. 이런 환경은 특히 '병원' '클리닉' '의무실' '진료실' 등 같은 곳에서 흔히 접할 수 있다. 그곳에서 흰 가운을 입은 남녀들이 이러저러한 아픔으로 고통을 받는 것으로 여겨지는 개인을 보러 오고, 그들이 '검사실'에 받아들여지기까지 필요한 모든 행정 절차를 받도록 인도하는 곳이기도 하다. 이 장소에 접근하려는 환자는 이같은 서비스에 응당하는 비용을 지불할 능력이 있다는 것을 입증한 후, 언제 해당 의학사회적 구조나 '서비스'에 방문할 수 있는지를 알려야 한다.

앞의 단락에서 나는 이용된 모든 단어들이 최대한 '중성적'으로 보이도록 최선을 다했다. 나로서 그 노력은 관찰자나 모든 기술의 바탕을 이루는 언어학적이고 문화적인 틀로부터 벗어나기 매우 힘든 만큼이나 매우 어려운 일이었다. 어떠한 생각이 발표의 첫째 줄로부터 독자의 머릿속에서 활성화된다는 것은 암묵적으로라도 기대하지 않고는 그 어느것도 기술할 수가 없다.

내가 그 3명 모두 류머티즘 병동에 속한 2명의 초보자와 1명의 전문가 사이의 상호 작용에 대한 나의 연구의 기술인류학적 상황을 미국의 특정 병원으로부터 제공받았다고 해도, 궁극적으로 이 서비스 고유의 규범적 지위와 권력 관계는 미국의 모든 대학병원의 기능을 반영한다. 예를 들어 '객체'로 여겨지는 환자가 '의사'와 진찰 약속을 잡기 위해 전화하자마자 권위와 권력이 나타난다. 병원 내 전화교환원을 개인적으로 알고 있는 사람들만이 관료 체계에서 하나의 대상으로 취급받지 않을 수 있다. 협상은 필연적인 것이므로 시간을 결정하는 것은 거의가 병원이고, 병원에 도착하자마자 검사의 리듬과 처방의 강약도 의사가 조절을 한다. 환자를 하나의 대상으로 변모시키는 관료주의는 줄줄이 이어지는 장벽을 넘어야 하는 만큼 부담스러운 것이다. 이를테면 간호사가 환자의 몸무게와 체온·혈압을 재고, 때에 따라서는 무엇 때문에 병원에 방문했는지를 조사하기 전에 병원 사무실에서는 환자의 지불 능력을 살펴보는 것들이 그같은 절차일 것이다. 그리고 나서야 일상적인 의료절차를 가속화시키기 위해 의료 인력은 환자를 이러저러한 검사실로 보낸다. 그리고 환자의 병력 구술을 용이하게 하기 위한 다음과 같은 질문이 사용된다. ("어디가 이상이 있으세요?" 또는 "안 좋은 곳이 어디인지 말씀해 주시겠어요?") 질문을 출발점으로 비로소 환자는 객체로서가 아닌 주체의 위상을 회복한다. 대학병원에서 초보자와 전문가들은 이러저러한 임상례나 의학 논문을 이러저러한 이전의 임상적 경험과 연결지음으로써 초월적 수준의 토론으로 끌어올릴 수 있는 것은 이같은 대상의 주체로의 이행 과정이다.

환자가 진찰을 받으러 온 이유를 의사가 알자마자 의학적인 결정이 이루어진다. 그것은 다음과 같은 경우에도 마찬가지이다. 즉 결정 방향에 있어 실수가 있었거나, 그 사실을 동료 의사나 간호사의 차트를 통해 알게 되거나, 치료 인력(인턴·레지던트·교육중의 수습의)이 그 사실을 지적하거나에 따라서 말이다. 의학적 치료가 의학 교육과 결합하는 서비스에서 환자를 받아들일 때 환자는 때로는 의과대학 최종 학년 재학생일수도, 스스로를 '의사'로 소개하는 레지던트 혹은 교육중인 수련의일 수 있다. 내가 연구하였던 병동에서는 레지던트와 교육중인 수련의가 특히 눈에 띄었다. 앞에서는 이 두 경우에 대해 간단히 이야기할 것인데 교육중인 수련의(N1)와 레지던트(N2)는 환자들에게 자신들의 지위를 정확히 말하지 않고 '의사'라고 소개하였다. 첫번째 초보자(N1)는 물리의학의 레지던트 과정을 끝마쳤고 류머티즘 병동에서 수련의로 일하고 있지만, 두번째 초보자(N2)는 류머티즘 병동에서 전문의 과정을 밟으면서 일반의학 레지던트 과정을 밟고 있다.

내 연구 중 가장 중요한 가정은 다음과 같이 요약될 수 있다.[66]

1. 초보자와 전문가는 그들의 의학적 지식이나 임상 경험에도 불구하고 직관적이고 대중적인 정신 모델을 가지고 있다.
2. 초보자는 단숨에 전문가의 감정을 모사함으로써 직업적 행위를 표방하고 전문가처럼 말하는 경향이 있다.
3. 일단 그들의 대화 교환 내용과 추론을 자세히 분석하면 어떻게 초보자와 전문가의 담론이 서로 다른지 발견할 수 있을 것이다.

처음의 임상례는 초보자로서는 해석하기가 매우 어려웠을, 또 상당히 경험이 많은 일반의나 전문의도 아마 낭패를 보기 십상일, 매우 복잡한 이상으로 고통스러워하는 한 여자 환자의 특징에 대한 것이다. 체중이 170킬로그램이 넘던 이 환자는 장만곡증 이후로 90킬로그램 감량되었다. 이 장만곡증 수술은 류머티즘과 관절증과 그 증세가 다소간 비슷한 증상을 유발시킬 수 있다. 초보자 N1은 이같은 장만곡증에 대해 환자가 매우 분명하게 말하였음에도 불구하고 류머티즘 증세와 장만곡증의 외과적 수술 사이를 연결시키지 않았다.

N1과 이 환자, 그후에 있었던 N1과 전문의(전문가)에 대해, 그리고 N1과 있을 때 이루어진 이 전문의와 환자의 대화를 분석하면서 나는 그 대화의 내용을 즉각적으로 이해할 수 있기에는 너무나 많은 지시소·조응소, 또는 다른 유의 사회언어학적 연동소들로 가득 차 있다는 것을 발견했다. 이에 나는 류머티즘성 질병의 특징에 대한 자료를 참고해야 했을 뿐 아니라 대체 어디서 초보자와 전문가 사이의 차이가 나는지를 엿볼 수 있도록 하기 위해 전문의와 오랫동안 토론해야 하였다.

---

66) 내 연구의 상황적이고 지역적인 조건에 대한 보충적인 설명을 얻고자 하는 독자는 다음의 책을 참조할 것. 시쿠렐, 1986과 1990. (시쿠렐 1990은 이 책의 4장을 이루고 있다.)

[도표 1-4]까지의 자료는 해당 초보자-환자, 초보자-전문가 사이의 의사교환과 류머티즘 복합 관절염과 관절증을 임상적으로 정리한 도표 몇 개만으로 이루어져 있다. 전문의에 따르면 N1은 이 문제가 얼마나 복잡한 것인지를 식별하는 데 역부족이었으며, 기술된 증상에서 일시적인 특성을 분간해 낼 능력이 없었다. 결국 N1의 류머티즘성 질환과 그 질병의 진전에 대한 지식은 불충분한 것으로 판명이 났다. 반대로 두번째 초보자(N2)는 사소한 실수 외에는 그런대로 원만히 요청 과정을 이끌어 나갔다. 류머티즘에 대한 지식을 N1보다 많이 보유한 N2는 그가 되고 싶어하는 전문가와 닮아 가기 시작하고 있다.

[도표 1-2]의 자료는 N1과 N2에게는 친숙한 정보를 포함하고 있다. 이 자료들은 그 다음에 다룰 두번째 임상례의 도표들처럼 [도표 2-4]에서 옮겨 적은 대화의 일정 양상을 해명해 줄 수 있다. 이 [도표 1-2] 같은 복잡한 정보를 가지고 있다는 것은 [도표 3]의 의료 면담과 [도표 4]의 N1과 전문의 사이의 사회언어학적 자료를 이해하는 데 매우 유용하다.[67]

[도표 1] 류머티즘 복합 관절염의 공식 임상 기록

1. 상지와 하지의 크고 작은 관절,
2. (몸의 양쪽에서) 대칭적.
3. 우선은 일과성이거나 '전이성' 이상들이 염증으로 인해 이 관절에서 저 관절로 이동하는 것으로 보임
4. 이 관절에서 나타나기 전에 다른 관절의 증상은 사라짐.
6. 염증으로 인해.

---

67) [도표 1,2]의 정보는 제Ⅲ장과 약간 다른 형태로 소개되었다. [도표 1A](p.102)와 [도표 1B](p.103).

5. 아침에 일어날 때 '뻣뻣해' 지거나 '관절이 얼어붙은' 느낌
7. 증상은 증가하거나 감소할 수 있으나
8. 일정 시간이 흐른 후 관절염은 지속됨.
9. 기능상 이동의 어려움
10. (하지의 발병)과 일상 생활에 지장
11. (상지의 발병 : 어깨·엄지손가락 등).
13. 하부 관절 구조(관절 주머니 내부)의 발병 결과로
14. 관절의.
12. 지속적이고 가시적인 부기
15. 체계적 증상 : 피로·체중 감소·전신 쇠약
16. 삼분지일의 환자에게서 결절
17. 발생. 일반 증상은
18. 어린 환자나 노인 환자에게 더욱 빈번히 발생
19. (이 환자들에게서 부가적인 문제 발생).
20. 차별적인 특성들 :
21. 관절염의 고전적 유형.
22. 어떤 특징들이 특히 두드러진다; 환자는 '아픔'을 느낀다. 그리고
23. 환자는 관절의 고통만을 느끼지 않는다.
24. 복합적인 문제.
25. 명백한 관절을 초월한 증상.
26. 어떤 관절이 고통스러운가를 환자가 말하도록 하는 데 필요한
27. 기능적인 질문들.

[도표 2] 관절증(Arthrose; A)

3. 만일 질병의

2. (관절증-질병의 비염증적 성격을 강조)하는
1. 퇴행 과정이
4. 특히 모계 쪽 가족력(모친·여동생)이 있는
5. 여성들에게서 30대에 나타날 수 있다.
6. 정상적으로는 50대에 나타남.
7. 두 가지 형태가 일반적:
8. a) 지지(支持)관절(무릎·넓적다리), 등 아래와 손의 작은
9. 관절들에 발병(일반화된 관절증)
10. b) 손가락에만 발병, 제2 손가락뼈 사이,
11. 염증 또는 부패(손가락 관절증).
12. 몇몇 관절들에는 드물게 발병 : 손목·팔꿈치·어깨와
13. 엉치뼈 – 발목 관절. 만일 관절증이 이곳에 발병했을 때는
14. 다른 질병(고 파라티로이드 호르몬 혈증(hyperparathyroïdie),
15. 유전성 혈색소증(hémochromatose))이 있음을 암시.
16. 손에 관절증이 발병했을 때 관절증은 손바닥-손가락뼈와
17. 손목 관절에는 영향을 주지 않는다. 그러나 손목-손바닥뼈(métacarpo-phalangienne)(엄지손가락 뿌리(base))와 손가락 사이(interphalan-gienne)
18. 관절(관절 아래)에 발병한다
19. 손의 병변에 대한.
20. 특징을 나타내는 도식
21. (피로·체중 감소·전신 쇠약 등 부재).
22. 대부분의 경우 손가락 관절의 발병은
23. 염증을 나타낼 수도 있고 일정한 고통이나 부기의 원인이 되기도 한다
26. 또 병변은 서로 다른 시기를 두고 (몇 개월 간격, 때로는 1년)
24. 근위(proximale) 손가락 사이 관절 IPP나 원위(distale) 손가락 사이 관절 IPD까지,
25. 또 한 손에서 다른 한 손으로 옮겨갈 수 있다

26. 자기 자신의 손을 모델로 사용한다.
28. 점진적으로 이동하는 복합 관절염에 비해.
27. 염증·고통 또는 '위상이 다른' 수종을 일으킨다
29. 속기 쉬운 증상에 주의해야 함: 염증성(inflammatoire) 관절증(부식성(érosive) 관절증
30. 엑스선과의 용어)은 매우 염증성이 강하게 나타날 수 있다 (홍반·
31. 부종·격심한 고통).

[도표 3]의 첫째 줄부터 나오는 '관절증'이나 '암 병동' 같은 단어의 환유적인 사용은 서구 보건 서비스 기능을 모든 화자들이 잘 인지하고 있다는 것을 암시한다. 그들은 하나의 관료 조직 내부에서 전문 분야들 사이에 협력이 있을 수 있다는 것을 잘 인지하고 있다. 또한 '암 병동'이라는 용어가 나오면서 문제의 환자가 암으로 인해 치료를 받고 있거나 받을 예정에 있을지도 모른다는 가정을 내릴 수 있다. 그보다 단순한 사회언어학적 지적으로 지시소·조응소 또는 지시 대상들의 사용이 무척 모호하여, 예를 들어 '머리끝부터 발끝까지'라는 표현은 이 도표에서 여러 차례 사용되고 있다.

[도표 3] 교육 과정의 수련의(N1)과 환자와의 최초의 면담

1. N1 : 흠, 관절증 문제 때문에 여기에 오셨는데 누가 소개하였는지요?
2. P : 에. 암 병동에서요.
3. N1 : 암 병동이라 (분명치 않게), 좋아요. (목소리를 바꾸어)
4. 잠시만 기다리세요. 종이 한 장만 꺼낼게요! (7초 경과)
5. (서랍 닫히는 소리)

6. 연세가 어떻게 되세요?
7. P : 44세요……
8. N1 : 좋아요. (9초 경과) 어디가 문제죠?
9. P : 어, 전신이요.
10. N1 : 전신이라.
11. P : 관절 때문에 삭신이 너무 아파요.
12. N1 : 음- 음. 네, 그러시겠지요.
13. P : 에. 에 이 커다란 붉은 반점들이 온 몸을 뒤덮고 있고요. (중얼거리며) 머리부터
14. 발끝까지 그래요.
15. N1 : 음-음. 좋아요. 알겠어요.
16. P : 그런데 더운물 속에 앉아 있을 때에만 그렇다고요. 그러면 엄청나게
17. 솟아나와요. 그러면 손도 뻣뻣해지고요.
18. N1 : 음-음.
19. P : 그리고는 계속해서 뻣뻣해요.
20. N1 : 좋아요. 언제부터 그랬죠?
21. P : 오 꽤 오래 되었어요.
22. N1 : 2,3개월 전부터요? 아마……
23. P : 그보다는 더 되었을 거예요. 블럼버그에게 말한 적이 있으니까요.
24. (문소리와 서랍이 거칠게 닫히는 소리) 생미구엘 병원에서요.
25. N1 : 그 의사선생님 관절증 전문의죠?
26. P : 흠 흠 (?)
27. N1 : 그럼 그동안 이 의사는 무얼 한 거죠?
28. P :아뇨, 약 1년 반 가량 지났어요.
29. N1 : 약 1년 반이다.
30. P : 아, 그 이래로 갈수록 심해지는 것 같아요……

비록 13의 지시사 '이' ('이 커다란 붉은 반점들')는 N1과 환자가 공통의 지시대상을 공유하고 있다고 믿도록 하지만 이 공통의 지시 대상이 당시 의사와의 면담시에 가시적이 된 '붉은 반점'을 암시하지는 않는다. 환자는 이처럼 직접적으로 묘사를 했음에도 불구하고 두 손의 붉은 반점을 N1에게 보여 주지는 않았다. 이 지시사 '이'가 만들어 내는 정신적인 공간과 영역을, 이 '붉은 반점'이 나타난 확실치 않은 시기의 상황을 알리는 듯한 인상을 준다. 이것을 통해 우리는 왜 기술인류학적인 상황의 관찰이 모호한 언표의 이해에 그토록 필수 불가결한 것인지를 알 수 있다. 그것은 16의 지시사적이고 조응사적 기능의 지역적 사용의 경우에도 마찬가지이다. 예를 들면 "그런데 더운물 속에 앉아 있을 때에만 그렇다고요. 그러면 엄청나게 솟아나와요."

[도표 3]의 대화에서 연속적으로 관절의 고통, 붉은 반점, 뻣뻣해진 손, 아침에 침대에서 일어나면서 느끼는 등의 고통에 대한 증상이 암시되었다. 그런데 이 모든 증상은 N1이 전문의에게 보고하였던 바 관절증적 병리 현상을 굳이 끌어들이지 않아도 류머티즘 질병일 것이라고 쉽게 생각할 수 있을 것이다. 그러니까 류머티즘 복합 관절염과는 다른 진단이 좀 더 수긍하기 쉬웠을 것이다. 이것은 전문의가 후일 내게 확인시켜 준 사항이기도 하다. 문제는 한눈에 드러나 보이는 것보다 훨씬 복잡했다고 그는 내게 설명하였다.

환자 앞에서 사용하는 N1의 언어가 전문의와의 대화의 내용만큼이나 적절한 것이었다고 할지라도 전문의는 이 초보자가, 여자 환자가 조목조목 증상에 대해 말하는 것으로부터 정보를 얻기에 적합한 질문을 잘 하지 못하였다고 말한다. 이 때문에 N1의 문진 절차는 능숙한 초보자와 전문의의 문진 절차와는 차이가 있다. (바로 이 부분에 대해서는 시쿠렐을 보라, 1986) 한눈에는 매우 적절한 듯이 보이는 초보자의 담론에서 일단 언급된 증상의 존재와 부재는 적절한 질문을 통해 궁금한 부분, 특히 기간에 대한 확인이 되지 않고 있다. 예를 들어 만일 붉은 반점이 그녀가 언급한 바 류머티즘성 질병의 단순한 분출과 결합되어진다면 이같은 분출은 단순히 더운 물 속에 손을 담구는 행위와는 아무런 상관이 없다. 왜냐하면 손이 뻣뻣해지는 관절증적 질병에 더운물이 닿으면 아픔은 완화되기 때문이다. 따라서 사회언어학적 관점에서 초보자와 전문가의 차이를 가늠하는 일은 이같은 경우에서는 더욱 예민해진다. 그것은 초보자/전문가의 구별에 꼭 필요한 세세한 부분이 연구되어진 교환 구조의 연구라기보다는 의미론적 내용에 따라 변별이 이루어지기 때문이다.

[도표 4] 교육중 수련의(N1)와 전문의(A)와의 대화

1. N1 : 수련의. 그럼, 그 다음에는 엘레나 루이스군요, (배경 소리)
2. 맞아요, 이 여인은 44세이고 암 병동에서
3. 이쪽으로 보냈어요.
4. 그런데, 지난 2년간, 여러 병변을 겪었어요. 홍반이 있고 나서 부종이
5. 둘째와 셋째 손바닥뼈에
6. 그와 번갈아 가며 양손에 IPP 관절
7. 때로는 이쪽 손, 때로는 저쪽 손에.
8. 발목 관절염도 앓았군요
9. 복사뼈 측면 가장자리 적반과 함께요
10. 측면 복사뼈의 그 다음에는 부종:
11. 물론, 적반이 먼저이고요, 다음에 동통
12. 스물네 시간 후에 부종이요.
13. 그렇게 며칠 계속되다가 다시 시작해요.
14. 그런데 계속되는 동안에는 고통이 격심해요.
15. 그 때문에 손의 기능이 심하게 제한돼요
16. 보행에 많은 지장을 받고요,

17. 음. 사실 관절은 많이 앓지 않은 것으로 되어 있네요
18. 등과 다른 몇 관절의 뻣뻣함을 제외하고는요.
19. 팔꿈치에는 이렇다 할 문제가 없었어요
20. 어깨에도요.
21. 음. 결절도 없었네요,
22. 레이노 현상도 없었고,
23. 쇠그렌 증후군도 없었어요.
24. 이 여인은 언제나 피곤한 상태이고요,
25. 양 다리에 경련이 극심해지고 있어요
26. 음, 가족 중에 관절염 병력은 없네요.
27. 아침이면 심장이 많이 아프다는데요
28. 아니, 말도 안 돼…… (?)
29. A : 발병 시기는 언제지요?
30. N1 : 2년 됐어요. 성미구엘 병원에서 블럼버그라는 의사에게 검진을 받았다나 봐요,
31. 그곳에서는
32. 관절증이라고 했나 봐요.
33. 그 이전에도 다른 의사에게 진찰을 받았는데
34. 그는, 류머티즘 복합 관절염이라고 했어요.
35. 한동안 톨렉틴 치료를 받았군요
36. 환자는 이 처방이 효과를 거두었다고는 생각지 않고 있어요,
37. 그리고 지금은 아무런 처방도 받고 있지 않아요…… 음……

사실상 여기서 상기된 모든 중심 개념은 류머티즘성 질병과 밀접하게 관련되어 있다. 여기에는 이렇게 나와 있는데 "그런데, 지난 2년간, 여러 병변을 겪었어요. 홍반이 있고 나서 부종이, 둘째와 셋째 손바닥뼈에, 그와

번갈아 가며 양손에 IPP 관절" 기술은 손의 작은 관절로 모아지고 관절증이란 질병과 결합될 수 있는 증상으로 흐르고 있다. '레이노 현상'이나 '쇠그렌 증후군' '톨렉틴' 투약에 대한 환기(22,23,35)도 결국 류머티즘 질병과 그 처치라는 것이 밝혀진다.

임상의의 관점에서 환자의 서류에서 낯선 것은 이 여인이 저명한 류머티즘 전문의에게 진찰을 받은 일이 있다고 말한 것이다. 또한 이 두 의사 모두가 각자 골관절증을 동반한 류머티즘 복합 관절염이라는 진단을 내렸었다. 전문의가 내게 설명한 바에 따르면 이 질병의 '정상적인' 형태는 일상적으로 환자가 의사로 하여금 다른 병리 현상과 구별할 수 있도록 증상들을 구별하도록 이끈다.

바로 이 전문의에 따르면 N1의 임상 경험 부족은 좀더 예민하고도 중요한 징조를 놓치게 하였다. 환자는 증세가 2년 전부터 계속되었다고 말했다. 그런데 만일 류머티즘 복합 관절염이었거나 골관절염이었거나 그것이 실제 직면 가능했을 진단과 다른 진단이었다면 특수한 징후가 발견되었을 테고, 환자는 실제 가지고 있지도 않은 질환 때문에 더욱 불편을 겪었을 것이다.

비록 그녀가 환자와 가졌던 면담이 매우 피상적이었음에도 불구하고 N1은 류머티즘의 개념에 대한 방대한 지식을 가지고 있음이 밝혀졌다. 이 초보자는 단지 류머티즘에 대해 그녀가 가지고 있던 형식적 지식과 환자와의 실시간 면담의 추론으로부터 나온 모호한 증세를 연결시키는 작업에서만 실패를 하고 있었음이 드러난다. 그녀는 이 환자에게 있어 증상의 발현 시기ㆍ지속 기간ㆍ빈도 등이 정확하게 정의될 수 있도록 더욱 정성껏 환자에게 질문을 하지 않았던 것이다. 장만곡증에 대한 언급도 심각한 류머티즘 이상과 걸맞지 않은 정보로서 참작되었어야 했다. 이보다 전문적인 지식에 구원 요청하는 것과는 별개로 이 환자의 증상에 대한 점차적인 해명, 그 증상이 정착하기 시작한 날짜와 그 기간이 골관절염과는 다른 진단을 의심하도록 해야 했다. 이 가정이 유지될 수 있도록 기술된 증상들이 오래 전부터 정착되었을 뿐 아니라 이 증상들은 전혀 환자를 쇠약하게 하지도 그녀의 상태에 심각한 악화를 가져오지도 않았다.

  보다 일반적인 관점에서 볼 때 이 임상례(여기서 인용되지 않은 다른 예도 역시)는 초보자는 자기가 맞아들이고 그와 면담을 나누며 그에 대한 보고서를 쓰게 될 환자와 함께 있을 때 사용해야 할 언어를 매우 빨리 습득하고 있을 뿐 아니라 전문성과 행동을 꾸며내기조차 한다. 그들의 흉내를 얼마나 잘 내는지 이 행동의 증인(이 경우를 연구하는 학자도 포함하여)조차도 대체 어디까지 초보자의 언어와 담론 내용이 부적절한 것인지를 가늠해 내기가 매우 어렵다. 초보자라는 논리적인 지위는 극히 작은 역할만을 할 뿐이다. 논리적 위상은 특히 근본적인 과학적 지식과 일상적 언어 사건의 구성 요소인 지역적 외양과 떠오르는 사회적 간섭에 대한 의미론적 기억 속에 저장된 임상 경험 레퍼토리를 연결할 수 있는 정신 도식이나 모델을 예증할 수 있어야 한다. 그렇게 해서 초보자가 이용하는 기술 언어를 초월하는 전문가의 성향이라는 의미로 이해되는 일반적으로 '구술성'은, 적절한 질문을 하거나 환자의 대답을 이해할 능력이 모자란 것으로 밝혀진 이 구술성은 또한 그 의사소통 능력을 가진 전문성의 획득에 있어 결정적인 요소인 것으로 드러났다.

5. 보다 경험 있는 초보자

  두번째 임상례는 보다 경험이 많은 레지던트와 7년 전부터 '관절염'으로 고통받은 것으로 보이는 60세 된 여자 환자와의 대화이다. 환자가 알고 있는 관절염의 다양성은 그것의 특성으로 되어 있는 손상 부위의 해부학적인 분포만큼이나 잘못 규정되어 있으므로 '관절염'의 대중적인 유형화는 '다시 말해서 근육과 관절의 공통된 고통'이 의학에 친숙하지 않은 독자의 머릿속에 금방 떠오르는 경향이 있다.

전문의에 따르면 이 환자가 보인 최초의 증상은 두 가지 임상적인 병리현상으로, 즉 다발성 근육통(polymyalgie)와 류머티즘 복합 관절염으로 구별된다. N2는 환자의 대수롭지 않은 지적으로부터 질병의 가능성을 끌어내고 있을 뿐 아니라 이 여환자에게 체중과 식욕 감소에 대한 질문까지 하고 있다. 이 초보자가 가진 문진의 다른 형태가 전문가로부터 기대할 수 있는 것과 매우 근접해 있지 않을지라도 이 질문은 매우 중요한 것이다.

[도표 5] 레지던트(N2)와 환자(P)의 최초의 면담

1. N2 : 그런데 우리 대화를 녹음해도 상관없으시겠어요?
2. P : 괜찮아요.
3. N2 : 뭐 그렇게 많은 걸 묻지는 않겠어요. 부인의 서류를 다시 읽어 보았습니다만,
4. 현재 상태에 대해서는 매우 간략히 소개가 되어 있더군요. 지금으로부터 약 2,3년 전에 외음부에 수술을 받으셨지요?
5. 그 당시,
6. 이미 이상이 있으셨군요……
7. P : 사실, 벌써 7년 전이군요.
8. N2 : 네, 알겠어요, 지금으로부터 7년 전, 그 당시에
9. 관절염으로 고통을 받으셨다고요, 그래서 오늘 여기 오셨군요?
10. P : 바로 맞았어요, 그럼.
11. N2 : 좋아요. 그것에 대해 다 말씀해 보세요.
12. P : 에 그러니까 12월에 낙상을 해서 어깨가 부러졌어요.
13. 그래서 병원에 얼마 동안이던가 적어도 1주일 이상…? 입원했었죠. 퇴원해서도
14. 침대에서만 지내게 되었어요

15. 화장실 출입만 간신히 하면서요. 결국 입원 이후부터 관절염 때문에 아주 아프기 시작했어요

16. 다시요. 사실 자동차에 있을 때 모든 것이 시작됐어요.

18. 좋아요 처음부터 다시

17. N2 : 다시 한 번 말씀해 주시겠어요?

19. 남편 : 이것저것 다 빠뜨리고

20. 말에 조리가 하나도 없네.

[도표 5]에서 N2는 대담을 녹음할 것이라는 것과 그녀가 치른 수술에 대한 언급을 잊지 않았다. 그는 틀림없이 왜 환자가 입원했는지 이해하기 위해 '서류'를 읽었을 것이다.(1-10) 그런데 '관절염'의 특징이 될 만한 염증 부위와 정확한 성격은 명시되지 않았다. 환자는 '관절염'이라는 용어를 인정하지 않았고, 10에서 그녀의 대답("바로 맞았어요")과 11에서 의사가 사용한 지시사 '그것'("좋아요, 그럼 그것에 대해 다 말씀해 보세요")은 둘의 대화의 주제가 일치하고 있음을 보여 준다.

비록 이 환자가 자신의 현재 상태를 어깨의 골절과 그로 인해 끌어당기는 움직임을 할 때 어려움을 느끼고 있다 할지라도 중요한 것은 그녀의 지적이 그럼에도 불구하고 모호하다는 점이다. 특히 15-16에서 "결국 입원 이후부터 관절염 때문에 아주 아프기 시작했어요." 우리는 15-16의 '그것이(elles)'와 '모두(tout)'라는 대명사가 이 여인의 어깨뿐 아니라 이 조응소로 부분적으로 받아들여질 수 있는 몸의 한 부분과 관련된, 여기서는 명시되지 않은 이전의 몸의 느낌이나 조건이었을 수 있다.

그 다음에 레지던트는 다음과 같이 질문한다. "좋아요. 처음부터 다시 한 번 말씀해 주실 수 있겠어요." 그런데 여기서도 지시사인 '그것이(ceci)'와 '저것이(cela)'가 의사에게는 자명한 지시 대상을 의미하는지, 아니면 그와는 반대로 이 지시 대상이 그에게는 불투명하여 환자에게 '처음부터' 다

시 설명하라고 하는지는 알 도리가 없다. 남편의 방해("이것저것 다 빠뜨리고 말에 조리가 하나도 없네")는 환자의 병력 구술이 시간 전제상 실수가 있다는 사실을 말해 준다.

[도표 5]의 의사 교환 구조를 단순히 살펴보는 것만으로 서구에서 교육을 받은 사회언어학자는 특수한 환경에 대한 관찰로부터 끌어온 문화적 부분에 대한 암묵적인 지식을 수집할 수 있다. 의학적인 관점에서 볼 때 '관절염' 상태의 '한 여자 환자'를 둘러싸고 이 의사 교환이 이루어졌다는 것을 추측하기 위해 말이다. 환자는 '관절염'이라고 명확히 표현하지 않으면서 자신의 골절된 어깨에 대한 암시를 하고 있다. 반면 첫번째 화자('의사')의 해명 요구와 세번째 화자('남편')의 해설은 환자의 말('아내')이 불충분하게 기술되었다는 사실을 보여 준다. 예를 들어 [도표 6]의 21-23은 너무나 모호하여 거의 수수께끼같이 되고 만다.

[도표 6] 레지던트(N2)와 환자(P)의 첫번째 면담 (이후)

21. P : 좋아요. ……로부터 시작했는데…… 대체 무엇인지 알 도리가 없었어요. 나는
22. 처방대로 잘 따르겠다고 말했죠, 그 모든 잡동사니를요, 그리고 결국에는
23. 그게 관절염이라고 결론을 내렸죠.
24. N2 : 언제쯤 일이죠, 그게?
25. P : 약 10년 전이요.
26. N2 : 10년 전이라고요. |
27. P : | 대략이오.
28. N2 : | 그리고 그 당시에는 어떤 느낌이 드셨죠
29. 정확히?

30. P : 오, 등과 어깨가 많이 아팠어요, 그리고……
31. 아, 걸을 수도 없었으니까요.
32. N2 : 음– 음
33. P : 에 아 |
34. N2 : | 등과 어깨가 매우 고통스러워졌다는 건가요
35. 걸을 수 없을 정도로요?
36. P : 네 (중얼거리며)…… 그리고 이쪽으로 고관절과 다리도 아팠어요.
37. N2 : 그렇군요.
38. P : 그래서 결국 그들이 내게 코르– 에, 프레드니존을 처방해 주었죠(동의).

[도표 6]에서 환자는 자기가 이전에 했던 말을 계속 밀고 가는 듯한 인상을 준다. ("좋아요, ……것으로부터 시작했는데 대체 어떤 것인지 도통 알 수가 없었어요.") 그런데 그녀는 물음에 대해 설명하기보다 사실 생략적인 지적을 한다. ("처방대로 잘 따르겠다고 말했죠, 그 모든"(21–23)) 그녀는 이 증상들을 '처방' 요구와 "관절병이라는 결론을 내렸죠"(22–23)로만 설명을 마친다. 게다가 이전에 구축된 진단의 시각적인 틀은 변화하였다. [도표 5](7)에서 언급된 바의 7년을 대신하여 10년이라는 숫자가 등장하였기 때문이다. (7년 전에 구축된 바 진단에 따른 의사의 이전의 지적은 의료 차트를 보고 이루어진 것이다.)

환자는 증상을 정의함에 있어 우선 등과 어깨의 고통에 보행의 불가능이 부가되었고, 고관절뼈와 한쪽 다리의 아픔(36)은 의사로 하여금 다시 한 번 정확히 설명해 줄 것을 요구한다.(34–35)

여기까지 이 초보자의 면담은 완전히 평범한 것으로 보인다. 그러나 그럼에도 불구하고 N1과 환자와의 대담과는 다르다는 사실을 발견할 수 있다. 즉 병력 구술을 다시 해줄 것을 부탁하거나([도표 5]의 17–18), 아니면

이러저러한 설명의 한계를 다시 지어 달라고 하거나(26, 28-29 그리고 34-35, [도표 6]), N2는 환자가 끊임없이 이전에 한 지적을 다시 확인하고 다듬을 것을 촉구한다. 이러한 차이는 아주 미세할 수 있지만 전문의에 따르면 우리가 첫번째 임상례에서 살펴본 N1의 해독 불가능의 원인은 단지 해명 부족으로부터 온 것이다. [도표 7]의 분석을 통해 상황은 보다 정확해질 것이다.

[도표 7] 레지던트(N2)와 환자(P)의 최초의 인터뷰

39. N2 : 그들이 처음에 무엇을 했죠?
40. P : (이 사이로 말하면서) 모르겠어요, 많은 약을 처방해 주었지요.
41. N2 : 음- 음, 많은 약이다.
42. P : 그리고 나서 프레드니존을 처방해 주었는데(동의)
43. 다른 약들이 아무런 효과가 없었기 때문이에요. |
44. N2 : | 아!
45. P : 그리고 그 약이 그럭저럭 효과가 괜찮았어요, 그런데 그들이 그러기를
46. 프레드니존 치료를 계속할 수 없다고 했어요.
47. N2 : 얼마 동안이나 그 약을 복용했죠? 양은 얼마나, 또 얼마 동안?
48. P : 약 5밀리리터 처방되었죠. 아침에 한 알, 저녁에 한 알. 꽤 오랫동안이요. 그러니까 꽤 |
49. 많이 복용했지요
50. N2 : | 음- 음.
51. P : 단지 하루에 한 번만 복용했어요, 그러다가 마지막 시기에 나뉘었죠.
52. 그리고 지금은…… 그게 발목까지 내려와요

IV. 전문의와 초보자 사이의 진단적 추론의 차이를…… 231

53. 걸을 때는 너무 아파서 대체 어떻게 해야 할지
54. 모르겠어요.
55. N2 : 좋아요, 잠깐 기다려요. 현재의 상태는 나중에 이야기하지요.
56. P : 알겠어요.

[도표 7]의 39에서 N2는 환자에게 "그들이 처음에 무엇을 했지요?"라고 묻는다. 그녀의 최초의 처방에 대해 묻는 이 질문에 40, 42-43과 45-46에서 '수많은 약'이 처방되었는데 아무런 효력도 없다가 프레드니존이라는 약을 복용하고 나서야 나아졌다고 대답한다.(43) N2는 곧 환자로 하여금 프레드니존 처방에 대해 더욱 자세히 설명해 줄 것을(47)요구한다. ("얼마 동안이나 그 약을 복용했죠? 양은 얼마나, 또 얼마 동안?") 환자는 (51-54) 최근의 경험 "마지막 시기에, 나뉘었죠"를 조응소적으로 다루기 직전에 한 문장을 시작하다가 중단한다. 그런데 이 설명이 자세하지 않았기 때문에 N2(55)는 그녀가 현재의 문제를 기술하는 것을 중단시키기에 이른다. [도표 8]의 57-60에서 그는 다시금 그녀에게 시작을 유도한다. 그녀가 프레드니존을 복용한 이후에 생긴 이 증상으로 그녀를 이끌기 위해 "좋아요, 등과 어깨가 아파 더 이상 걸음을 걸을 수 없게 된 시기로 돌아갑시다……"라고 말한다. 약의 복용과 용량에 대한 환자의 이전의 지적을 그가 수정하고 있다는 것을 짚고 넘어가는 편이 좋은 것이다. 그것은 이렇게 표현되어 있다.("약 5밀리리터, 아침과 저녁") 그러면서 그는 "하루 약 10밀리리터의 프레드니존, 아침 5, 저녁 5." 이같은 수정은 이전의 일화로 환자를 돌려보내려는 N2의 의지가 얼마나 자세한 용량을 기술하는 그의 능력에 부합되는지 보여 준다.

이 면담의 마지막까지([도표 8]) N2는 자신의 대화 상대자의 임상 병력에 대한 조사를 계속하였다. 이 레지던트는 환자의 대답에서 끊임없이 빠져나가는 중요한 세부 사항들을 인식하고 (전문의에 의하여 정확히) 끈질기게 회귀함으로써 점차 염증성 관절염 상태라는 자신의 진단 과정을 확신하고 완성시킬 수 없도록 한다. 이렇듯 어떤 장애물도 무릅쓰고 질문을 계속해 나가는 그의 경향은 상당히 만족스런 대상에도 불구하고 이 여인의 기억의 재건에 그가 걸고 있는 중요성을 보여 주기로 한다.

[도표 8] 레지던트(D)와 환자(P) 사이의 최초의 면담

57. D : 좋아요
58. 등과 어깨가 아파서 걷기에도 지장을 받던 시기로 돌아가지요······ 에. 그러니까
59. 일일 10밀리리터의 프레드니존 아침에 5
60. 저녁에 5 복용하셨죠, 얼마 동안이나 이 처방의 효과를 보셨지요?
61. P : 약 2-3일 동안이오.
62. D : 그리고 부인의 의사가 얼마 동안 이 처방을 하였지요?
63. P : 기억이 잘 안나요. 아시다시피 그렇게 오랫동안
64. 지속하려 하지 않았어요.
65. D : 몇 개월 혹은 며칠?
66. P : 몇 개월이오
67. D : 좋아요, 그럼, 이후에는 더 이상 복용을 안 하셨나요?
68. P : 아니요. 위기가 한 번 있었고 다시 한번
69. 2-3일 동안 약의 처방을 받았어요.
70. D : 아주 좋아요, 그런데 프레드니존을
71. 전혀 복용하지 않은 시기가 있었나요?
72. P : 아, 그래요. 그런 적이 있어요. 그때 그러니까 그 약 이름이 뭐더라,
73. 그런데 의사선생님은 대체 약품을 처방해 주었어요. 와이즈 박사였

어요.

 전문의에 따르면 N2는 이 환자의 고통과 이동상의 불편뿐 아니라 프레드니존으로 인한 고통의 경감에 대해서도 관심을 보이고 있다. 게다가 N2는 다른 약들은 전혀 효과가 없었다는 사실을 밝히는데, 이것은 위에 소개된 N1의 면담에서 N1이 보여 준 전문성에 비하여 훨씬 높은 수준을 보여 준다. 이 두번째 예에서 전문성은 환자의 질병의 염증성과 관련된 가정을 세우는 능력으로 해석된다. 이 진단은 이 여인이 기술한 증상의 부정확성과 그 대답에 수많은 단절 면이 보임에도 불구하고 N2의 끈질긴 질문이 이끌어 낸 결과이다.

6. 결론

 전문의는 N2가 채택한 질문 양식이 차별적이며 적절한 진단(류머티즘성 병인)이 세워지기 위해서 매우 깊이 있는 임상적 추론 양식을 사용하고 있다는 것을 보여 준다. 반대로 N1은 퇴행성 또는 염증 상태의 가능성을 확신할 수 있을 빈자리 메우기 식의 환자의 증세에 대한 탐험을 게을리 하였다. 환자의 증세를 그녀의 병력 구술에 따라 자명한 것으로 이해하였던 N1은 그 증상들이 모호함에도 불구하고 이 질병들이 야기시킬 수 있는 신체 기관의 염증 현상이 존재하는 사실을 간과하였다. 그 때문에 류머티즘 복합 관절염과 골관절염의 두 전제를 없앨 기회를 놓치고 말았다. 우리가 이미 살펴본 바와 같이 임상의는 N1이 류머티즘 복합 관절염과 골관절염이 환자에게 야기시키는 장기적인 증세를 알아낼 수 있을 만한 지식의 기본기를 가지지 못했다고 추론한다.
 N1과 N2가 사용한 용어들에서는 그다지 많은 차이가 없지만 해당 증상

에 대한 자세한 기술과 고통을 완화시킬 방법을 찾아내는 태도에서 그들의 전문성의 차이는 두드러진다. 그러나 나는 적어도 환자의 지식 기반에서의 미세한 차이는 그것을 연구하는 사회언어학자가 해당 의료 기관의 전문가의 협조와 조언을 받지 않고서 알아낼 수 없는 것이라는 점을 덧붙이겠다.

이 글에서 초보자와 전문가 사이의 차이점에 대한 인지적이고 언어학적인 양상은 여러 층위의 설명이 동시에 이루어질 때에만 확인될 수 있는 것이라고 암시된 바 있다. 또한 언어 사건이 일어나는 기관 한가운데를 압박하는 지역적이고 총체적인 제약에 대한 학자의 이해가 없이는 불가능하다. 한편 참여자들의 단어 사용이 언제나 학자로 하여금 전문성의 정도를 판단하도록 하는 표시는 되지 않은 것이 사실이다. 초보자가 이용한 단어의 생태학적 효력과 그 조사 절차의 적절함을 연구하기 위해 분석가가 체계적으로 자연스런 환경을 관찰하고 지역의 조언자들은 활용해야 하는 것은 필수 불가결하다.

초보자의 사회화 과정과 어쩔 수 없는 전문가의 지배는 초보자나 전문가의 역할과 이상의 모호성을 끌어내는 것으로만 한정되지 않는다. 예를 들어 두 살짜리 젖먹이처럼 하는 네 살짜리 아이의 언어 적응이 '옹알이'나 엄마·유모들이 아이들이나 젖먹이에게 정성을 다할 때의 '아기처럼 말하기'와 비교되는 것으로 입증된다.(브라운 1973; 뉴포트, 1976; 샤츠와 겔만, 1973) 그와 유사한 상황은 매번 인턴이나 레지던트 2년차가 의과대학 3학년이나 4학년생을 감독하거나, 레지던트 장이나 교육중인 수련의가 의과대학생, 인턴, 또는 레지던트 2년차를 감독하는 것과 마찬가지이다. 이러한 관점에서 가장 특성이 분명한 두 예는 한편으로는 북-미의 중산계급 가정의 어머니와 어린이 사이에 존재하는 상호 작용, 다른 한편으로는 의료 환경 제도 한가운데서 전문의가 의료 인력에게 행사하는 감독권일 것이다. 부르디외의 아비투스[68] 개념은 이 두 예의 어느 경우와도 잘 맞아떨어진다. 전문가는 초보자에게 규범, 신뢰, 그룹의 가치를 전수하려 노력한다. 초보자로 하여금 전생애에 걸쳐 습득할 (어린이에게) 또는 직업 활동의 틀(의과대학생, 인턴, 레지던트와 교육중인 수련의에게)에서 인지적·언어학적·문화적·운동 등의 적성을 다시 이용하기에 이를 것이다. 이렇게 해서 위에서 인용한 바 두 개의 예는 '일상적'인 환경 속에서 유효한 사회화 과정의 실천은 특히 세부적인 실용적인 연구를 필요로 한다. 왜냐하면 이같은 활동은 일상적으로 말할 때 전혀 자명한 이치대로 흐르지 않기 때문이다.

보모나 의사가 젖먹이나 환자들에게 가지는 일종의 지배 감정은 전문가가 그에게 부여된 능력을 남용하지 않는다고 가정하는 한 합법적이다. 하나의 가정을 추가한다면 전문가는 그들이 사회화나 감동 활동이 일종의 지배 관계라고 생각하기보다 어린이나 젖먹이가 매일 그들의 문제를 해결해야 하는 만큼 어린이와 젖먹이의 적응에 유리하다고 생각한다. 그와 동시에 지배 개념에 대한 지대한 이론적 관심이 그렇다고 해서 연구자로 하여금 경험적인 착각을 피할 수 있도록 하지는 않는다. 다음에 소개된 참고 문헌과 같이 이 극히 복잡한 문제는 이제야 겨우 열려지기 시작했다.

의료 전문가들은 용어의 사용과 정보 수집 과정의 이용, 무게 있는 태도의 표방, 특히 그들의 불확신을 숨기는 데 적합할 담론의 사용(환자에게 나타나는 증상의 원인이 분명치 않거나, 환자의 좋지 않은 상태의 이유를 잘 이해하지 못하고, 진행중인 의사 진행에서 어떠어떠한 순간에 어떤 유형의 질문을 해야 할지 주저하면서)을 행하려 애쓴다. 초보자 N1은 그의 기본 지식이 적합하다는 인상을 주며 이같은 의료적인 전문성을 가장하였다. N2의 경우, 그도 비슷한 행동을 가장하였지만 보다 광범위한 경험에 근거한 것으로 보이는 보다 체계적인 과정을 이용함으로써 염증성 병리 현상이라는 자신의 가정을 다듬는 데 성공하였다.

초보자와 환자, 초보자와 전문가, 그리고 전문가와 학자 사이의 의사 교

---

68) 아비투스(habitus)는 사회 집단을 구분짓는 사회적 성향과 관행이다. 〔역주〕

환은 개인의 구어 능력에 많은 중요성을 부여하는 작업 환경 속에서 일하고 있다. 이런 종류의 환경은 언제나 복수적인 층위의 분석을 필요로 하며 학자는 대체 어떻게 하여 사회학적으로 배분된 지식과 인지가 지역적으로 결정된 언어 사건의 틀에 자리잡은 채 조직적·언어학적·일반인지적 조건의 영향을 받는가 하는 문제에 대해 자문하지 않을 수 없다.

아롱 시쿠렐의 주요 저서 및 도문

1. 〈사촌기 전환에서 고등학교의 역할 The High School's Role in Adolescent Transition〉, J. I. 키츄즈와 공저, in B. J. 첸들러와 L. J. 스틸스(감수), 《도시 사회에서의 교육 Education in Urban Society》, 뉴욕, 도드, 미드 & Co., 1963, p.70-82.
2. 〈공식 통계학 사용 The Use of Official Statistics〉, J. I. 키츄즈와 공저, 《사회적 문제 Social Problems》, 1963, p.131-139.
3. 《교육 의사 결정자 The Educational Decison-Makers》, J. I. 키츄즈와 공저. 뉴욕, 봅-메릴, 1963.
4. 《사회학과 사회인지학 측정 방법론 Method and Measurement in Sociology》, 뉴욕, 프리 프레스, 1964.
5. 〈정신병에 대한 사회학적 고찰 Consideraciones Sociologicas Sobre Enfermedad Mental〉, A. 콤블릿, 《라틴 아메리카 정신과와 심리학 Acta Psiquiatrica y Psicologica de America Latina》. 10(1), 1964.
6. 〈가족, 지위, 사회 계급과 청소년 형사법 행정 Family, Status, Social Class, and the Administration of Juvenile Justice〉, 《사회학 연구지 Estudios Sociologicas》, 1965 가을호.
7. 〈비교가족법에서 친족, 결혼, 그리고 이혼 Kinship, Marriage, and Divorce in Comparative Family Law〉, 《법과 사회 리뷰 Law and Society Review》, 1, 1967, p.103-119.
8. 〈다산성, 가족 계획과 가족 생활의 사회 기구, 몇 개의 방법론적인 해결책 Fertility, Family Planning, and the Social Organization of Family Life. Some Methodological Issues〉, 《사회 문제 저널 Journal of Social Issues》, 23(9), 1967, p.67-81,
9. 《청소년 형사법을 다루는 사회 기관 The Social Organization of Juvenile Justice》, 뉴욕, 월키, 1968; 서론을 다시 써 재판, 런던, 하이네만, 1976; 또 머리말을 다시 써서 재판, 뉴 브륀스빅, N. J., 트랜스액션 북스, 1994.

10. 〈고등학교와 탈선 학생의 사회 기구 The Social Organization of the High School and Deviant Adolescent Careers〉, J. I. 키츄즈와 공저, in M. 와인버그와 E. 루빈턴(감수),《일탈. 상호 작용적인 관점 Deviance. The Interactionist Perspective》, 뉴욕, 맥밀란, 1968, p.124-125.
11. 〈사회 구조의 습득, 언어학적이고 의미론적인 진보의 사회학을 향하여 L'acquisizione della struttura sociale. Verso una sociologia evolutiva del linguaggio e del significato〉,《이탈리아 사회학 잡지 Rassegna Italiana di Sociologia》, 9, 1968, p.211-258.
12. 〈사회 구조의 습득 The Acquisition of Social Structure〉, in J. 더글러스(감수),《일상 생활 이해 Understanding Everyday Life》, 시카고, 알딘, 1970.
13. 〈사회학 연구에서 다양성으로서의 언어 Language as a Variable in Social Research〉,《사회학의 초점 Sociological Focus》, 3(2), 1970, p.43-52.
14. 〈생성 의미론과 사회적 상호 작용의 구조 Generative Semantics and the Structure of Social Interaction〉,《국제 사회언어학의 날 International Days of Sociolinguistics》, 로마, 루이기 스투르초 협회, 1970.
15. 〈언어의 습득과 귀머거리 어린이의 교육 Language Acquisition and the Teaching of Deaf Children〉, R. 뵈즈, in C. 캐즈던, D. 하임스와 V. 존(감수),《언어의 기능 The Functions of Language》, 뉴욕, 티처스 컬리지 프레스, 1972, p.32-62.
16. 〈범죄와 책임의 속성 Delinquency and the Attribution of Responsibility〉, in J. 더글러스와 R. 스캇(감수),《탈선에 대한 이론적 전망 Theoretical Perspectives on Deviance》, 뉴욕, 베이직 북스, 1972.
17. 〈수화의 습득과 생성의미론 The Acquisition of Manual Sign Language and Generative Semanrics〉,《세미오티카 Semiotica》, 3, 1972, p.225-256.
18. 〈크로스 모델 의사소통. 사회언어학적 정보 과정의 상황적 재현 Cross-Model Communication. The Representational Context of Sociolinguistics Information Processing〉,《언어와 언어학 모노그래프 Language and Linguistics Monograph》, n° 25, 워싱턴, 조지타운대학, 1973, p.48-78.
19. 〈기술인류학 Ethnomethodology〉, in T. A. 시벅, A. S. 아브람슨, D. 하임스, H. 루벤스타인, E. E. 슈탄키비츠와 B. 스폴스키(감수),《언어학의 최근 경향

Current Trends in Linguistics》, 12, 라 에, 무통, 1974, p.1563-1605.
20. 《인지사회학, 사회적 상호 과정에 있어서 언어와 의미 Cognitive Sociology. Language and Meaning in Social Interaction》, 런던, 펭귄, 1973(또, 뉴욕, 프리 프레스, 1974); 프랑스어역, 《La sociologie cognitive》, 파리, 프랑스대학 출판사, 1979.
21. 〈몸짓 언어와 언어 외적 의사소통 방법 연구 Gestural Sign Language and the Study of Nonverbal Communication〉, 《사인 랭귀지 스터디 Sign Language Studies》, 4, 1974, p.35-76.
22. 〈인터뷰와 기억 Interviewing and Memory〉, in C. 체리(감수), 《인간 의사소통의 실용적 양상 Pragmatic Aspects of Human Communication》, 도르드레흐트, 라이델, 1974, p.51-82.
23. 《아르헨티나의 부(富)에 대한 연구 이론과 방법 Theory and Method in a Study of Argentine Fertility》, 뉴욕, 윌리 인터사이언스, 1974.
24. 《언어 사용과 교실의 성과 Language Use and Classroom Performance》, K. 제닝스, S. 제닝스, K. 라이터, R. 매케이, H. 미한과 D. 로스(감수), 뉴욕, 아카데미 프레스, 1974, p.300-349.
25. 〈의사 소통과 사회적 능력의 구어와 비-구어적인 재현 Oral and Non-Oral Representations of Communicative and Social Competence〉, in M. J. 베갑과 S. A. 리처드슨(감수), 《정신지체아와 사회. 사회과학 전망지 The Mentally Retarded and Society. A Social Science Perspective》, 볼티모어, 유니버시티 파크 프레스, 1975, p.229-244.
26. 〈담론과 텍스트, 사회 구조 연구에서 인지적이고 언어학적인 과정 Discourse and Text. Cognitive and Linguistic Processes in Studies of Social Structure〉, 《기호학 연구 노트 Versus Quaderni di Studi Semiotici》, 1975, p.33-84.
27. 〈재현과 의미, 그리고 귀머거리 어린이 연구 Representation and Meaning, and the Study of Deaf Children〉, in R. 헤어(감수), 《종신형, 언어의 사회적 역할의 양상 Life Sentences. Aspects of the Social Role of Language》, 뉴욕, 윌리, 1976, p.146-159.
28. 〈수화의 사회언어학적 양상 Sociolinguistic Aspects of Gestural Sign Language〉, in I. 슐레징거와 L. 나니르(감수), 《귀머거리 수화 연구의 최근 경향

Current Trends in Studies of the Sign Language of the Deaf》, 뉴욕, 아카데믹 프레스, 1977, p.271-313.
29. 〈해석과 요약, 어린이의 사회 구조 습득의 문제점 Interpection and Summarization. Issues in the Child's Acquisition of Social Structure〉, in J. 글릭과 A. 클라크-스튜어트(감수),《사회적이고 인지적인 개발 연구 Studies in Social and Cognitive Development》, 뉴욕, 가드너 프레스, 1977.
30. 〈담론, 자동 문법, 그리고 정보의 문맥화 과정 Discoures, Autonomous Grammars, and Contextualizad Processing of Information〉,《담론 분석 학회의 프로그램 Proceedings of the Conference of the Analysis of Discoures》, 함부르크, 헬무트 부스커 베를락, 1977, p.109-158.
31. 〈사회 연구의 인지-언어학적 양상 Cognitive-Linguistic Aspects of Social Research〉,《사회과학 연보 Sozialwissenschaftliche Annalen》, vol. 1, 1977, p.1-21.
32. 〈사회 구조의 인지적이고 언어학적인 양상 Cognitive and Linguistic Aspects of Social Structure〉,《인지적 관점에 대한 국제학회의 프로그램 Rroceedings of the International Workshop on the Cognitive Viewpoint》, 갠드대학, 1977년 3월, p.1-7.
33. 〈언어와 사회, 인지, 문화 언어 사용의 문화 그리고 언어학적 양상 Language and Society. Cognitive, Cultural and Linguistic Aspects of Language Use〉,《제12차 국제언어학회의 프로그램 Proceedings of the 12th International Congress of Linguistics》, 비엔나, 1977년 8월, p.25-58.
34. 〈언어와 사회, 인지, 문화 언어 사용의 문화 그리고 언어학적 양상〉,《사회과학 연보》, vol. 2, 1978, p.25-58.
35. 〈분야 연구. 더 강한 이론과 데이터 베이스의 통제 강화를 위한 필요 Field Research. The Need for Stronger Theory and More Control over the Data Base〉, in W. E. 슈미첵, M. K. 밀러와 E. R. 퍼만(감수),《이론과 연구에서 현재의 문제점, 메타-사회학의 전망 Contemporary Issues in Theory and Research. A Meta-Sociological Perspective》, 웨스트포트, 콘., 그린우드 프레스, 1979, p.161-176.
36. 〈언어와 사회적 상호 작용. 철학적이고 경험적인 해결책 Language and Social

Interaction. Philosophical and Empirical Issues〉,《사회학 연구지 *Sociological Inquiry*》, 50(3-4), 1980, p.1-30.
37. 〈담론 분석의 세 모델, 사회 구조의 역할 Three Models of Discoures Analysis. The Role of Social Structure〉,《담론 절차 *Discourse Processes*》, 33, 1980, p.101-132.
38. 헤이글-에버스(감수), 〈Regeln des Alltags Handelns: ein kognitiv linguistischer Ansatz〉, in A. Heigl-Evers,《*Die Psychologie des 20. Jahehunders*》, 취리히, 킨들러 페를락, 1980, p.405-412.
39. J. E. 그림스의 의사소통에 대한 지적들, 〈문맥 구조 패턴 Context Structure Patterns〉, 노벨 심포지움, 스톡홀름, 1980년 8월, S. 앨런에서 출판(감수),《텍스트 절차 *Text Processing*》, 스톡홀름, 암키스트와 위크젤, 1982, p.433-455.
40. 〈서술 인터뷰로부터 최근의 이야기를 구축하는 데 있어서의 실질적 문제 Pragmatic Issues in the Construction of Recent History from Narrative Interviews〉, in J. 페르슈런과 J. 블로마에르트(감수),《실용성의 가능성과 그 한계 *Possibilities and Limitations of Pragmatics*》, 암스테르담, 존 벤자민, 1981, p.105-121.
41. 〈언어와 의학 Language and Medicine〉, in C. A. 퍼거슨과 S. B. 히스(감수),《미국의 언어 *Language in the USA*》, 케임브리지, 매스, 케임브리지대학 출판사, 1981, p.407-429.
42. 〈사회적 상호 과정의 일상적인 이해에서 인지-언어 개념의 역할 Role of Cognitive-Linguistic Concepts in Understanding Everyday Social Interactions〉,《사회학 연보 *Annual Review of Sociology*》, 1981년 7, p.87-106.
43. 〈분석의 미시적인 층위와 거시적인 층위의 통합에 대한 지적 Notes on the Integration of Micro and Macro Levels of Analysis〉, in K. 크노르와 A. V. 시쿠렐(감수),《사회 이론과 방법론 연구, 미시-와 거시 사회학의 통합을 향해 *Advances in Social Theory and Methodology. Toward an Integration of Micro-and Macro-Sociologies*》, 런던, 루트리지와 케건 폴, 1981, p.50-80.
44. 〈두 문화 속에서 살기. 이민노동자들의 일상 세계 Living in Two Cultures. The Everyday World of Migrant Workers〉,《이민노동자의 아이들의 교육 문

제에 대한 베를린대학 학회의 프로그램 Proceedings of the Free University of Berlin Conference on Educational Problems of Children of Migrant Workers》, 파리, 유네스코, 1981.

45. 〈의료상 의사소통에서 믿음의 언어와 구조 Language and the Structure of Belief in Medical Communication〉,《언어학 연구 Studia Linguistica》, vol. 35, 1-2, 1981, p.71-85[이 책의 제II장]. 교정본과 증판본, in S. C. 피셔와 A. D. 토드(감수),《의사-환자의 의사소통의 사회적 조직 The Social Organization of Doctor-Patient Communication》, 워싱턴, D. C. 응용언어학센터, 1983, p.221-239.

46. 〈인터뷰, 보고서, 그리고 생태학적 효력 Interviews, Surveys, and Ecological Validity〉,《미국 사회학자 The American Sociologist》, 17, 1982, p.11-20.

47. 〈의료 조정에서의 언어와 믿음 Language and Belif in a Medical Setting〉, in H. 번스(감수),《언어에 대한 현대적 자각, 상호 학제간 연구 차원 Contemporary Perceptions of Language. Interdisciplinary Dimensions》, 조지타운, 조지타운대학 출판사, 1982, p.1-41.

48. 〈언어, 도식 이론, 그리고 의학적 결정의 틀짜기 Language, Schema Theory, and the Framing of a Medical Decision〉, in C. 빌리슬과 B. 쉴러(감수),《일상 생활 속에서의 지식, 재현에 대한 연구 Les Savoirs dans les pratiques quotidiennes. Recherches sur les représentations》, 파리, CNRS 출판사, 1984, p.117-137.

49. 〈보편적 개발, 계층화적 실천, 그리고 위상의 달성 Universal Development, Stratifying Practices, and Status Attainment〉, H. 미한, in R. V. 로빈손(감수),《사회 계층과 기동성 Research in Social Stratification and Mobility》, 콘, JAI 출판사, 1985, p.3-27.

50. 〈텍스트와 담론 Text and Discourse〉,《인류학 연보 Annual Review of Anthropology》, 14, 1985, p.159-185.

51. 〈추론과 진단: 의학에서 담론과 임상 이해의 역할 Raisonnement et diagnostic: le rôle du discours et de la compréhension clinique et médecine〉,《사회과학 연구지 Actes de la Recherche en sciences socials》, 60, 1985, p.79-89[이 책의 제III장].

52. 〈의사-환자의 담론 Doctor-Patient Discourse〉,《분석 담론 핸드북 Handbook of Discourse Analysis》, 4, 뉴욕, 아카데미 프레스, 1985, p.193-202.

53. 〈전문가 체계의 설정으로서의 사회적 측량 Social Measurement as the Creation of Expert Systems〉, in D. W. 피스커와 R. A. 슈비더(감수),《사회 과학에서의 메타 이론 Metatheory in social Science. Pluralisms and Subjectivities》, 1986, p.246-270.

54. 〈객관적 지식의 재생산, 의학적 결정에 있어서 상식적 추론 The Reproduction of Objective Knowledge, Common Sense Reasoning in Medical Decision Making〉, in G. 보옴과 N. 스티어(감수),《지식 사회 The Knowledge Society》, 도르드레흐트, 라이델, 1986, p.87-122.

55. 〈아롱 V. 시쿠렐과의 인터뷰 Intervista a Aaron V. Cicourel〉,《범죄 문제에 대한 법적이자, 사회역사적 관점. 범죄와 형벌에 대해 Dei Delitti et Delle Pene: Rivista di studi Sociali, Storici, Giuridici Sulla Questione Criminale》, 1, 1986, p.43-62.

56. 〈의사소통 상황에서 상호 침투, 의학적 실천에서 얻은 예들 The Interpenetration of Communicative Contexts. Examples from Medical Encounters〉,《사회심리학 계간지 Social Psychology Quarterly》, 50, 1987, p.217-226; A. 듀란티와 C. 굿윈 (감수),《상황의 재검토, 상호 현상으로서의 언어에서 재판 Rethinking Context. Language as an Interactive Phenomenon》, 케임브리지대학 출판사, 1992, p.291-310[이 책의 제IV장].

57. 〈의료 진단 추론의 인지적이고 조직적인 양상 Cognitive and Organizational Aspects of Medical Diagnostic Reasoning〉,《과정 담론 Discourse Processes》, 10, 1987, p.341-367.

58. 〈존 R. 설의 의향에 대한 글, 정신철학에 대한 에세이 Review Article on John R. Searle's Intentionality. An Essay in the Philosophy of Mind〉,《실천지 Journal of Pragmatics》, 11, 1987, p.641-660.

59. 〈담론 문제로서의 요청 Elicitation as a Problem of Discourse〉, in H. 폰 울리히 아몬, N. 디트마르와 K. J. 마타이어(감수),《사회언어학, 언어과학과 사회의 국제 핸드북 Sociolinguistics. An International Handbook of the Science of Language and Society》, 베를린, 월터 드 그뤼터, 1988, p.903-910

[이 책의 제I장].

60. 〈담론 외 사회의 재충전. 몇 이론적이고 방법론적인 제안 Recreating Society Out of Discourse. Some Theoretical and Methodological Suggestions〉, in A. 그림쇼(감수), 《담론에 대한 상호 학제간 전문, 자연스럽게 일어나는 대화에 대한 병렬적 연구 *Interdisciplinary Perspectives on Discourse. Parallel Studies of a Naturally Occurring Conversation*》, 노우드, N. J. 아블렉스, 1989, p.61-94.

61. 〈협력 의학 진단에서 배분된 지식의 통합 The Integration of Distributed Knowledge in Collaborative Medical Diagnosis〉, in J. 게일거, R. 크라우트와 C. 에지도(감수), 《지성적인 팀워크, 협력 작업의 기술적이고 사회적인 기반 *Intellectual Teamwork. The Social and Technological Foundation of Cooperative Work*》, 힐스데일, N. J. 로렌스 에를봄 합작 출판사, 1990, p.221-242[이 책의 제V장].

62. 〈의미론, 실용주의와 상황적인 의미 Semantics, Pragmatics, and Situated Meaning〉, in J. 페르슈렌(감수), 《토론중인 실용주의 *Pragmatics at Issue*》, 암스테르담, 존 벤자민스, 1991, p.37-66.

63. 〈아비투스의 개발과 성인의 양상 Development and Adult Aspects of Habitus〉, in G. 거바우어와 C. 울프(감수), 《프락시스와 미학. 피에르 부르디외의 사상에 대한 새로운 전망 *Praxis und Aesthetik. Neue Perspektiven in Pierre Bourdieus Denken*》, 프랑크푸르트, 수어캄프, 1992, p.148-173.

64. 〈구조의 양상과 지식 이론의 과정 Aspects of Structural and Processual Theories of Knowledge〉, in C. 칼훈, E. 리푸마와 M. 포스톤(감수), 《부르디외. 비판적인 독자 *Bourdieu. A Critical Reader*》, 런던, 폴리티 프레스, 1993, p.89-115.

65. 〈전문가-초보자의 진단 추론에서 차이를 끌어내기 위한 원천으로서의 의학 언어 Medical Speech Events as Resources for Inferring Differences in Expert-Novice Diagnostic Reasoning〉, in U. M. 케스토프(감수), 《의사소통의 구어 양상 *Aspects of Oral Communication*》, 베를린, 월터 드 그뤼터, 1995, p.364-387[이 책의 제VI장].

66. 〈사회적 인지와 전문성의 층위. 소아과 진찰센터에서의 문제 해결 Cognition

sociale et niveaux d'expertise. La résolution de problèms dans un centre de consultation pédiatrique〉, in I. 조셉과 G. 자노(감수), 《대중의 직업. 에이전트의 능력과 사용자의 공간 Métiers du public. Les compétences de l'agent et l'espace de l'usager》, 파리, CNRS 출판사, 1995, p.19-39.

67. 〈생태학적 효력과 '흰 방 효과,' 어린이의 서술에서 끌어낸 실용 분석 모델에서 인지적이고 문화적인 모델의 상호 작용 Ecological validity and 'white room effects.' The interaction of cognitive and cultural models in the pragmatic analysis of elicited narratives from children〉, 《실용주의와 인지 Pragmatics and Cognition》, vol. 4(2), 1996, p.221-264.

68. 〈보건센터의 문화 인지 모델의 상호 작용 The Interaction of Cognitive and Cultural Models on Health Care Delivery〉, in S. 사랑기와 C. 로버츠(감수), 《작업과 관련된 상황에서의 의사소통. 말, 일, 그리고 제도적 삶 Communication in Work Related Contexts. Talk, Work, and Institutional Life》, 베를린, 무통 드 그뤼터, 1999, p.183-224.

69. 〈전문가 Expert〉, in A. 듀란티(감수), 《언어와 문화에서의 핵심 개념 Key Terms in Language and Culture》, 옥스퍼드, 블랙웰, 2001, p.67-70.

70. 〈작업장에서 진행중인 관료주의적 정보와 의학적 추론의 진단을 유형화하기 위해 고려해야 할 것은 무엇인가 What counts as data for modeling medical diagnostic reasoning and bureaucratic information processing in the workplace〉, 《인텔렉티카, 인지 연구를 위한 협회 리뷰 Intellectica. Reuve de l'Association pour la recherche cognitive》, 30, 2000, p.115-149.

참고 문헌

ALTMANN, J., 〈행동 관찰 연구. 샘플 추출 방법 Observational Study of Behavior. Sampling Methods〉, 《행동 Behavior》, vol. 48. 1974.

ANDERSON, R. H., 《개인 인지 도식 Schemas in Person Cognition》, 수사본.

AUER, P., 〈구어 의사소통 분석에서의 기술인류학적 방법. 언어학자를 위한 몇 가지 제안 Ethnographic Methods in the Analysis of Oral Communication. Some Suggestions for Linguists〉, in U. QUASTHOFF(감수), 《구어 대화체의 양상 Aspects of Oral Communication》, 베를린, 월터 드 그뤼터, 1995.

AUSTIN, J. L., 《철학 논문 Philosophical Papers》, 옥스퍼드, 클래런던 프레스, 1961.

―― 《말은 행위이다 How to do Things with Words》, 케임브리지, 매스, 하버드대학 출판사, 1975.(원본: 옥스퍼드, 옥스퍼드대학 출판사, 1962) 프랑스어역 《Quand dire, c'est faire》, 파리, 쇠이유 출판사, 1979.

BAUMAN, R.과 SHERZER, J.(감수), 《대화의 기술인류학적 탐험 Explorations in the Ethnography of Speaking》, 케임브리지, 케임브리지대학 출판사, 1974.

BLOIS, M. S., 《정보와 의학, 임상적 절차의 위계적 관점 Information and Medicine. A Hierarchical View of Clinical Processes》, 버클리, 캘리포니아대학 출판사, 1984.

BLOOR, D., 〈다면체와 레위기의 혐오 Polyhedre and the Abominations of Leviticus〉, 《영국 과학의 역사 저널 British Journal for the History of Science》, vol. 11, n° 39, 1978.

BOBROW, D. G.와 NORMAN, D. A., 〈기억 개요의 몇 가지 원칙 Some Principles of Memory Schemata〉, in D. G. BOBROW와 A. M. COLLINS(감수), 《재현과 이해 Representation and Understanding》, 뉴욕, 아카데믹 프레스, 1975.

BOSK, C. L., 《용서와 기억, 의료 실수의 취급 Forgive and Remember. Managing Medical Failure》, 시카고, 시카고대학 출판사, 1979.

BOURDIEU, P. 《실천 이론 초고 Esquisse d'une théorie de la pratique》, 제네바,

드로즈, 1972, 쇠이유 출판사, 〈푸앵 에세 Points Essais〉, 2000.

──〈과학 분야의 특수성 The Specificity of the Scientific Field〉, in C. LEMERT(감수),《프랑스 사회학 French Sociology》, 케임브리지, 케임브리지대학 출판사, 1981. 원본:〈과학 분야의 특수성과 이성의 발달에 따른 사회 조건들 La spécificité du champ scientifique et les conditions sociales du progrès de la raison〉,《사회학과 사회》, Vol.7 n° 1, 1975, p.91-118.

BRIGGS, Ch. L.,〈질문하는 법 배우기. 원어민의 의사소통 외적 기능과 현장 작업의 무능력 Learning how to ask. Native Metacommunicative Competence and the Incompetence of Fieldworkers〉,《사회 속의 언어 Language in Society》, n° 13, 1984.

BRONFENBRENNER, U.,《인간 개발의 생태학. 자연과 디자인을 통한 경험 The Ecology of Human Development. Experiments by Nature and Design》, 케임브리지, 매스., 하버드대학 출판사, 1979.

BROWN, G.와 YULE G.,《담론 분석 Discourse Analysis》, 케임브리지, 케임브리지대학 출판사, 1983.

BROWN, R.,《최초의 언어, 초기 단계 A First Language. The Early Stages》, 케임브리지, 매스., 하버드대학 출판사, 1973.

BRUNSWIK, E.,《심리학 개념 틀 The Conceptual Framework of Psychology》, 시카고, 시카고대학 출판사, 1955.

CHANDRASEKARAN, B.,〈배분된 문제 해결을 위한 사회적이고 자연적인 은유 체계 Natural and Social System Metaphors for Distributed Problem solving. Introduction to the Issue〉,《IEEE 시스템 거래, 인간과 자동 제어 IEEE Transactions on Systems, Man and Cybernetics》, vol. SMC, 11, 1981.

CICOUREL, A. V., KITSUSE J. I.,《교육적인 의사 결정자 The Educational Decision-Makers》, 뉴욕, 봅스-메릴, 1963.

CICOUREL, A. V.,《사회학의 방법과 측정 Method and Measurement in Sociology》, 뉴욕, 프리 프레스, 1964.

──《청소년 형사법을 다루는 사회 기관 The Social Organzition of Juvenile Justive》, 뉴욕, 윌리, 1968.

──〈인터뷰와 기억 Interviewing and Memory〉, in C. CHERRY(감수),《인간 의

사소통의 실용적 양상 *Pragmatic Aspects of Human Communication*》, 도르드레흐트, 라이델, 1974.

―― 〈담론과 텍스트, 사회 구조 연구에서 인지적이고 언어학적인 과정 Discourse and Text: Cognitive and Linguistic Processes in Studies of Social Structure〉, 《기호학 연구 노트 *Versus Quaderni di Studi Semiotici*》, 1975.

―― 〈담론 분석의 세 모델, 사회 구조의 역할 Three Models of Discourse Analysis. The Role of Social Structure〉, 《담론 절차 *Dicsourse Processes*》, n° 3, 1980.

―― 〈의료상 의사소통에서 믿음의 언어와 구조 Language and the Structure of Belif in Medical Communication〉, 《언어학 연구 *Studia Linguistica*》, vol. 35, n° 1-2, 1981.

―― 〈의료 조정에서의 언어와 믿음 Language and Belif in a Medical Setting〉, in H. BURNES(감수), 《언어에 대한 현대적 자각, 상호 학제간 연구 차원 *Contemporary Perceptions of Language. Interdisciplinary Dimensions*》, 조지타운, 조지타운대학 출판사, 1982.

―― 〈객관적 지식의 재생산, 의학적 결정에 있어서 상식적 추론 The Reproduction of Objective Knowledge. Common Sense Reasoning in Medical Decision Making〉, in G. BOHME과 N. STEHR(감수), 《지식 사회 *The Knowledge Society*》, 도르드레흐트, 라이델, 1986.

―― 〈인지와 의학 진단 추론의 조직 양상 Cognitive and Organzational Aspects of Medical Diagnostic Reasoning〉, 《담론 절차 *Discourse Processes*》, 10, 1987.

CLANCEY, W. J., 〈규칙을 기반으로 하는 전문가 체계의 인식론 설명을 위한 틀 The Epistemology of a Rule-Based Expert System A Framework for Explanation〉, 《인공 지능 *Artificial Intelligence*》, 20, 1983.

COLE, M., HOOD, L.과 MCDERMOTT, R. P., 〈생태학적 벽감 채집. 경험론적 인지심리학 공리로서의 생태학적 효력 Ecological Niche Picking. Ecological Invalidity as an Axiom of Experimental Cognitive Psychology〉, 인간 인지 비교 실험실, 캘리포니아대학, 샌디에이고와 록펠러 대학, 1978.

COLLINS, H. M., 〈일곱 개의 성. 물리학 실험의 복제 현상의 사회학 연구 The Seven Sexes. A Study in the Sociology of a Phenomenon or the Replication of

Experiments in Physics〉,《사회학 Sociology》, 9, 1975.

D'ANDRADE, R. G., 〈인지의 문화적인 부분 The Cultural Part of Cognition〉,《인지과학 Cognitive》, 5, 1981.

―― 〈문화적인 바탕의 추론 Culturally Based Reasoning〉, in D. ROGERS와 A. GELLATLY(감수),《인지와 사회적인 세계 Cognition and Social Worlds》, 옥스퍼드 대학 출판사, 1989.

―― 〈문화적 인지 Cultural Cognition〉, in POSNER(감수),《인지과학의 기초 Foundations of Cognitive Science》, 케임브리지, 매스., MIT 출판사, 1990.

DUDA, R. O., SHORTLIFFE, E. H., 〈전문가 체계 연구 Expert Systems Research〉,《과학 Science》, 220, 1983.

DURANTI, S. 대화 조직,《화자와 청자 사이의 상호 작용 Conversational Organization. Interaction between Speakers and Hearers》, 뉴욕, 아카데믹 출판사, 1981.

―― 〈말하기의 기술인류학. 프락시스의 언어학을 향해 Ethnography of Speaking. Toward a Linguistic of the Praxis〉, in F. J. NIEMEYER(감수),《언어학. 케임브리지 조사 Linguistics. The Cambridge Survey》, vol. 4,《언어, 사회-문화적 상황 Language, the Socio-Cultural Context》, 케임브리지, 케임브리지대학 출판사, 1988.

ELSTEIN, A. S., SCHULMAN, L. S.와 SPRAFKA, S. A.,《의학적 문제의 해결. 임상적 추론의 분석 Medical Problem Solving. An Analysis of Clinical Reasoning》, 케임브리지, 매스, 하버드대학 출판사, 1978.

FAUCONNIER, G.,《정신적 공간 Espaces mentaux》, 파리, 미뉘 출판사, 1984.

FEIGENBAUM, E. A. 〈인공 지능의 예술, 지식 엔지니어링의 주제와 케이스 연구 The Art of Artificial Intelligence. Themes and Case Studies of Knowledge Engineering〉,《인공 지능에 대한 제15차 국제학회의 프로그램 Proceedings of the Fifth International Joint Conference on Artificial Intelligence》, 피츠버그, Pa., 컴퓨터 과학 분야, 카네기멜론대학, 1977.

FEINSTEIN, A., 〈진단적 추론 분석 An Analysis of Diagnostic Reasoning〉,《예일대학 생물학과 의학 저널 Yale Journal of Biology and medicine》, 46, 1973과 47, 1974.

FREIDSON, E.,《직업상의 지배. 메디컬 케어의 사회 구조 Professional Dominance. The Social Structure of Medical Care》, 뉴욕, 애서톤, 1970a.

──《의료계의 직업. 응용 지식에 대한 사회학 연구 Profession of Medicine. A Study of the Sociology of Applied Knowledge》, 뉴욕, 도드와 미드, 1970b: 프랑스어역《La Profession médicale》, 파리, 페이요, 1984.

GIBSON, J. J.,《시각적 인식을 향한 생태학적 접근 The Ecological Approach to Visual Perception》, 보스턴, 호턴 미플랭, 1979.

GOFFMAN, 어빙,《일상 생활에서의 자기의 제시 The Presentation of Self in Everyday Life》, 가든 시티, 뉴욕, 더블데이, 1959; 프랑스어역,《La Mise en scène de la vie quotidienne》, t. I,《La Présentation de soi》, 파리, 미뉘 출판사, 1973.

──《공적인 장소에서의 행동. 집결의 사회적 조직에 대한 노트 Behavior in Public Places. Notes on the Social Organization of Gatherings》, 글랭코, Ⅲ, 프리 프레스, 1963.

──《공중 속에서의 관계. 공공질서에 대한 미시적 연구 Relations in Public. Microstudies of the Public Order》, 베이직 북스, 1971: 프랑스어역,《La Mise en scène de la vie quotidienne》, t. Ⅱ,《Les Relations en public》, 파리, 미뉘 출판사, 1974.

GOMEZ, F.와 CHANDRASEKARAN, B.,〈지식의 구조와 의학적 진단의 배분 Knowledge Organization and Distribution for Medical Diagnosis〉,《IEEE 시스템 거래, 인간과 자동 제어》, vol. SMC, 11, 1981.

GRANOVETTER, M.,〈약한 관계의 위력 The Strength of Weak Ties〉,《미국 사회학 저널 American Journal of Sociology》, 78, 1972, 프랑스어역.,〈La force des liens faibles〉, in《예전의 시장, 경제학 망 Le Marché autrement. Les réseaux dans l'économie》, 파리, 데스클레 드 부루이에, 2000.

──《일자리 얻기 Getting a Job》, 케임브리지, 매스, 하버드대학 출판사, 1974.

──〈네트워크 샘플링 Network Sampling〉,《미국 사회학 저널》, 81, 1976.

──〈약한 관계의 위력. 다시 찾아본 네트워크 이론 The Strength of Weak Ties. A Network Theory revisited〉, in R. COLLINS(감수),《사회학 이론 Sociological Theory》, 샌프란시스코, 조지-바스, 1983.

GRICE, H. P.,〈논리와 대화 Logic and Conversation〉, in P. COLE과 J. L. MORGAN(감수),《통사와 의미론. 언사 행위 Syntax and Semantics. Speech Acts》, vol.

3, 뉴욕, 아카데믹 프레스, 1975; 프랑스어역, 〈Logique et conversation〉, 《커뮤니케이션 Communications》, n° 30, 1979.

GRIMES, J. E., 〈문맥 구조 패턴 Context Structure Patterns〉, in S. ALLEN(감수), 《텍스트 과정. 노벨 심포지엄의 프로그램 Text Processing. Proceedings from the Nobel Symposium》, 스톡홀름, 암키스트와 윅셀, 1982.

GUMPERZ, J. J., 《담론 전략: 국제 의사소통 사회언어학 Discourse Strategies. The Sociolinguistics of Interpersonal Communication》, 케임브리지, 케임브리지대학 출판사, 1982.

GUMPERZ, J. J.와 HYMES, D.(감수), 《사회언어학 방향. 의사소통의 기술인류학 Directions in Sociolinguistics. The Ethnography of Communication》, 뉴욕, 홀트, 라인하트와 윈스턴, 1972.

HARRAH, D., 〈문제의 논리와 그 교육 과학과의 관련성 The Logic of Questions and its Relevance to Instructional Science〉, 《교육과학 Instructional Science》, n° 1, 1973.

HERITAGE, J., 〈대화 분석, 방법론적 양상 Converstion Analysis. Methodological Aspects〉, in U. M. QUASTHOFF(감수), 《구어 의사소통의 양상 Aspects of Oral Communication》, 베를린, 월터 드 그뤼터, 1995.

HUTCHINS, E., 《분배된 인지의 사회적 조직 The Social Organization of Distributed Cognition》, 출판되지 않은 수사본, 샌디에이고, 캘리포니아대학, 1985.

—— 〈적응을 통한 조직 업무 Organizing Work by Adaptation〉, 이 수사본의 한 부분은 《조직적 학습을 주제로 한 학회 Organizational Learning》를 위해 준비되었다. 1989년 5월 18-20, 카네기멜론대학, 1989.

—— 〈팀 네비게이션의 기술 The Technology of Team Navigation〉, in J. GALEGHER, R. KRAUT와 C. EGIDO(감수), 《지적인 팀워크. 협력 작업의 사회적 그리고 기술적 바탕 Intellectual Teamwotk. Social and Technical Bases of Collaborative Work》, 힐스달, N. J., 로렌스 얼바움 합작 출판사, 1990.

HYMES, D., 《사회언어학 기반. 기술인류학 방법 Foundations in Sociolinguistics. An Ethnographic Approach》, 필라델피아, 펜실베이니아대학 출판사, 1974.

JONES, L. K., 《영어 설명 담론의 주제 Theme in English Expository Discourse》, 레이크 블러프, III., 주피터 프레스, 1977.

KAHNEMAN, D.와 MILLER, D. T., 〈양자택일의 비교현실 Comparing Reality to its Alternatives〉,《심리학 리뷰 Psychological Review》, 93, 1986.

KAHNEMAN, D., SLOVIC, P.와 TVERSKY, A,《불확실성 하의 판단. 발견과 바이어스 Judgment under Uncertainty. Heuristics and Biases》, 케임브리지, 케임브리지 대학, 1982.

KINTSCH, W.와 VAN DIJK, T. A., 〈이해 담론과 생산 모델을 향해 Toward a Model of Discourse Comprehension and Production〉,《심리학 리뷰》, n° 85, 1978.

KLEINMUNTZ, B., 〈심리학과 의학에서 임상적 판단에 대한 과학적 연구 The Scientific Study of Clinical Judgment in Psychology and Medicine〉, in H. R. ARKES와 K. R. HAMMOND(감수),《판단과 결정. 학제간 연구의 독자 Judgment and Decision Making. An Interdisplinary Reader》, 케임브리지, 케임브리지대학 출판사, 1986.

KNORR-CETINA, K. D.,《지식의 수공업. 과학의 환경적 성격과 구성주의 에세이 The Manufacture of Knowledge. An Essay on the Constructivist and Contextual Nature of Science》, 옥스퍼드, 페르가몬, 1981.

KREBS, J. R.와 DAVIES, N. B.,《행동주의 생태학 개론 An Introduction to Behavioural Ecology》, 런던과 보스턴, 블랙웰 과학 출판사, 1987.

LABOV, W.와 FANSHEL, D.,《치료 담론. 대화 심리 치료 Therapeutic Discourse. Psychotherapy as Conversation》, 뉴욕, 1977.

LATOUR, B., WOOLGAR, S.,《실험실 생활. 과학적 사실의 사회적 구조 Laboratory Life. The Social Construction of Scientific Facts》, 베버리힐스, 사주, 1979.

LEVINSON, St. C.,《화용론 Pragmatics》, 케임브리지, 케임브리지대학 출판사, 1983.

LOFTUS, E.,《목격자의 증언 Eyewitness Testimony》, 케임브리지, 케임브리지대학 출판사, 1979.

MCCLELLAND, J. L.과 RUMELHART, D. E. 〈글자 인식의 상호 활동과 문맥의 효과. 1파트. 기본적 발견 계정 An Interactive Activation of Context Effects in Letter Perception. Part 1. An Account of Basic Findings〉,《심리학 리뷰》, n° 88, 1981.

MEHAN, H.,《습득 수업. 교실 내 사회 조직 Learning Lessons. Social Organiza-

tion in the Classroom》, 케임브리지, 케임브리지대학 출판사, 1979.

MULKAY, M. J., 〈과학 개발의 세 가지 모델 Three Models of Scientific Development〉, 《사회학 리뷰》, 23, 1975.

NEWPORT, E., 〈엄마의 말: 아이에게 하는 엄마의 말 Motherese: the Speech of Mothers to Young Children〉, in N. CASTELLAN, D. PISONI와 G. POTTS(감수), 《인지 이론 *Cognitive Theory*》, vol. 2, 힐스달, N. J., 로렌스 얼바움 합작 출판사, 1976.

NISBET, R. E.와 WILSON, T. D., 〈알고 있는 것보다 더 많이 이야기하는 것: 정신 과정에 대한 구술 보고서 Telling more than we can know: Verbal Reports on Mental Processes〉, 《심리학 리뷰》, n° 184, 1977.

NORMAN, D. A., 〈지식 기억과 질문에 대답 Memory Knowledge and the Answering of Questions〉, in R. SOLSO(감수), 《인지심리학에 대한 로욜라 심포지엄 *The Loyola Symposium on Cognitive Psychology*》, 워싱턴, 1973.

────《인간 실수에 관해서: 오진에 대한 강조와 오진 발견에 대한 실패 *On Human Error: With Emphasis on Misdiagnosis and Failure to detect the Misdiagmosis*》, 수사본.

NUNBERG, G., 《지시 대상의 화용론 *Pragmatics of Reference*》, Ph. D. 논문, 뉴욕시티대학, 1978.

OCHS, E.와 SCHIEFFELIN, B. B., 〈언어 습득과 사회화 과정 Language Acquisition and Socialization〉, in R. A. Shwede와 R. A. LEVINE(감수), 《문화 이론. 정신에 대하여, 자아와 정서 *Culture Theory. Essays on Mind, Self and Emotion*》, 케임브리지, 케임브리지대학 출판사, 1984.

OCHS, E., 〈이론으로서의 기록 Transcription as Theory〉, in E. OCHS와 B. B. SCHIEFFELIN(감수), 《발달화용론 *Developmental Pragmatics*》. 뉴욕, 아카데믹 프레스, 1979.

────《문화와 언어 개발. 사모아 마을에서의 언어의 습득과 언어 사회화 과정 *Culture and Language Development. Language Acquisition and Language Socialization in a Samoan Village*》, 케임브리지, 케임브리지대학 출판사, 1988.

POLANYI, M. 《개인의 지식 *Personal Knowledge*》, 시카고, 시카고대학 출판사, 1958.

RUMELHART, D. E.와 ORTONY, A., 〈기억에서 지식의 재현 The Representation of Knowledge in Memory〉, in J. R. ANDERSON, R. J. SPIRO와 W. E. MONTAGUE(감수), 《학업과 지식의 습득 Schooling and the Acquisition of Knowledge》, 뉴욕, 1977.

RUMELHART, D. E.와 NORMAN, D. A., 〈습득에서의 유추 과정 Analogical Processes in Learning〉, in J. R. ANDERSON(감수), 《인지 능력과 그 습득 Cognitive Skills and their Acquisition》, 뉴저지, 1981.

RUMELHART, D. E. 외, 〈PDP 모델에서 분절적 사유의 과정과 개요 Schemata and Sequential Thought Processes in PDP Models〉, in J. L. MCCLELLAND, D. E. RUMELHART와 PDP 연구 그룹, 《병렬적 배분 과정: 인지의 미시 구조로의 탐험 Parallel Distributed Processing: Explorations in the Microstructures of Cognition》, vol. 2, 《심리학적이고 생물학적인 유형 Psychological and Biological Models》, 케임브리지, 매스, MIT 출판사, 1986.

RUMELHART, D. E., 〈이해의 이해 Understanding understanding〉, 수사본 의사 소통.

SACKS, H., SCHEGLOFF, E. A.와 JEFFERSON, G., 〈대화의 차례의 조직을 위한 가장 단순한 체계 A Simplest Systematics for the Organization of Turn-Taking for Conversation〉, 《랭귀지 Language》, 50, 1974.

SCHEGLOFF, E. A., 〈미시와 거시 사이. 상황과 다른 연결 Between Macro and Micro. Contexts and Other Connexions〉, in J. ALEXANDER, B. GIESEN, R. MÜNCH 와 N. SMELSER(감수), 《미시와 거시의 연결 The Micro-Macro Link》, 버클리, 캘리포니아대학 출판사, 1987.

SCHIEFFELIN, B. B., 《일상 생활에서의 기브 앤 테이크. 칼루리의 언어 사회화 과정 The Give and Take of Everyday Life. Language Socialization among the Kaluli》, 케임브리지, 케임브리지대학 출판사, 1990.

SHORTLIFFE, E. H., 《컴퓨터 베이스 진찰: MYCIN Computer-based Medical Consultations: MYCIN》, 뉴욕, 엘스비어, 1976.

SCHÜTZ, A., 〈복수적인 현실에 대하여 On Multiple Realities〉, 《철학과 현상학적 연구 Philosophy and Phenomenological Research》, n° 5, 1945.

—— 〈상식과 인간 행위의 과학적 해설 Common-sense and Scientific Interpretation of Human Action〉, 《철학과 현상학적 연구》, n° 14, 1953.

──── 《수집된 서류 Collected Papers》, Ⅱ, 《사회학 이론 연구 Studies in Social Theory》, 라 에, 니조프, 1964.

SEARLE, J. R., 《언사 행위 Speech Acts》, 런던과 뉴욕, 케임브리지대학 출판사, 1969; 프랑스어역, 《Les Actes de langage》, 파리, 에르만, 1972.

SEARLE, J. R., COLE, P.과 MORGAN, J. L.(감수), 《간접 언사 행위 Indirect Speech Acts》, 아카데믹 프레스, 1975.

SHATZ, M.과 GELMAN, R., 〈의사소통 기능의 개발. 청자의 기능으로서 어린아이의 발화에서의 변화 The Development of Communication Skills. Modifications in the Speech of Young Children as a Function of Listener〉, 《어린이의 개발 연구를 위한 사회의 모노그래프 Monographs of the Society for Research in Child Development》, 시카고, 시카고대학 출판사, n° 38, 1973.

SILVERSTEIN, M., 〈언어 구조와 언어학 이념 Language Structure and Linguistic Ideology〉, in P. R. CLYNE, W. HANKS와 C. L. HOFBAUER(감수), 《요소들: 언어학 단위와 수준의 유사 회의 The Elements: a Parasession on Linguistics Units and Levels》, 시카고, 1979.

──── 〈의식의 한계 The Limits of Awareness〉, 《사회언어학적 작업 서류 Sociolinguistic Working Papers》, n° 84, 오스틴, 텍사스, 1981.

SMITH, R. G.와 DAVIS, R., 〈문제 해결에 배분된 협조 틀 Frameworks for Cooperation in Distributed Problem Solving〉, 《IEEE 시스템 거래, 인간과 자동 제어》, vol. SMC, 11, 1981. p.61-70.

SZOLOVITZ P.(감수), 《의학에서의 인공 지능 Artificial Intelligence in Medicine》, 불더, Col. 웨스트뷰 프레스, 1982.

TANNEN, D.와 WALLAT, C., 〈소아과에서 의사/어머니의 상호 작용의 분석 Doctor/Mother Analysis of a Pediatric Interaction〉 in S. FISHER와 A. D. TODD(감수), 《의사-환자의 의사소통의 사회적 조직 The Social Organization of Doctor-Patient Communication》, 워싱턴, D. C., 응용언어학센터, 1983.

TVERSKY, A.와 KAHNEMAN, D., 〈불확실성 하의 판단. 발견과 바이어스 Judgment under Uncertainty. Heuristics and Biases〉, 《과학》, 185, 1974.

VAN DIJK, T. A., 《문법 텍스트의 어떤 양상 Some Aspects of Text Grammars》, 라 에, 무통, 1972.

VERSKY, A.와 KAHNEMAN, D., 〈결정의 틀잡기와 선택의 합리성 The Framing of Decisions and the Rationality of Choice〉, 《과학》, n° 211, 1981.

WEBER, M., 《경제와 사회. 해석사회학의 개략 Economy and Society. An Outline of Interpretive Sociology》, 3 vol.(G. ROTH와 C. W. WITTICH의 감독), 뉴욕, 베드민스터 프레스, 1986.

WESSON, R., HAYES-ROTH, F., BURGE, J. W., STASZ, C.와 SUNSHINE, C. A., 〈배분된 평가 상황을 위한 네트워크 구조 Network Structures for Distributed Situation Assessment〉, 《IEEE 시스템 거래, 인간과 자동 제어》, vol. SMC, 11, 1981.

WASON, P., JOHNSON-LAIRD, P. N., 《추론의 심리학: 구조와 내용 Psychology of Reasoning: Structure and Content》, 케임브리지, 매스., 하버드대학 출판사, 1972.

WINOGRAD, T., 〈재현의 틀과 선언 절차 논쟁 Frame Representations and the Declarative Procedural Controversy〉, in D. G. BOBROW와 A. M. COLLINS(감수), 《재현과 이해: 인지과학 연구 Representation and Understanding: Studies in Cognitive Science》, 뉴욕, 아카데믹 프레스, 1975.

WITTGENSTEIN, L., 《철학 조사 Philosophical Investigations》, 옥스퍼드, 블랙웰, 1953.

역자 후기

한 지인이 천성적으로 예민한 성격이 원인이 되어, 또 개인적으로 불행한 사건을 연달아 겪은 후 심한 우울증에 빠져 병원에 입원해야 할 지경에 이른 일이 있다. 이후 그는 직장 생활을 계속하기 위해 정기적으로 의사의 진찰을 받아야 했는데 이때 그가 받은 처방전은 그의 병과는 상관이 없는 것이었고, 그는 장장 5년 동안이나 체중 증가와 무기력증, 시도 때도 없이 쏟아지는 졸음의 고통을 감내하며 그 처방을 따라야 했다. 5년이 지난 후 우연한 기회에 그가 복용하였던 약이 자신의 병과는 하등 상관이 없는 처방의 결과였다는 것을 알게 된 그는 화를 내기보다는 오히려 허탈해졌다는 마음을 내게 고백한 일이 있다. 현재는 건강한 삶을 영위하는 그는 내가 이 책을 번역한다고 하자 꼭 필요한 좋은 책이며, 한국의 독자들에게도 번역이 되면 아주 유익할 것이라며 나를 격려한 바 있다.

사실 우리는 살아가면서 주변에서 이런 일을 수도 없이 목격하게 된다. 또한 이런 어처구니없는 일을 겪은 후에도 누구도 탓할 사람이 없음에 경악하기도 한다. 이 책은 오진과 잘못된 처방을 부르는 의사와 환자 간의 몰이해를 매우 과학적인 방법으로 분석하고 있다. 몇 개의 임상례를 되풀이하여 해석해 나가는 동안 우리는 의사의 오진에 관여하는 수많은 요인들을 구체적으로 발견하게 된다.

의사와 환자의 의사소통은 병원이라는 지역 환경 요인에 의해 결정된다. 병원에서 일어나는 모든 종류의 의사 교환은 지극히 제도화된 담론에 기초하고 있다. 이들의 의사소통에 영향을 주는 요소로는 의사 환자 양쪽의 사회적 지위·성별·인종 등의 지역생태학적 요소들로, 그것들이 원인이 되어 정보를 숨기거나 질문에 대답하지 않거나 하는 의료적 의사소통의 부정적인 결과를 초래하는 경우가 생길 수 있다. 의사는 환자들이 자신의 질병의 중요한 부분을 숨기고 있다거나 처방을 제대로 따르지 않음으로써 스스로 위험을 자초하고 있다고 느낄 수 있고, 반면 환자는 자신의 건강 상태나 처방의 적합한 원인에 대해 의사가 충분한 설명을 해주지 않고 있다고 믿을 수 있다. 환자는 의사가 말하는 추상적이고 상징적인 구조의 개념어들에 마주할 때 자신의 경험을 바탕으로 이해하려는 심리 기재를 끌어들이는데, 시쿠렐은 이것을 믿음이라고 한다. 이 믿음 또한 환자와 의사 간의 의사소통에 커다란 장애물이 될 수 있다. 본문의 예에서, 의사의 수 차례에 걸친 설명에도 불구하고 한 여자 환자는 끝까지 자신의 믿음(현실에서 벗어난)을 고집한다.

시쿠렐은 책 전체를 통해 지역적 환경을 무시한 대화 분석은 있을 수 없다는 사실을 여러 번에 걸쳐 강조한다. 사회언어학자는 어떤 환경을 연구할지라도 그 환경이 속한 상황에 대한 충분한 연구와 고찰을 통해서만 원하는 결과를 얻을 수 있다는 매우 엄정한 경험론적 방법론만이——피에르 부르디외와 이브 윈킨스가 서문에서 밝힌 것처럼——진정한 과학 발전을 위한 토대가 되지 않을까 생각해 본다.

본서는 작년에 타계한 피에르 부르디외의 적극적인 추천으로 동문선 출판사에서 번역·출판하게 되었다. 힘든 인문학 출판계 사정에도 불구하고 좋은 책을 낸다는 자부심으로 묵묵히 일하시며 서툰 번역자에게 변함없는 응원과 신뢰를 아끼지 않으시는 동문선 출판사의 신성대 사장님과 좋은 책을 만들고자 밤낮없이 작업하시는 한인숙 주간님 이하 편집실 식구들에게 깊은 감사를 드린다.

2003년 8월 서민원

색 인

가펑클 Garfinkel, Harold   10,16,17,18,19
게일거 Galegher, J.   181,198
겔만 Gelman, R.   235
고메즈 Gomez, F.   169
고프먼 Goffman, Erving   17,18,44,139
굼페르츠 Gumperz, J.   213
굿윈 Goodwin, Charles   162,213
그라이스 Grice, H. Paul   35,36,37,38,57,58,
   64
그래노베터 Granovetter, M.   172
그림스 Grimes, J. E.   75
기브슨 Gibson, J. J.   44
노먼 Norman, Donald A.   10,14,56,59,60,63,
   112,115,128,129,213
눈베르그 Nunberg, G.   112
뉴포트 Newport, E.   235
당드레이드 D'Andrade, R.   98,128,213
데이비스 Davies, N. B.   29
데이비스 Davies, R.   169
데이비스 Davis, Charles   162
듀다 R. Duda, O.   104
듀란티 Duranti, A.   162,213
라보프 Labov, W.   61
라일 Ryle, Gilbert   10
라투르 Latour, B.   104
러멀하트 Rumelhart, David   14,56,60,77,
   112,128,129,213
레빈슨 Levinson, St. C.   37
로즈 Rose, Edward   17
롤스 Rawls, John   10
맥클렐런드 McClelland, J. L.   60
맬컴 Malcolm, Norman   10
멀키 Mulkay, M. J.   104

메나르 Maynard, Douglas   162,163
메를로 퐁티 Merleau-Ponty, Maurice   16
미한 Mehan, Hugh   55,162
밀러 Miller, D. T.   195,208,213
바우만 Bauman, R.   213
바이스만 Weisman, Michael   114
반 디이크 Van Dijck, T.   65
발라트 Wallat, C.   42
버주 Burge, J. W.   169
베르슈 Wertsch, James   162
베버 Weber, Max   176
베이슨 Wason, P.   128,169
베이트슨 Bateson, G.   17
보스크 Bosk, C. L.   105
봅로우 Bobrow, D. G.   56,112
부르디외 Bourdieu, Pierre   25,176,204,236
브라운 Brown, G.   136,213
브라운 Brown, R.   235
브론펜브레너 Bronfenbrenner, U.   30
브룬스빅 Brunswik, E.   30
브리그스 Briggs, Ch.   54,57,60,61,62
블로어 Bloor, D.   104
블루아 Blois, M. S.   104,131
비노그라드 Winograd, T.   56
비트겐슈타인 Wittgenstein, Ludwig   10,58
삭스 Sacks, H.   19,23,136,143,210,213
샤츠 Shatz, M.   235
선샤인 Sunshine, C. A.   169
설 Searle, John R.   34,35
셰르체 Sherzer, J.   213
소로킨 Sorokin, Pitirim Alexandrovitch
   10
쇼트리프 Shortliffe, E. H.   104,105,108

솔로비치 Szolovitz, P.   104
슈글로프 Schegloff, E.   19,23,136,144,210, 213
슈츠 Schütz, A.   16,17,58,169,201
슈타츠 Stasz, C.   169
슈프라프카 Sprafka, S. A.   104
슐만 Shulman, N. S.   104
스미스 Smith, R. G.   169
스트라우스 Strauss, Anselm   21
슬로빅 Slovic, P.   213
시쿠렐 Cirourel, A. V.   9,14,15,16,17,18,19, 20,21,22,23,24,31,55,59,60,63,104,112,152,153, 169,171,182,201,204,213,222
실버슈타인 Silverstein, M.   56,57,61,62,135
알트만 Altmann, J.   32
앤더슨 Anderson, R. H.   112
에지도 Egido, C.   181
엘슈타인 Elstein, A. S.   104
오스틴 Austin, John Langshaw   10,32,34, 58
오크스 Ochs, Elinor   204,212,213
오터니 Ortony, A.   56,213
울가 Woolgar, S.   104
윌리엄스 Wiliams, Robin   10
율 Yule, G.   136,213
제임스 James, William   17,162
제퍼슨 Jefferson, G.   19,23,136,144,210,213
존스 Jones, L. K.   75
존슨 레어드 Johnson-Laired, P. N.   128
조셉 Joseph, Isaac   50
조셉 Joseph, Pascale   50
지글러 Ziegler, Elizabeth   162,198
찬드라세카란 Chandrasekaran, B   169
촘스키 Chomsky, Noam   10

츄베르스키 Tversky, A.   168,213
칸만 Kahneman, D.   168,195,208,213
캠벨 Campbell, D. T.   10
코나인 Conein, Bernard   50
코르컵 Corcuff, Philippe   50
콜 Cole, M.   30
콜린스 Collins, H. M.   104
크노르 세티나 Knorr-Cetina, K.   104
크라우트 Kraut, R.   181
크렙스 Krebs, J. R.   29
클라인문츠 Kleinmuntz, B.   167,168
클랜시 Clancey, W. J.   105,106,107,108,109, 110
키츄즈 Kitsuse, J. I.   12
킨취 Kintsch, W.   65
타넨 Tannen, D.   42
파슨스 Parsons, Talcott   10,17
파이겐바움 Feigenbaum, E. A.   105
파인슈타인 Feinstein, A.   104
판셸 Fanshel, D.   61
포코니에 Fauconnier, G.   112
폭스 Fox, R.   21
폴라니 Polanyi, M.   58,201
프라이드슨 Freidson, Eliot   21,176
프리맥 Premack, David   14
피셔 Fisher, Sue   99
하임스 Hymes, D.   213
해러 Harrah, David   57,64
허친스 Hutchins, E.   169,178,201,202,213
헤리티지 Heritage, J.   209,210
헤이스 로스 Hayes-Roth   169
화이트 Whyte, William Foote   10
후설 Husserl, Edmund   16

서민원
성신여대 불문과 졸업
한국외국어대 불어과 석사
한국외국어대 불어과 박사과정 수료
프랑스 프랑슈콩테대학 DEA과정 수료
역서: 《여성의 상태》《공포의권력》《욕망에 대하여》《미친 진실》
《보건 유토피아》《이젠 다시 유혹하지 않으련다》

문예신서
235

의학적 추론

초판발행 : 2003년 9월 25일

지은이 : 아롱 시쿠렐
옮긴이 : 서민원
총편집 : 韓仁淑
펴낸곳 : 東文選
제10-64호, 78. 12. 16 등록
110-300 서울 종로구 관훈동 74번지
전화 : 737-2795

편집설계 : 李姃旻 李惠允

ISBN 89-8038-431-9 94300
ISBN 89-8038-000-3 (문예신서)

【東文選 現代新書】

1	21세기를 위한 새로운 엘리트	FORESEEN 연구소 / 김경현	7,000원
2	의지, 의무, 자유 — 주제별 논술	L. 밀러 / 이대희	6,000원
3	사유의 패배	A. 핑켈크로트 / 주태환	7,000원
4	문학이론	J. 컬러 / 이은경·임옥희	7,000원
5	불교란 무엇인가	D. 키언 / 고길환	6,000원
6	유대교란 무엇인가	N. 솔로몬 / 최창모	6,000원
7	20세기 프랑스철학	E. 매슈스 / 김종갑	8,000원
8	강의에 대한 강의	P. 부르디외 / 현택수	6,000원
9	텔레비전에 대하여	P. 부르디외 / 현택수	7,000원
10	고고학이란 무엇인가	P. 반 / 박범수	8,000원
11	우리는 무엇을 아는가	T. 나겔 / 오영미	5,000원
12	에쁘롱 — 니체의 문체들	J. 데리다 / 김다은	7,000원
13	히스테리 사례분석	S. 프로이트 / 태혜숙	7,000원
14	사랑의 지혜	A. 핑켈크로트 / 권유현	6,000원
15	일반미학	R. 카이유와 / 이경자	6,000원
16	본다는 것의 의미	J. 버거 / 박범수	10,000원
17	일본영화사	M. 테시에 / 최은미	7,000원
18	청소년을 위한 철학교실	A. 자카르 / 장혜영	7,000원
19	미술사학 입문	M. 포인턴 / 박범수	8,000원
20	클래식	M. 비어드·J. 헨더슨 / 박범수	6,000원
21	정치란 무엇인가	K. 미노그 / 이정철	6,000원
22	이미지의 폭력	O. 몽젱 / 이은민	8,000원
23	청소년을 위한 경제학교실	J. C. 드루엥 / 조은미	6,000원
24	순진함의 유혹 [메디시스賞 수상작]	P. 브뤼크네르 / 김웅권	9,000원
25	청소년을 위한 이야기 경제학	A. 푸르상 / 이은민	8,000원
26	부르디외 사회학 입문	P. 보네위츠 / 문경자	7,000원
27	돈은 하늘에서 떨어지지 않는다	K. 아른트 / 유영미	6,000원
28	상상력의 세계사	R. 보이아 / 김웅권	9,000원
29	지식을 교환하는 새로운 기술	A. 벵토릴라 外 / 김혜경	6,000원
30	니체 읽기	R. 비어즈워스 / 김웅권	6,000원
31	노동, 교환, 기술 — 주제별 논술	B. 데코사 / 신은영	6,000원
32	미국만들기	R. 로티 / 임옥희	10,000원
33	연극의 이해	A. 쿠프리 / 장혜영	8,000원
34	라틴문학의 이해	J. 가야르 / 김교신	8,000원
35	여성적 가치의 선택	FORESEEN연구소 / 문신원	7,000원
36	동양과 서양 사이	L. 이리가라이 / 이은민	7,000원
37	영화와 문학	R. 리처드슨 / 이형식	8,000원
38	분류하기의 유혹 — 생각하기와 조직하기	G. 비뇨 / 임기대	7,000원
39	사실주의 문학의 이해	G. 라루 / 조성애	8,000원
40	윤리학 — 악에 대한 의식에 관하여	A. 바디우 / 이종영	7,000원
41	흙과 재 [소설]	A. 라히미 / 김주경	6,000원

42	진보의 미래	D. 르쿠르 / 김영선	6,000원
43	중세에 살기	J. 르 고프 外 / 최애리	8,000원
44	쾌락의 횡포・상	J. C. 기유보 / 김웅권	10,000원
45	쾌락의 횡포・하	J. C. 기유보 / 김웅권	10,000원
46	운디네와 지식의 불	B. 데스파냐 / 김웅권	8,000원
47	이성의 한가운데에서 — 이성과 신앙	A. 퀴노 / 최은영	6,000원
48	도덕적 명령	FORESEEN 연구소 / 우강택	6,000원
49	망각의 형태	M. 오제 / 김수경	6,000원
50	느리게 산다는 것의 의미・1	P. 쌍소 / 김주경	7,000원
51	나만의 자유를 찾아서	C. 토마스 / 문신원	6,000원
52	음악적 삶의 의미	M. 존스 / 송인영	근간
53	나의 철학 유언	J. 기통 / 권유현	8,000원
54	타르튀프 / 서민귀족 〔희곡〕	몰리에르 / 덕성여대극예술비교연구회	8,000원
55	판타지 공장	A. 플라워즈 / 박범수	10,000원
56	홍수・상 〔완역판〕	J. M. G. 르 클레지오 / 신미경	8,000원
57	홍수・하 〔완역판〕	J. M. G. 르 클레지오 / 신미경	8,000원
58	일신교 — 성경과 철학자들	E. 오르티그 / 전광호	6,000원
59	프랑스 시의 이해	A. 바이양 / 김다은・이혜지	8,000원
60	종교철학	J. P. 힉 / 김희수	10,000원
61	고요함의 폭력	V. 포레스테 / 박은영	8,000원
62	고대 그리스의 시민	C. 모세 / 김덕희	7,000원
63	미학개론 — 예술철학입문	A. 셰퍼드 / 유호전	10,000원
64	논증 — 담화에서 사고까지	G. 비뇨 / 임기대	6,000원
65	역사 — 성찰된 시간	F. 도스 / 김미겸	7,000원
66	비교문학개요	F. 클로동・K. 아다-보트링 / 김정란	8,000원
67	남성지배	P. 부르디외 / 김용숙 개정판	10,000원
68	호모사피엔스에서 인터렉티브인간으로	FORESEEN 연구소 / 공나리	8,000원
69	상투어 — 언어・담론・사회	R. 아모시・A. H. 피에로 / 조성애	9,000원
70	우주론이란 무엇인가	P. 코올즈 / 송형석	근간
71	푸코 읽기	P. 빌루에 / 나길래	8,000원
72	문학논술	J. 파프・D. 로쉬 / 권종분	8,000원
73	한국전통예술개론	沈雨晟	10,000원
74	시학 — 문학 형식 일반론 입문	D. 퐁텐 / 이용주	8,000원
75	진리의 길	A. 보다르 / 김승철・최정아	9,000원
76	동물성 — 인간의 위상에 관하여	D. 르스텔 / 김승철	6,000원
77	랑가쥬 이론 서설	L. 옐름슬레우 / 김용숙・김혜련	10,000원
78	잔혹성의 미학	F. 토넬리 / 박형섭	9,000원
79	문학 텍스트의 정신분석	M. J. 벨멩-노엘 / 심재중・최애영	9,000원
80	무관심의 절정	J. 보드리야르 / 이은민	8,000원
81	영원한 황홀	P. 브뤼크네르 / 김웅권	9,000원
82	노동의 종말에 반하여	D. 슈나페르 / 김교신	6,000원
83	프랑스영화사	J.-P. 장콜라 / 김혜련	8,000원

84	조와(弔蛙)	金敎臣 / 노치준·민혜숙	8,000원
85	역사적 관점에서 본 시네마	J. -L. 뢰트라 / 곽노경	8,000원
86	욕망에 대하여	M. 슈벨 / 서민원	8,000원
87	산다는 것의 의미·1―여분의 행복	P. 쌍소 / 김주경	7,000원
88	철학 연습	M. 아롱델-로오 / 최은영	8,000원
89	삶의 기쁨들	D. 노게 / 이은민	6,000원
90	이탈리아영화사	L. 스키파노 / 이주현	8,000원
91	한국문화론	趙興胤	10,000원
92	현대연극미학	M. -A. 샤르보니에 / 홍지화	8,000원
93	느리게 산다는 것의 의미·2	P. 쌍소 / 김주경	7,000원
94	진정한 모럴은 모럴을 비웃는다	A. 에슈고엔 / 김웅권	8,000원
95	한국종교문화론	趙興胤	10,000원
96	근원적 열정	L. 이리가라이 / 박정오	9,000원
97	라캉, 주체 개념의 형성	B. 오질비 / 김 석	9,000원
98	미국식 사회 모델	J. 바이스 / 김종명	7,000원
99	소쉬르와 언어과학	P. 가데 / 김용숙·임정혜	10,000원
100	철학적 기본 개념	R. 페르버 / 조국현	8,000원
101	철학자들의 동물원	A. L. 브라쇼파르 / 문신원	근간
102	글렌 굴드, 피아노 솔로	M. 슈나이더 / 이창실	7,000원
103	문학비평에서의 실험	C. S. 루이스 / 허 종	8,000원
104	코뿔소 〔희곡〕	E. 이오네스코 / 박형섭	8,000원
105	지각―감각에 관하여	R. 바르바라 / 공정아	7,000원
106	철학이란 무엇인가	E. 크레이그 / 최생열	8,000원
107	경제, 거대한 사탄인가?	P. -N. 지로 / 김교신	7,000원
108	딸에게 들려 주는 작은 철학	R. 시몬 셰퍼 / 안상원	7,000원
109	도덕에 관한 에세이	C. 로슈·J. -J. 바레르 / 고수현	6,000원
110	프랑스 고전비극	B. 클레망 / 송민숙	8,000원
111	고전수사학	G. 위딩 / 박성철	10,000원
112	유토피아	T. 파코 / 조성애	7,000원
113	쥐비알	A. 자르댕 / 김남주	7,000원
114	증오의 모호한 대상	J. 아순 / 김승철	8,000원
115	개인―주체철학에 대한 고찰	A. 르노 / 장정아	7,000원
116	이슬람이란 무엇인가	M. 루스벤 / 최생열	8,000원
117	테러리즘의 정신	J. 보드리야르 / 배영달	8,000원
118	역사란 무엇인가	존 H. 아널드 / 최생열	8,000원
119	느리게 산다는 것의 의미·3	P. 쌍소 / 김주경	7,000원
120	문학과 정치 사상	P. 페티티에 / 이종민	8,000원
121	가장 아름다운 하나님 이야기	A. 보테르 外 / 주태환	8,000원
122	시민 교육	P. 카니베즈 / 박주원	9,000원
123	스페인영화사	J.- C. 스갱 / 정동섭	8,000원
124	인터넷상에서―행동하는 지성	H. L. 드레퓌스 / 정혜욱	9,000원
125	내 몸의 신비―세상에서 가장 큰 기적	A. 지오르당 / 이규식	7,000원

126	세 가지 생태학	F. 가타리 / 윤수종	8,000원
127	모리스 블랑쇼에 대하여	E. 레비나스 / 박규현	9,000원
128	위뷔 왕 [희곡]	A. 자리 / 박형섭	8,000원
129	번영의 비참	P. 브뤼크네르 / 이창실	8,000원
130	무사도란 무엇인가	新渡戶稻造 / 沈雨晟	7,000원
131	천 개의 집 [소설]	A. 라히미 / 김주경	근간
132	문학은 무슨 소용이 있는가?	D. 살나브 / 김교신	7,000원
133	종교에 대하여—행동하는 지성	존 D. 카푸토 / 최생열	9,000원
134	노동사회학	M. 스트루방 / 박주원	8,000원
135	맞불·2	P. 부르디외 / 김교신	10,000원
136	믿음에 대하여—행동하는 지성	S. 지제크 / 최생열	9,000원
137	법, 정의, 국가	A. 기그 / 민혜숙	8,000원
138	인식, 상상력, 예술	E. 아카마츄 / 최돈호	근간
139	위기의 대학	ARESER / 김교신	10,000원
140	카오스모제	F. 가타리 / 윤수종	10,000원
141	코란이란 무엇인가	M. 쿡 / 이강훈	근간
142	신학이란 무엇인가	D. F. 포드 / 노치준·강혜원	근간
143	누보 로망, 누보 시네마	C. 뮈르시아 / 이창실	8,000원
144	지능이란 무엇인가	I. J. 디어리 / 송형석	근간
145	중세의 기사들	E. 부라생 / 임호경	근간
146	철학에 입문하기	Y. 카탱 / 박선주	8,000원
147	지옥의 힘	J. 보드리야르 / 배영달	8,000원
148	철학 기초 강의	F. 로피 / 공나리	8,000원
149	시네마토그래프에 대한 단상	R. 브레송 / 오일환·김경온	9,000원
150	성서란 무엇인가	J. 리치스 / 최생열	근간
151	프랑스 문학사회학	신미경	8,000원
152	잡사와 문학	F. 에브라르 / 최정아	근간
153	세계의 폭력	J. 보드리야르·E. 모랭 / 배영달	근간
154	잠수복과 나비	J.-D. 보비 / 양영란	6,000원
155	고전 할리우드 영화	자클린 나가쉬 / 최은영	근간
156	마지막 말, 마지막 미소	B. 드 카스텔바자크 / 김승철·장정아	근간
1001	《제7의 봉인》 비평연구	E. 그랑조르주 / 이은민	근간
1002	《쥘과 짐》 비평연구	C. 르 베르 / 이은민	근간
1003	《시민 케인》	L. 멀비 / 이형식	근간
1004	《새》	C. 파질리아 / 이형식	근간

【東文選 文藝新書】

1	저주받은 詩人들	A. 뻬이르 / 최수철·김종호	개정근간
2	민속문화론서설	沈雨晟	40,000원
3	인형극의 기술	A. 훼도토프 / 沈雨晟	8,000원
4	전위연극론	J. 로스 에반스 / 沈雨晟	12,000원
5	남사당패연구	沈雨晟	19,000원

6	현대영미희곡선(전4권)	N. 코워드 外 / 李辰洙	절판
7	행위예술	L. 골드버그 / 沈雨晟	18,000원
8	문예미학	蔡 儀 / 姜慶鎬	절판
9	神의 起源	何 新 / 洪 熹	16,000원
10	중국예술정신	徐復觀 / 權德周 外	24,000원
11	中國古代書史	錢存訓 / 金允子	14,000원
12	이미지 — 시각과 미디어	J. 버거 / 편집부	12,000원
13	연극의 역사	P. 하트놀 / 沈雨晟	12,000원
14	詩 論	朱光潛 / 鄭相泓	22,000원
15	탄트라	A. 무케르지 / 金龜山	16,000원
16	조선민족무용기본	최승희	15,000원
17	몽고문화사	D. 마이달 / 金龜山	8,000원
18	신화 미술 제사	張光直 / 李 徹	10,000원
19	아시아 무용의 인류학	宮尾慈良 / 沈雨晟	20,000원
20	아시아 민족음악순례	藤井知昭 / 沈雨晟	5,000원
21	華夏美學	李澤厚 / 權 瑚	15,000원
22	道	張立文 / 權 瑚	18,000원
23	朝鮮의 占卜과 豫言	村山智順 / 金禧慶	15,000원
24	원시미술	L. 아담 / 金仁煥	16,000원
25	朝鮮民俗誌	秋葉隆 / 沈雨晟	12,000원
26	神話의 이미지	J. 캠벨 / 扈承喜	근간
27	原始佛敎	中村元 / 鄭泰爀	8,000원
28	朝鮮女俗考	李能和 / 金尙憶	24,000원
29	朝鮮解語花史(조선기생사)	李能和 / 李在崑	25,000원
30	조선창극사	鄭魯湜	17,000원
31	동양회화미학	崔炳植	18,000원
32	性과 결혼의 민족학	和田正平 / 沈雨晟	9,000원
33	農漁俗談辭典	宋在璇	12,000원
34	朝鮮의 鬼神	村山智順 / 金禧慶	12,000원
35	道敎와 中國文化	葛兆光 / 沈揆昊	15,000원
36	禪宗과 中國文化	葛兆光 / 鄭相泓・任炳權	8,000원
37	오페라의 역사	L. 오레이 / 류연희	18,000원
38	인도종교미술	A. 무케르지 / 崔炳植	14,000원
39	힌두교의 그림언어	안넬리제 外 / 全在星	9,000원
40	중국고대사회	許進雄 / 洪 熹	30,000원
41	중국문화개론	李宗桂 / 李宰碩	23,000원
42	龍鳳文化源流	王大有 / 林東錫	25,000원
43	甲骨學通論	王宇信 / 李宰碩	근간
44	朝鮮巫俗考	李能和 / 李在崑	20,000원
45	미술과 페미니즘	N. 부루드 外 / 扈承喜	9,000원
46	아프리카미술	P. 윌레뜨 / 崔炳植	절판
47	美의 歷程	李澤厚 / 尹壽榮	28,000원

48	曼茶羅의 神들	立川武藏 / 金龜山	19,000원
49	朝鮮歲時記	洪錫謨 外 / 李錫浩	30,000원
50	하 상	蘇曉康 外 / 洪 熹	절판
51	武藝圖譜通志 實技解題	正 祖 / 沈雨晟·金光錫	15,000원
52	古文字學첫걸음	李學勤 / 河永三	14,000원
53	體育美學	胡小明 / 閔永淑	10,000원
54	아시아 美術의 再發見	崔炳植	9,000원
55	曆과 占의 科學	永田久 / 沈雨晟	8,000원
56	中國小學史	胡奇光 / 李宰碩	20,000원
57	中國甲骨學史	吳浩坤 外 / 梁東淑	35,000원
58	꿈의 철학	劉文英 / 河永三	22,000원
59	女神들의 인도	立川武藏 / 金龜山	19,000원
60	性의 역사	J. L. 플랑드렝 / 편집부	18,000원
61	쉬르섹슈얼리티	W. 챠드윅 / 편집부	10,000원
62	여성속담사전	宋在璇	18,000원
63	박재서희곡선	朴栽緒	10,000원
64	東北民族源流	孫進己 / 林東錫	13,000원
65	朝鮮巫俗의 硏究(상·하)	赤松智城·秋葉隆 / 沈雨晟	28,000원
66	中國文學 속의 孤獨感	斯波六郎 / 尹壽榮	8,000원
67	한국사회주의 연극운동사	李康列	8,000원
68	스포츠인류학	K. 블랑챠드 外 / 박기동 外	12,000원
69	리조복식도감	리팔찬	20,000원
70	娼 婦	A. 꼬르벵 / 李宗旼	22,000원
71	조선민요연구	高晶玉	30,000원
72	楚文化史	張正明 / 南宗鎭	26,000원
73	시간, 욕망, 그리고 공포	A. 코르뱅 / 변기찬	18,000원
74	本國劍	金光錫	40,000원
75	노트와 반노트	E. 이오네스코 / 박형섭	20,000원
76	朝鮮美術史硏究	尹喜淳	7,000원
77	拳法要訣	金光錫	30,000원
78	艸衣選集	艸衣意恂 / 林鍾旭	20,000원
79	漢語音韻學講義	董少文 / 林東錫	10,000원
80	이오네스코 연극미학	C. 위베르 / 박형섭	9,000원
81	중국문자훈고학사전	全廣鎭 편역	23,000원
82	상말속담사전	宋在璇	10,000원
83	書法論叢	沈尹默 / 郭魯鳳	8,000원
84	침실의 문화사	P. 디비 / 편집부	9,000원
85	禮의 精神	柳 肅 / 洪 熹	20,000원
86	조선공예개관	沈雨晟 편역	30,000원
87	性愛의 社會史	J. 솔레 / 李宗旼	18,000원
88	러시아미술사	A. I. 조토프 / 이건수	22,000원
89	中國書藝論文選	郭魯鳳 選譯	25,000원

90	朝鮮美術史	關野貞 / 沈雨晟	근간
91	美術版 탄트라	P. 로슨 / 편집부	8,000원
92	군달리니	A. 무케르지 / 편집부	9,000원
93	카마수트라	바쨔야나 / 鄭泰爀	18,000원
94	중국언어학총론	J. 노먼 / 全廣鎭	28,000원
95	運氣學說	任應秋 / 李宰碩	15,000원
96	동물속담사전	宋在璇	20,000원
97	자본주의의 아비투스	P. 부르디외 / 최종철	10,000원
98	宗教學入門	F. 막스 뮐러 / 金龜山	10,000원
99	변 화	P. 바츨라빅크 外 / 박인철	10,000원
100	우리나라 민속놀이	沈雨晟	15,000원
101	歌訣(중국역대명언경구집)	李宰碩 편역	20,000원
102	아니마와 아니무스	A. 융 / 박해순	8,000원
103	나, 너, 우리	L. 이리가라이 / 박정오	12,000원
104	베케트연극론	M. 푸크레 / 박형섭	8,000원
105	포르노그래피	A. 드워킨 / 유혜련	12,000원
106	셸 링	M. 하이데거 / 최상욱	12,000원
107	프랑수아 비용	宋 勉	18,000원
108	중국서예 80제	郭魯鳳 편역	16,000원
109	性과 미디어	W. B. 키 / 박해순	12,000원
110	中國正史朝鮮列國傳(전2권)	金聲九 편역	120,000원
111	질병의 기원	T. 매큐언 / 서 일·박종연	12,000원
112	과학과 젠더	E. F. 켈러 / 민경숙·이현주	10,000원
113	물질문명·경제·자본주의	F. 브로델 / 이문숙 外	절판
114	이탈리아인 태고의 지혜	G. 비코 / 李源斗	8,000원
115	中國武俠史	陳 山 / 姜鳳求	18,000원
116	공포의 권력	J. 크리스테바 / 서민원	23,000원
117	주색잡기속담사전	宋在璇	15,000원
118	죽음 앞에 선 인간(상·하)	P. 아리에스 / 劉仙子	각권 8,000원
119	철학에 대하여	L. 알튀세르 / 서관모·백승욱	12,000원
120	다른 곳	J. 데리다 / 김다은·이혜지	10,000원
121	문학비평방법론	D. 베르제 外 / 민혜숙	12,000원
122	자기의 테크놀로지	M. 푸코 / 이희원	16,000원
123	새로운 학문	G. 비코 / 李源斗	22,000원
124	천재와 광기	P. 브르노 / 김웅권	13,000원
125	중국은사문화	馬 華·陳正宏 / 강경범·천현경	12,000원
126	푸코와 페미니즘	C. 라마자노글루 外 / 최 영 外	16,000원
127	역사주의	P. 해밀턴 / 임옥희	12,000원
128	中國書藝美學	宋 民 / 郭魯鳳	16,000원
129	죽음의 역사	P. 아리에스 / 이종민	18,000원
130	돈속담사전	宋在璇 편	15,000원
131	동양극장과 연극인들	김영무	15,000원

132	生育神과 性巫術	宋兆麟 / 洪熹	20,000원
133	미학의 핵심	M. M. 이턴 / 유호전	20,000원
134	전사와 농민	J. 뒤비 / 최생열	18,000원
135	여성의 상태	N. 에니크 / 서민원	22,000원
136	중세의 지식인들	J. 르 고프 / 최애리	18,000원
137	구조주의의 역사(전4권)	F. 도스 / 김웅권 外 I·II·IV 15,000원 / III	18,000원
138	글쓰기의 문제해결전략	L. 플라워 / 원진숙·황정현	20,000원
139	음식속담사전	宋在璇 편	16,000원
140	고전수필개론	權 瑚	16,000원
141	예술의 규칙	P. 부르디외 / 하태환	23,000원
142	"사회를 보호해야 한다"	M. 푸코 / 박정자	20,000원
143	페미니즘사전	L. 터틀 / 호승희·유혜련	26,000원
144	여성심벌사전	B. G. 워커 / 정소영	근간
145	모데르니테 모데르니테	H. 메쇼닉 / 김다은	20,000원
146	눈물의 역사	A. 벵상뷔포 / 이자경	18,000원
147	모더니티입문	H. 르페브르 / 이종민	24,000원
148	재생산	P. 부르디외 / 이상호	18,000원
149	종교철학의 핵심	W. J. 웨인라이트 / 김희수	18,000원
150	기호와 몽상	A. 시몽 / 박형섭	22,000원
151	융분석비평사전	A. 새뮤얼 外 / 민혜숙	16,000원
152	운보 김기창 예술론연구	최병식	14,000원
153	시적 언어의 혁명	J. 크리스테바 / 김인환	20,000원
154	예술의 위기	Y. 미쇼 / 하태환	15,000원
155	프랑스사회사	G. 뒤프 / 박 단	16,000원
156	중국문예심리학사	劉偉林 / 沈揆昊	30,000원
157	무지카 프라티카	M. 캐넌 / 김혜중	25,000원
158	불교산책	鄭泰爀	20,000원
159	인간과 죽음	E. 모랭 / 김명숙	23,000원
160	地中海(전5권)	F. 브로델 / 李宗旼	근간
161	漢語文字學史	黃德實·陳秉新 / 河永三	24,000원
162	글쓰기와 차이	J. 데리다 / 남수인	28,000원
163	朝鮮神事誌	李能和 / 李在崑	근간
164	영국제국주의	S. C. 스미스 / 이태숙·김종원	16,000원
165	영화서술학	A. 고드로·F. 조스트 / 송지연	17,000원
166	美學辭典	사사키 겡이치 / 민주식	22,000원
167	하나이지 않은 성	L. 이리가라이 / 이은민	18,000원
168	中國歷代書論	郭魯鳳 譯註	25,000원
169	요가수트라	鄭泰爀	15,000원
170	비정상인들	M. 푸코 / 박정자	25,000원
171	미친 진실	J. 크리스테바 外 / 서민원	25,000원
172	디스탱숑(상·하)	P. 부르디외 / 이종민	근간
173	세계의 비참(전3권)	P. 부르디외 外 / 김주경	각권 26,000원

번호	제목	저자/역자	가격
174	수묵의 사상과 역사	崔炳植	근간
175	파스칼적 명상	P. 부르디외 / 김웅권	22,000원
176	지방의 계몽주의	D. 로슈 / 주명철	30,000원
177	이혼의 역사	R. 필립스 / 박범수	25,000원
178	사랑의 단상	R. 바르트 / 김희영	근간
179	中國書藝理論體系	熊秉明 / 郭魯鳳	23,000원
180	미술시장과 경영	崔炳植	16,000원
181	카프카 ― 소수적인 문학을 위하여	G. 들뢰즈·F. 가타리 / 이진경	13,000원
182	이미지의 힘 ― 영상과 섹슈얼리티	A. 쿤 / 이형식	13,000원
183	공간의 시학	G. 바슐라르 / 곽광수	23,000원
184	랑데부 ― 이미지와의 만남	J. 버거 / 임옥희·이은경	18,000원
185	푸코와 문학 ― 글쓰기의 계보학을 향하여	S. 듀링 / 오경심·홍유미	근간
186	각색, 연극에서 영화로	A. 엘보 / 이선형	16,000원
187	폭력과 여성들	C. 도펭 外 / 이은민	18,000원
188	하드 바디 ― 할리우드 영화에 나타난 남성성	S. 제퍼드 / 이형식	18,000원
189	영화의 환상성	J.-L. 뢰트라 / 김경온·오일환	18,000원
190	번역과 제국	D. 로빈슨 / 정혜욱	16,000원
191	그라마톨로지에 대하여	J. 데리다 / 김웅권	근간
192	보건 유토피아	R. 브로만 外 / 서민원	근간
193	현대의 신화	R. 바르트 / 이화여대기호학연구소	20,000원
194	중국회화백문백답	郭魯鳳	근간
195	고서화감정개론	徐邦達 / 郭魯鳳	근간
196	상상의 박물관	A. 말로 / 김웅권	근간
197	부빈의 일요일	J. 뒤비 / 최생열	22,000원
198	아인슈타인의 최대 실수	D. 골드스미스 / 박범수	16,000원
199	유인원, 사이보그, 그리고 여자	D. 해러웨이 / 민경숙	25,000원
200	공동생활 속의 개인주의	F. 드 생글리 / 최은영	20,000원
201	기식자	M. 세르 / 김웅권	24,000원
202	연극미학 ― 플라톤에서 브레히트까지의 텍스트들	J. 셰레 外 / 홍지화	24,000원
203	철학자들의 신	W. 바이셰델 / 최상욱	34,000원
204	고대 세계의 정치	모제스 I 핀레이 / 최생열	16,000원
205	프란츠 카프카의 고독	M. 로베르 / 이창실	18,000원
206	문화 학습 ― 실천적 입문서	J. 자일스·T. 미들턴 / 장성희	24,000원
207	호모 아카데미쿠스	P. 부르디외 / 임기대	근간
208	朝鮮槍棒敎程	金光錫	40,000원
209	자유의 순간	P. M. 코헨 / 최하영	16,000원
210	밀교의 세계	鄭泰爀	16,000원
211	토탈 스크린	J. 보드리야르 / 배영달	19,000원
212	영화와 문학의 서술학	F. 바누아 / 송지연	근간
213	텍스트의 즐거움	R. 바르트 / 김희영	15,000원
214	영화의 직업들	B. 라트롱슈 / 김경온·오일환	16,000원
215	소설과 신화	이용주	15,000원

216 문화와 계급 — 부르디외와 한국 사회	홍성민 外	18,000원
217 작은 사건들	R. 바르트 / 김주경	14,000원
218 연극분석입문	J. -P. 링가르 / 박형섭	18,000원
219 푸코	G. 들뢰즈 / 허 경	17,000원
220 우리나라 도자기와 가마터	宋在璇	30,000원
221 보이는 것과 보이지 않는 것	M. 퐁티 / 남수인 · 최의영	근간
222 메두사의 웃음/출구	H. 식수 / 박혜영	근간
223 담화 속의 논증	R. 아모시 / 장인봉	20,000원
224 포켓의 형태	J. 버거 / 이영주	근간
225 이미지심벌사전	A. 드 브리스 / 이원두	근간
226 이데올로기	D. 호크스 / 고길환	16,000원
227 영화의 이론	B. 발라즈 / 이형식	20,000원
228 건축과 철학	J. 보드리야르 · J. 누벨 / 배영달	16,000원
229 폴 리쾨르 — 삶의 의미들	F. 도스 / 이봉지 外	근간
230 서양철학사	A. 케니 / 이영주	근간
231 근대성과 육체의 정치학	D. 르 브르통 / 홍성민	20,000원
232 허난설헌	金成南	16,000원
233 인터넷 철학	G. 그레이엄 / 이영주	15,000원
234 촛불의 미학	G. 바슐라르 / 이가림	근간
235 의학적 추론	A. 시쿠렐 / 서민원	20,000원
236 튜링 — 인공지능 창시자	J. 라세구 / 임기대	16,000원
237 이성의 역사	F. 샤틀레 / 심세광	근간
238 조선연극사	金在喆	22,000원
239 미학이란 무엇인가	M. 지므네즈 / 김웅권	23,000원
240 古文字類編	高 明	40,000원
241 부르디외 사회학 이론	L. 핀토 / 김용숙 · 김은희	근간
242 문학은 무슨 생각을 하는가?	P. 마슈레 / 서민원	근간
243 행복해지기 위해 무엇을 배워야 하는가?	A. 우지오 外 / 김교신	근간
244 영화와 회화	P. 보니체 / 홍지화	근간
245 영화 학습 — 실천적 지표들	F. 바누아 外 / 문신원	16,000원
246 회화 학습 — 실천적 지표들	F. 기블레 / 고수현	근간
247 영화미학	J. 오몽 外 / 이용주	근간
248 시 — 형식과 기능	J. -L. 주베르 / 김경온	근간
249 우리나라 옹기	宋在璇	근간
1001 베토벤: 전원교향곡	D. W. 존스 / 김지순	15,000원
1002 모차르트: 하이든 현악 4중주곡	J. 어빙 / 김지순	14,000원

【기 타】

▨ 모드의 체계	R. 바르트 / 이화여대기호학연구소	18,000원
▨ 라신에 관하여	R. 바르트 / 남수인	10,000원
▨ 說 苑 (上·下)	林東錫 譯註	각권 30,000원
▨ 晏子春秋	林東錫 譯註	30,000원

▨ 西京雜記	林東錫 譯註	20,000원
▨ 搜神記 (上·下)	林東錫 譯註	각권 30,000원
■ 경제적 공포〔메디치賞 수상작〕	V. 포레스테 / 김주경	7,000원
■ 古陶文字徵	高 明·葛英會	20,000원
■ 金文編	容 庚	36,000원
■ 고독하지 않은 홀로되기	P. 들레름·M. 들레름 / 박정오	8,000원
■ 그리하여 어느날 사랑이여	이외수 편	4,000원
■ 딸에게 들려 주는 작은 지혜	N. 레흐레이트너 / 양영란	6,500원
■ 노력을 대신하는 것은 없다	R. 쉬이 / 유혜련	5,000원
■ 노블레스 오블리주	현택수 사회비평집	7,500원
■ 미래를 원한다	J. D. 로스네 / 문 선·김덕희	8,500원
■ 사랑의 존재	한용운	3,000원
■ 산이 높으면 마땅히 우러러볼 일이다	유 향 / 임동석	5,000원
■ 서기 1000년과 서기 2000년 그 두려움의 흔적들	J. 뒤비 / 양영란	8,000원
■ 서비스는 유행을 타지 않는다	B. 바게트 / 정소영	5,000원
■ 선종이야기	홍 희 편저	8,000원
■ 섬으로 흐르는 역사	김영희	10,000원
■ 세계사상	창간호~3호: 각권 10,000원 / 4호: 14,000원	
■ 십이속상도안집	편집부	8,000원
■ 어린이 수묵화의 첫걸음(전6권)	趙 陽 / 편집부	각권 5,000원
■ 오늘 다 못다한 말은	이외수 편	7,000원
■ 오블라디 오블라다, 인생은 브래지어 위를 흐른다	무라카미 하루키 / 김난주	7,000원
■ 인생은 앞유리를 통해서 보라	B. 바게트 / 박해순	5,000원
■ 잠수복과 나비	J. D. 보비 / 양영란	6,000원
■ 천연기념물이 된 바보	최병식	7,800원
■ 原本 武藝圖譜通志	正祖 命撰	60,000원
■ 隸字編	洪鈞陶	40,000원
■ 테오의 여행 (전5권)	C. 클레망 / 양영란	각권 6,000원
■ 한글 설원 (상·중·하)	임동석 옮김	각권 7,000원
■ 한글 안자춘추	임동석 옮김	8,000원
■ 한글 수신기 (상·하)	임동석 옮김	각권 8,000원

東文選 文藝新書 170

비정상인들

1974-1975, 콜레주 드 프랑스에서의 강의

미셸 푸코
박정자 옮김

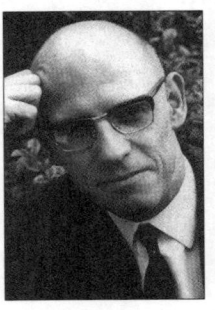

비정상이란 도대체 무엇일까? 하나의 사회는 자신의 구성원 중에서 밀쳐내고, 무시하고, 잊어버리고 싶은 부분이 있다. 그것이 어느 때는 나환자나 페스트 환자였고, 또 어느 때는 광인이나 부랑자였다.

《비정상인들》은 역사 속에서 모습을 보인 모든 비정상인들에 대한 고고학적 작업이며, 또 이들을 이용해 의학 권력이 된 정신의학의 계보학이다.

콜레주 드 프랑스에서 1975년 1월부터 3월까지 행해진 강의 《비정상인들》은 미셸 푸코가 1970년 이래, 특히 《사회를 보호해야 한다》에서 앎과 권력의 문제에 바쳤던 분석들을 집중적으로 추구하고 있다. 앎과 권력의 문제란 규율 권력, 규격화 권력, 그리고 생체-권력이다. 푸코가 소위 19세기에 '비정상인들'로 불렸던 '위험한' 개인들의 문제에 접근한 것은 수많은 신학적·법률적·의학적 자료들에서부터였다. 이 자료들에서 그는 중요한 세 인물을 끌어냈는데, 그것은 괴물, 교정(矯正) 불가능자, 자위 행위자였다. 괴물은 사회적 규범과 자연의 법칙에 대한 참조에서 나왔고, 교정 불가능자는 새로운 육체 훈련 장치가 떠맡았으며, 자위 행위자는 18세기 이래 근대 가정의 규율화를 겨냥한 대대적인 캠페인의 근거가 되었다. 푸코의 분석들은 1950년대까지 시행되던 법-의학감정서를 출발점으로 삼고 있다. 이어서 그는 고백 성사와 양심 지도 기술(技術)에서부터 욕망과 충동의 고고학을 시작했다. 이렇게 해서 그는 그후의 콜레주 드 프랑스 강의 또는 저서에서 다시 선택되고, 수정되고, 다듬어질 작업의 이론적·역사적 전제들을 마련했다. 이 강의는 그러니까 푸코의 연구가 형성되고, 확장되고, 전개되는 과정을 추적하는 데 있어서 결코 빼놓을 수 없는 필수 불가결의 자료이다.

東文選 文藝新書 171

미친 진실

줄리아 크리스테바 〔외〕

서민원 옮김

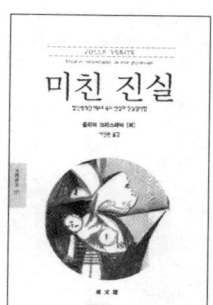

"병원의 벽을 마주하고 말한다는 것은 항상 죽음과 소외 속에서 말할 수밖에 없는 필연성을 내포하고 있는 것이 아닐까? 그리고 만약 사실이 그렇다면 그 말이야말로 모든 말이 겪어야 할 필연적인 거북함을 그대로 드러내는 말이 아닐까? 그러므로 그 말이란 최초의 발견에 대한 약속이라기보다는 그 진실조차 숨겨져 있거나 부활 사이에서 억눌리는 주체 안에서 도망하는 도깨비불 같은 어떤 것이 아닐까?

사실상 의사와 언어학자는 (그들의) 죽음 충동의 부인과 상반된 양극만을 다루어 왔다. 즉 그 하나는 환자들의 육체 또는 정신을 그것으로부터 해방시키려는 것이고, 다른 하나는 욕망과 그것의 도정들이 펼쳐내는 의미 작용을 배제시킨다는 조건에서만 끊임없이 의사 소통하는 상상적인 대상, 즉 말을 구축시키는 것이다. 만약 정신분석가와 언어학자가 서로 만난다면 그 만남의 장소는 바로 필연적으로 정신분석이 이루어지는 장소이다. 따라서 이 두 종류 담론의 동일성이 공명하는 것이다. 그리고 이 자리에서 문제가 되는 바는 언어의 주체도 욕망의 주체도 아니다. 중요한 것은 상징적이고 사회적인 언어와 욕망의 분절 속에 새겨진 살해의 메커니즘과 그에 따른 단계들을 폭로하는 정신분석의 영역 안에서 이루어진다.

분석의 섬광이란 드문 순간들이 아니라면 그 어디에서 이 울타리를 넘을 것인가? 기호학자가 긍정론에서 벗어난 채 방황하다가 기호 속에 새겨진 한 주체의 영향을 발견하면서 비로소 표현할 수 있게 된 기묘적절한 표현 속에 있는 것인가? 언어로 모든 종류의 정보를 다루는 한 텍스트 속에서, 또는 번뜩이는 환희로 그 모든 정보와 언어를 넘어서고 거부하는 무를 끌어내는 하나의 텍스트 속에서? 결국 그곳 바로 진실이 스스로를 구조의 불가능으로 인정하고 마는 그 지점에서? 마치 재생산과 반복으로 넘쳐나는 과잉 효과처럼? 결국 여기 제안된 텍스트가 우리를 이끌어 나가는 듯해 보이는 장소는 바로 이와 같은 장면들의 증언인 것이다.

東文選 文藝新書 148

재생산

피에르 부르디외
이상호 옮김

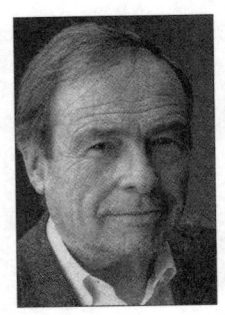

이 책은 1964년에 출간된 《상속자들》에서 처음으로 선보였던 연구작업의 이론적 종합을 시도한다. 교육관계, 지식인이나 평민의 언어 사용 및 대학 문화 활용, 그리고 시험과 학위의 경제적·상징적 효과에 대한 경험 연구에서 출발하며, 상징폭력 행위와 이 폭력을 은폐하는 사회조건에 대한 일반 이론을 보여 준다. 이 이론은 상징적 주입관계의 사회조건에 대해 설명함으로써 언어학·사이버네틱 이론·정신분석 이론의 누적된 영향 아래서, 사회관계를 순수한 상징관계로 환원시키는 경향을 보이는 분석의 방법론적 한계를 규정한다.

이 책에 따르면, 학교는 환상을 생산하지만 그 효과는 환상과 거리가 멀다. 그래서 학교의 독립성과 중립성이라는 환상은, 학교가 기존 질서를 재생산한다는 가장 특별한 기여 원칙에 귀속된다. 나아가 이 책은 문화자본의 분배 구조를 재생산하는 법칙을 해명하고자 시도함으로써, 오늘날 교육 체계에서 작동되는 모순을 완벽하게 이해하는 수단을 제공할 뿐만 아니라 실천 이론에도 기여한다. 행위자를 구조의 생산물이자 구조의 재생산자로 구성함으로써 범구조주의의 객관주의만큼이나 창조적 자유의 주관주의에서도 벗어날 수 있는 실천 이론 말이다.

현대 교육사회학 분야에서 빼놓을 수 없는 역작으로 평가 받는 이 책은 단순히 교육사회학에 국한되지 않고 교육과 사회, 개인행위와 사회질서, 미시사회학과 거시사회학의 상관성을 밝히는 데 중요한 단서를 제공하고 있다.

東文選 文藝新書 112

과학과 젠더
— 성별과 과학에 대한 제 반성

이블린 폭스 켈러

민경숙 · 이현주 옮김

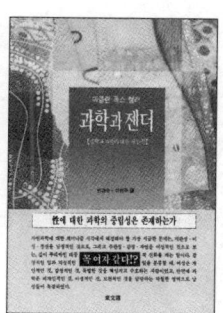

　자연과학에 대한 페미니즘 시각에서 해결해야 할 가장 시급한 문제는, 객관성 · 이성 · 정신을 남성적인 것으로, 그리고 주관성 · 감정 · 자연을 여성적인 것으로 보는, 깊이 뿌리박힌 대중적 신화를 깨는 일이다. 감정적인 일과 지성적인 일을 분류할 때, 여성은 개인일을 분류할 때, 여성은 개인적인 것, 감정적인 것, 특별한 것을 책임지고 수호하는 사람이었고, 반면에 과학은 비개인적인 것, 이성적인 것, 보편적인 것을 담당하는 탁월한 영역으로 남성들이 독점하였다.
　만약 〈여자가 태어난 것이 아니라 만들어진 것이라면〉, 남자도 마찬가지일 것이다. 이 선봉자적인 책은 남자와 여자가 사회적으로 구성된다는 사실을 다루며, 과학이 형성되는 과정에서 성별이 하는 역할을 다룬다. 이블린 폭스 켈러는 객관성 · 이성 · 인간 정신을 남성성으로 주관성 · 감정 · 자연을 여성성으로 할당하는 깊이 뿌리박힌 신화를 조사한다. 지적 노동과 감정적 노동이 이처럼 성에 따라 구분되고 있음을 고찰해 볼 때, 몰개성성과 합리성의 가장 뛰어난 활동무대인 과학은 불가피하게 남성적인 분야로 남게된다.
　켈러는 성별에 대한 전형적인 사고를 뛰어넘을 과학의 가능성을 탐구하므로, 오늘날 우위를 차지하고 있는, 자연과의 공격적이고 통제적인 경쟁보다는, 존경과 감정이입 그리고 사랑에 근거를 둔 조사에 의존한다. 켈러 자신이 이 변화에 헌신하고 있으며, 그럼 변화가 요구하는 주관성과 객관성, 정신과 자연, 남성성과 여성성의 범주들까지도 변형시키기 위해 헌신하고 있다.

東文選 文藝新書 116

공포의 권력

줄리아 크리스테바

서민원 옮김

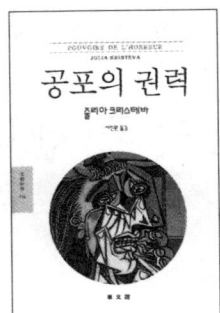

  이 책은 크리스테바가 셀린의 전기적·정치문학적인 경험을 대상으로 한 텍스트를 구상하면서 쓴 책이다. 셀린을 연구하면서, 크리스테바는 셀린이 개인적으로는 질병과 육체의 붕괴나 윤리·도덕의 피폐, 사회적으로는 가족과 집단 공동체의 붕괴 및 제1·2차 세계대전 등이 그에게 편집증적으로 집중되는 주제인 것에 관심을 가지고, 그 지긋지긋한 상태에 대한 접근 방법으로 아브젝시옹을 선택한다.
  이 책의 제Ⅰ장은 아브젝시옹에 대한 현상학적 접근 방법으로 이루어져 있다. 제Ⅱ장은 크리스테바가 직접 몸담고 있는 정신분석학적인 접근 방법으로서, 공포증과 경계례의 구조에 의거하여 아브젝시옹의 개념을 명확히 하려는 시도로 이루어져 있다. 제Ⅲ장은 오래 전부터 인간의 의식(儀式)들 속에서 행해지는 정화 행위의 본질이란, 아브젝시옹을 통한 의식이라는 사실에 초점이 맞추어져 있다. 제Ⅳ장과 제Ⅴ장 역시 동서고금을 통해 모든 종교가 억압하려는 아브젝시옹이야말로 종교의 다른 한 면이자 종교 자체를 존재케 하는 힘이라는 사실을 강조한다. 제Ⅵ장에서부터는 셀린의 정치 팜플렛을 중심으로 한 정치·전기·문학상의 경험을 형상화한다.
  이 책은 지식의 전달만을 그 목적으로 하지 않는다. 셀린이라는 한 작가의 문학적 경험을 통해, 그다지 중요해 보이지 않는 아브젝시옹이라는 주제에 크리스테바가 그토록 심혈을 기울인 뒤안에는 나름의 이유가 있다. 그 비참과 욕지기나는 더러움이 불러일으키는 통쾌함, 정화 작용의 의미를 되새기면서 현대를 살아가는 우리가 발견해야 할 것들을 가르쳐 주는 것이다.

東文選 文藝新書 129

죽음의 역사

P. 아리에스
이종민 옮김

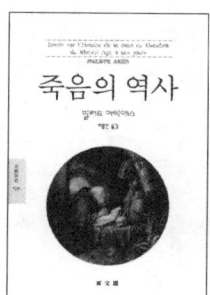

　지구상에 존재하는 모든 피조물은 시작과 끝이라는 존재의 본원적인 한계성을 지니고 있다. 인간 역시 이러한 자연의 법칙에서 결코 벗어날 수 없는 한계성을 인식하고 있다. 그러나 인간 존재의 시작을 의미하는 탄생에 관해서는 그 실체가 이미 과학적으로 규명되고 있지만, 종착점으로서의 죽음은 인간들의 끊임없는 연구와 노력에도 불구하고 오늘날까지 이렇다 할 구체적인 모습을 드러내지 못하고 있는 것이 현실이다. 이유는 간단하다. 과학적으로 죽음이라는 현상 자체는 규명되었다 할지라도, 그 이후의 세계는 어느 누구도 경험하지 못한 때문일 것이다. 물론 죽음이나 저세상을 경험했다는 류의 흥미로운 기사거리나 서적 들이 우리의 주변에 널려 있는 것은 사실이지만, 이는 어디까지나 임사상태에 이른 사람들의 이야기일 뿐 실지로 의학적으로 완전한 사망을 토대로 한 것은 아니다. 말하자면 진정한 죽음의 상태를 경험한 사람은 존재치 않기 때문에 죽음은 더욱더 우리 인간들의 호기심과 두려움을 자극하는 대상이 되고 있을지도 모른다.
　아무튼 본서는 아득한 옛날부터 현재에 이르기까지 사람들은 어떻게 죽음을 맞이하고 생각했는가?라는 사람들의 호기심에 답하듯 죽음을 연구대상으로 삼은 역사서이다. 따라서 죽음의 이미지가 어떻게 변해 왔는지, 또 인간은 자신의 죽음을 앞에 두고 어떻게 행동했으며 타인의 죽음에 대해 어떤 생각을 품고 있었는지를 추적한다. 그리하여 역사 이래 인간의 항구적 거주지로서의 묘지로부터 죽음과 문화와의 관계를 파악하면서 묘비와 묘비명, 비문과 횡와상, 기도상, 장례절차, 매장 풍습, 나아가 20세기 미국의 상업화된 죽음의 이미지를 추적한다.

東文選 文藝新書 73

시간, 욕망 그리고 공포

알랭 코르뱅 / 변기찬 옮김

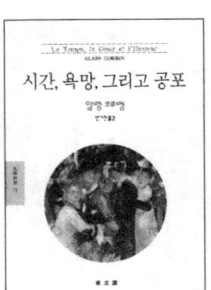

　최근 역사학계에서는 '새로운 문화사,' 즉 문화를 통해 역사를 보는 일이 중요한 과제로 제기되고 있다. 문화는 특정한 사회나 시대의 제반 현상들과 상호 분리되어 독립적으로 존재할 수 없다. 더욱이 특정한 계급이나 집단에게만 온전히 귀속된 문화란 있을 수 없다. 문화란 하나의 계급에서 다른 계급으로, 하나의 집단에서 다른 집단으로 파급되는 것이 아니라 상호 공유하는 것이기 때문이다. 그러므로 문화를 통하여 역사를 본다는 의미는 "문화를 단순히 서술해야 할 대상으로 하나의 고립된 객체로 보는 것이 아니라, 그것을 통하여 사회의 거의 모든 단면을 여과시켜 부분을 잃지 않으면서도 전체를 바라볼 수 있는 총괄적인 상을 얻으려는" 것이다.
　알랭 코르뱅의 이 책 역시 이러한 '새로운 문화사'적인 연구 결과의 한 부분을 차지하고 있다. 그의 다른 저서들에서와 마찬가지로 이 책에서 나타나는 주요한 특징은, 19세기 프랑스 사회에 많은 충격을 주었던 사건들이었으나 이후 신속하고 쉽게 잊혀진 사건들, 그렇기 때문에 역사가들의 관심을 끌지 못했던 사건들에 대한 기록을 찾아내어 그것들을 해석하고 새롭게 의미를 부여하는 데 있다. 그는 또한 욕망·폭력 혹은 공포 등을 통해 나타나는 집단심리를 서술하고자 시도한다. 이 집단심리는 특정 계급의 문화를 통해 표출되는 동시에 다른 계급의 문화와도 관계를 맺고 있다.
　이 책에서 알랭 코르뱅은 역사가의 관점으로 생물학적인 문제와 함께 성교(性交)로부터 비롯되는 위험을 어떻게 예방할 것인가를 다루고 있다. 그는 부수적으로 이주 노동자들에 대해 보여 주었던 후각적인 혐오감을 강조한다. 그는 생태학적인 관심이 역사 속에서 어떻게 반영되었는지를 개괄적으로 드러내 보여 주는 동시에, 산업의 발전으로 인한 공해 문제를 사람들이 어떻게 인식하고 있었는가를 분석한다.

東文選 現代新書 129

번영의 비참
— 종교화한 시장 경제와 그 적들

파스칼 브뤼크네르 / 이창실 옮김

'2002 프랑스 BOOK OF ECONOMY賞' 수상
'2002 유러피언 BOOK OF ECONOMY賞' 특별수훈

　번영의 한가운데서 더 큰 비참이 확산되고 있다면 세계화의 혜택은 무엇이란 말인가?
　모든 종교와 이데올로기가 붕괴되는 와중에 그래도 버티는 게 있다면 그건 경제다. 경제는 이제 무미건조한 과학이나 이성의 냉철한 활동이기를 그치고, 발전된 세계의 마지막 영성이 되었다. 이 준엄한 종교성은 이렇다 할 고양된 감정은 없어도 제의(祭儀)에 가까운 열정을 과시한다.
　이 신화로부터 새로운 반체제 운동들이 사람들의 마음을 사로잡는다. 시장의 불공평을 비난하는 이 운동들은 지상의 모든 혼란의 원인이 시장에 있다고 본다. 그러나 실상은 그렇게 하면서 시장을 계속 역사의 원동력으로 삼게 된다. 신자유주의자들이나 이들을 비방하는 자들 모두가 같은 신앙으로 결속되어 있는 만큼 그들은 한통속이라 할 수 있다.
　그렇다면 우리가 벗어나야 하는 것은 자본주의가 아니라 경제만능주의이다. 사회 전체를 지배하려 드는 경제의 원칙, 우리를 근면한 햄스터로 실추시켜 단순히 생산자·소비자 혹은 주주라는 역할에 가두어두는 이 원칙을 너나없이 떠받드는 상황에서 벗어나야 한다. 일체의 시장 경제 행위를 원위치에 되돌려 놓고 시장 경제가 아닌 자리를 되찾아야 한다. 이것은 우리 삶의 의미와도 직결되는 문제이기 때문이다.
　파스칼 브뤼크네르: 1948년생으로 오늘날 프랑스에서 가장 영향력 있는 에세이스트이자 소설가이기도 하다. 그는 매 2년마다 소설과 에세이를 번갈아 가며 발표하고 있다. 주요 저서로는《순진함의 유혹》(1995 메디치상),《아름다움을 훔친 자들》(1997 르노도상),《영원한 황홀》등이 있으며, 1999년에는 프랑스에서 가장 많이 팔린 작가로 뽑히기도 하였다.

東文選 現代新書 44,45

쾌락의 횡포

장 클로드 기유보
김웅권 옮김

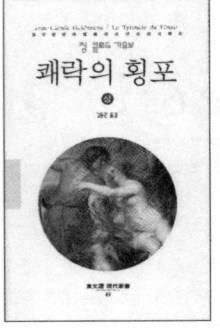

섹스는 생과 사의 중심에 놓인 최대의 화두 가운데 하나라고 할 수 있다. 성에 관한 엄청난 소란이 오늘날 민주적인 근대성이 침투한 곳이라면 아주 작은 구석까지 식민지처럼 지배하고 있는 것이다. 이제 성은 일상 생활을 '따라다니는 소음'이 되어 버렸다. 우리 시대는 문자 그대로 '그것' 밖에 이야기하지 않는다.

  문화가 발전하고 교육의 학습 과정이 길어지면 길어질수록 결혼 연령은 늦추어지고 자연 발생적 생식 능력과 성욕은 억제하도록 요구받게 되었지 않은가! 역사의 전진은 발정기로부터 해방된 인간을 금기와 상징 체계로부터의 해방으로, 다시 말해 '성의 해방'으로 이동시키며 오히려 반문화적 현상을 드러내고 있다. 저자는 이것이 서양에서 오늘날 일어나고 있는 현상이라고 말한다. 서양에서 60년대말에 폭발한 학생 혁명과 더불어 본격적으로 시작된 '성의 혁명'은 30년의 세월을 지나 이제 한계점에 도달해 위기를 맞고 있다. 성의 해방을 추구해 온 30년 여정이 결국은 자체 모순에 의해 인간을 섹스의 노예로 전락시키며 새로운 모색을 강요하고 있는 것이다. 인간은 '섹스의 횡포'에 굴복하고 말 것인가?

  과거도 미래도 거부하는 현재 중심주의적 섹스의 향연이 낳은 딜레마, 무자비한 거대 자본주의 시장이 성의 상품화를 통해 가속화시키는 그 딜레마를 어떻게 극복할 것인가? 저자는 역사 속에 나타난 다양한 큰 문화들을 고찰하고, 관련된 모든 학문들을 끌어들이면서 폭넓게 성 문제를 조명하고 있다.

東文選 現代新書 81

영원한 황홀

파스칼 브뤼크네르

김웅권 옮김

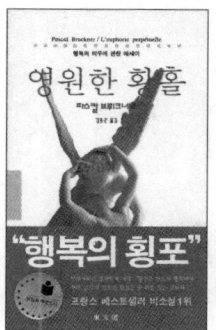

"당신은 행복해지기 위해 사는가?"

당신은 왜 사는가? 전통적으로 많이 들어온 유명한 답변 중 하나는 "행복해지기 위해서 산다"이다. 이때 '행복'은 우리에게 목표가 되고, 스트레스가 되며, 역설적으로 불행의 원천이 된다. 브뤼크네르는 그러한 '행복의 강박증'으로부터 당신을 치유하기 위해 이 책을 썼다. 프랑스의 전 언론이 기립박수에 가까운 찬사를 보낸 이 책은 사실상 석 달 가까이 베스트셀러 1위를 지켜내면서 프랑스를 '들었다 놓은' 철학 에세이이다.

"어떻게 지내십니까? 잘 지내시죠?"라고 묻는 인사말에도 상대에게 행복을 강제하는 이데올로기가 숨쉬고 있다. 당신은 행복을 숭배하고 있다. 그것은 서구 사회를 침윤하고 있는 집단적 마취제다. 당신은 인정해야 한다. 불행도 분명 삶의 뿌리다. 그 뿌리는 결코 뽑히지 않는다. 이것을 받아들일 때 당신은 '행복의 의무'로부터 해방될 것이고, 행복하지 않아도 부끄럽지 않게 될 것이다.

대신 저자는 자유롭고 개인적인 안락을 제안한다. '행복은 어림치고 접근해서 조용히 잡아야 하는 것'이다. 현대인들의 '저속한 허식'인 행복의 웅덩이로부터 당신 자신을 건져내라. 그때 '빛나지도 계속되지도 않는 것이 지닌 부드러움과 덧없음'이 당신을 따뜻이 안아 줄 것이다. 그곳에 영원한 만족감이 있다.

중세에서 현대까지 동서의 명현석학과 문호들을 풍부하게 인용하는 저자의 깊은 지식샘, 그리고 혀끝에 맛을 느끼게 해줄 듯 명징하게 떠오르는 탁월한 비유 문장들은 이 책을 오래오래 되읽고 싶은 욕심을 갖게 한다. 독자들께 권해 드린다. ― 조선일보, 2001. 11. 3.

東文選 現代新書 14

사랑의 지혜

알랭 핑켈크로트
권유현 옮김

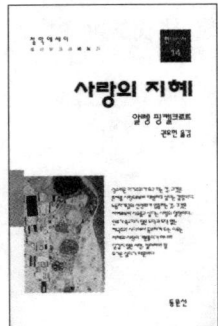

수많은 말들 중에서 주는 행위와 받는 행위, 자비와 탐욕, 자선과 소유욕을 동시에 의미하는 낱말이 하나 있다. 사랑이라는 말이다. 그러나 누가 아직도 무사무욕을 믿고 있는가? 누가 무상의 행위를 진짜로 존재한다고 생각하는가? '근대'의 동이 터오면서부터 도덕을 논하는 모든 계파들은 어느것을 막론하고 무상은 탐욕에서, 또 숭고한 행위는 획득하고 싶은 욕망에서 유래한다는 설명을 하고 있다.

이 책에서 묘사하는 사랑의 이야기는 타자와 나 사이의 불공평에서 출발한다. 즉 사랑이란 타자가 언제나 나보다 우위에 놓이는 것이며, 끊임없이 나에게서 도망가는 타자로부터 나는 도망가지 못하는 것이다. 그리고 사랑의 지혜란 이 알 수 없고 환원되지 않는 타자의 얼굴에 다가가기 위해 애쓰는 것이다. 저자는 이 책에서 남녀간의 사랑의 감정에서 출발하여 타자의 존재론적인 문제로, 이어서 근대사의 비극으로 그의 철학적 성찰을 이끌어 가기 때문이다. 그러나 우리가 이웃에 대한 사랑을 이상적인 영역으로 내쫓는다고 해서, 현실을 더 잘 생각한다는 법은 없다. 오히려 우리는 타인과의 원초적 관계를 이해하기 위해서, 또 그것에서 출발하여 사랑의 감정뿐 아니라 다른 사람에 대한 미움의 감정까지도 이해하기 위해서, 유행에 뒤진 이 개념, 소유의 이야기와는 또 다른 이야기를 필요로 할 수 있다.

알랭 핑켈크로트는 엠마뉴엘 레비나스의 작품에 영향을 받아서 근대가 겪은 엄청난 집단 체험과 각 개인이 살아가면서 맺는 '타자'와의 관계에 대해서 계속해서 질문을 던진다. 이것은 철학임에 틀림없다. 그렇기는 하지만 구체적인 인물에 의해 이야기로 꾸민 철학이다. 이 책은 인간에 대한 인식의 수단으로 플로베르·제임스, 특히 프루스트를 다루며, 이들의 현존하는 문학작품에 의해 철학을 이야기로 꾸며 나간다.

東文選 現代新書 40

윤리학

알랭 바디우
이종영 옮김

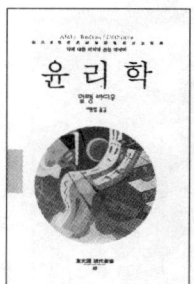

 이 세계가 나에게 부과하는, 그리고 준수할 것을 요구하는 그러한 윤리가 아니라, 내가 이 세계에 맞서 싸우고자 할 때 지녀야 할 '나 자신의' 윤리란 어떠한 것일까? 그러나 이 세계가 나에게 부과하는 '윤리'가 과연 엄격한 의미에서의 윤리일 수 있을까?

 이데올로기로서의 윤리에 대한 부정만으로는 충분치 않다. 이데올로기로서의 윤리에 맞서 싸우는 해방적 실천, 그 자체가 새로운 윤리학에 의해 지탱되어야만 하는 것이다. 여기서 새롭게 제시하고 있는 윤리는, 해방적 정치·학문·예술·애정에 있어서의 혁명적 투사들을 위한 윤리이다. '인권의 윤리'와 '차이의 윤리'를 비판하고 있는 이 책의 1장과 2장은 프랑스적 맥락에 위치하고 있다. 바디우는 이른바 '인권의 윤리'와 '차이의 윤리'를 제국주의 국가로서 프랑스의 위선과 결부짓고 있는 것이다.
 존중받아야 하는 것은 각자의 개별성이지 문화적 또는 사회적 차이가 아니다. 그리고 각자의 개별성은 오로지 인간적 동일성이라는 보편성에 토대해서만 존중받을 수 있는 것이다. 보편성에 토대한 개별성에 대한 존중은 사회적·문화적으로 매개된 특수성과는 결단코 대립되는 것이다. 특수성은 항상 배제와 차별을 내포하고 있다. 그리고 프랑스에서의 '차이의 윤리'는 그러한 특수성에 일정하게 입각하고 있는 것이다.

東文選 現代新書 26

부르디외 사회학 입문

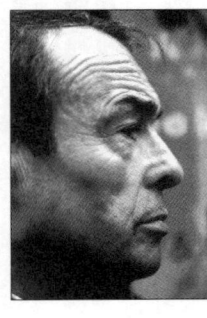

파트리스 보네위츠
문경자 옮김

 사회학이란 무엇인가? 사회는 무엇이며, 그것은 어떻게 재생산되는가? 혹은 반대로 사회는 어떻게 변화하는가? 개인이 차지하는 위치는 무엇인가?
 분열된 학문인 사회학에서 부르디외의 접근방식은 흥미를 끌지 않을 수 없다. 만약 그가 주장하듯이 과학적 분석이 장의 개념에서 출발하여 이루어질 수 있다면, 그 속에 속해 있는 행위자들 사이의 투쟁은 필연적일 것이다. 그렇기 때문에 그들 중의 일부는 보존 혹은 확장의 전략들을 이용하고, 또 다른 일부는 전복의 전략들을 이용하기도 한다.

 본서는 고등학교 졸업반 및 대학 초년생들의 사회경제학 프로그램에 포함된 여러 주제들을 검토하는 데에 활용될 수 있다.
 ● 첫째, 부르디외를 그 자신의 역사적·이론적 추론의 틀 속에 위치시키면서 그를 소개한다.
 ● 사회화 과정, 사회의 계층화, 문화적 실천 혹은 불평등의 재생산과 같은 다양한 사회적 사실들을 해명할 수 있게 해주는 개념들과 방법론의 특수성을 설명한다.
 ● 마지막으로 이 이론의 주요한 한계들을 제시한다.
 따라서 대개 산만하게 소개된 부르디외의 이론에 대해 일관된 관점을 가지고 싶어하는 학생들은 이 책을 읽음으로써 흥미를 느낄 수 있을 것이다. 또한 중요한 발췌문을 통해 부르디외의 텍스트들과 친숙해지고, 그의 연구를 더욱 심화, 확대시켜 나갈 수 있을 것이다.